PATRIC HEIZMANN

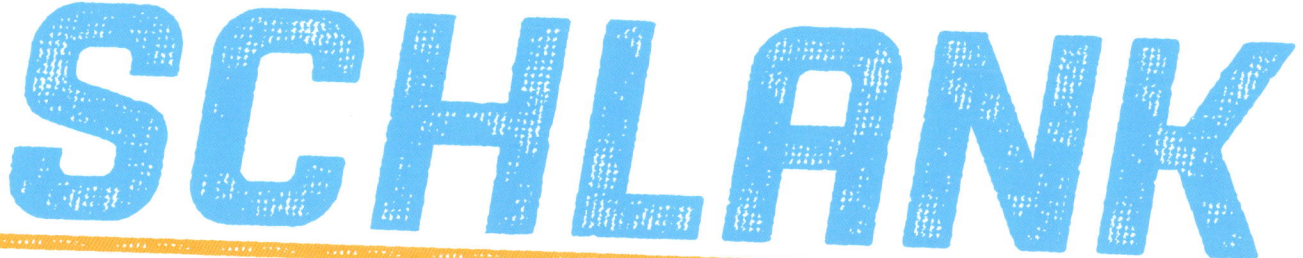

SCHLANK

AN E1NEM TAG

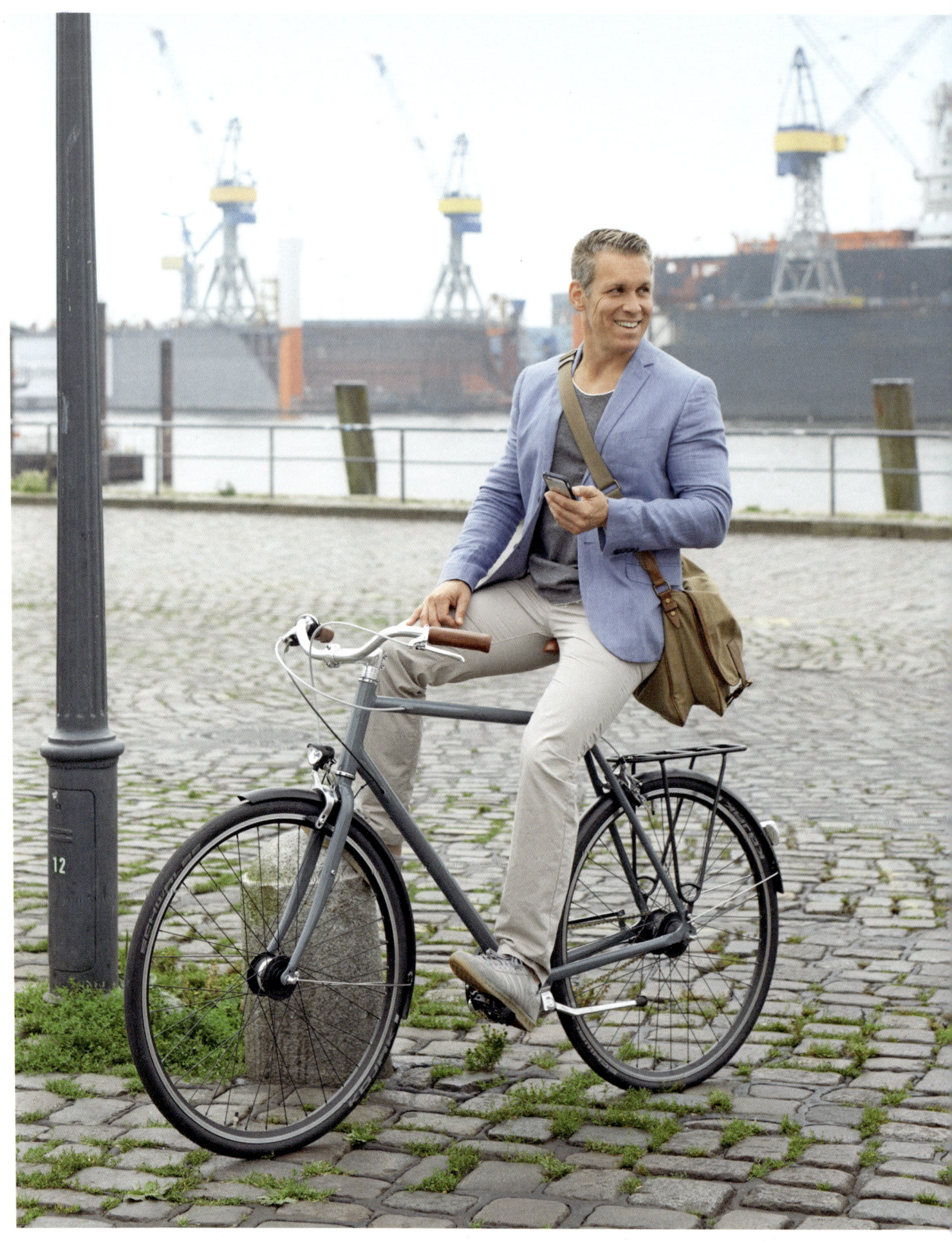

PATRIC HEIZMANN

SCHLANK

AN E1NEM TAG

südwest

Inhalt

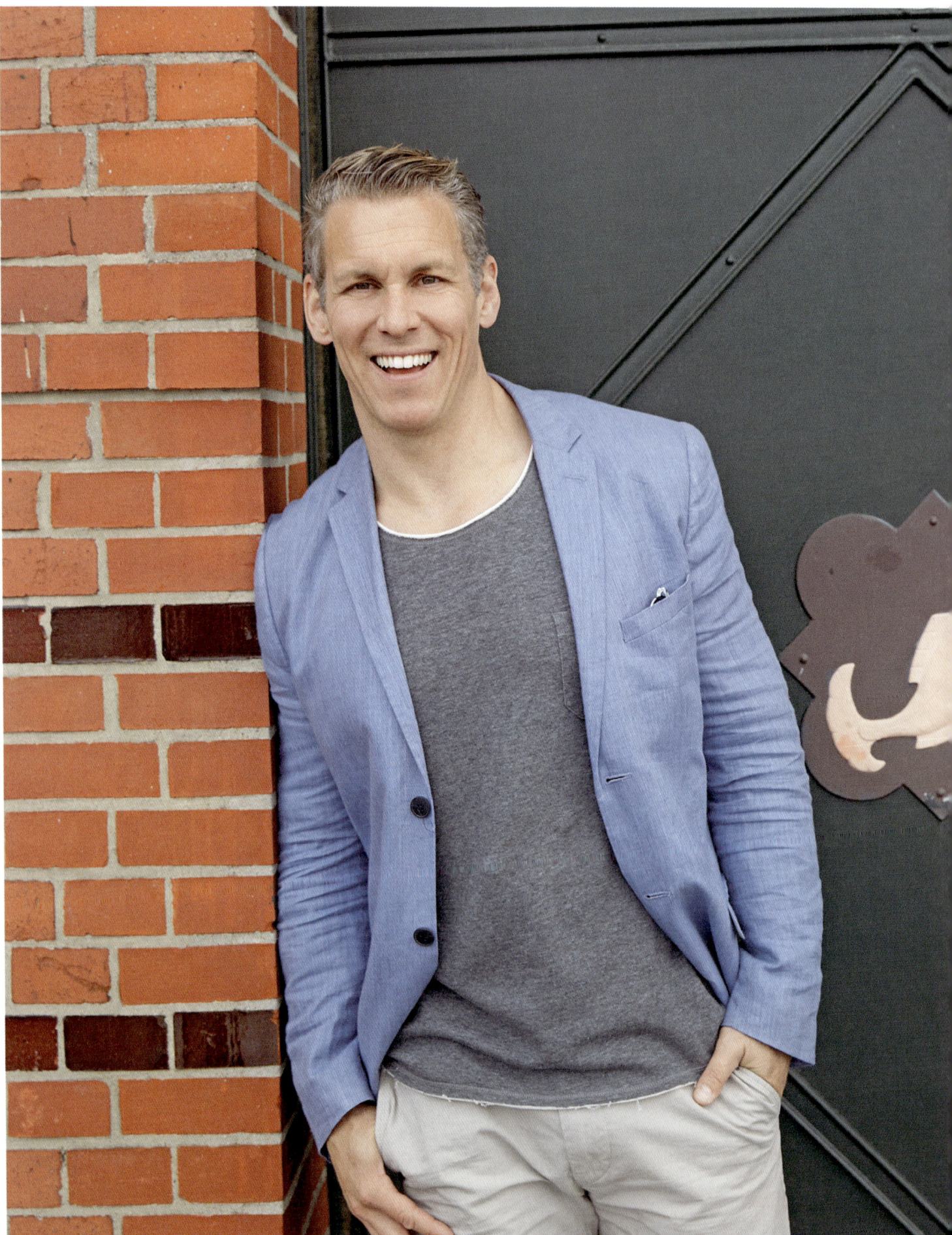

PRINZIP

BEWUSSTER ESSEN, RICHTIG EINKAUFEN,
FRISCH KOCHEN, SICH BEWEGEN –
ZUNÄCHST NUR AN EINEM TAG.

Schlank an einem Tag

Ob Steinzeit-Esser oder veganer Hipster – immer neue Trends machen Ernährung unnötig kompliziert. Statt spezieller Diäten brauchen wir alltagstaugliche Lösungen. Verbessern Sie Ihren Lebensstil mit Lust und Leichtigkeit – erst einmal nur an einem Tag in der Woche.

Ein neuer Weg zum Ziel

Essen ist kompliziert geworden. In unserer Überflussgesellschaft gibt es zwar mehr als genug zu essen, doch das macht keineswegs zufrieden. Im Gegenteil: Viele Menschen sind verunsichert, haben Angst, etwas falsch zu machen, krank und dick zu werden oder davor, auch die dritte Diät in diesem Jahr nicht durchzustehen. Wenn das Essen tatsächlich schmeckt, macht sich gleich das schlechte Gewissen breit. »War das gut für mich?«, »Durfte ich das?«, »Wollte ich nicht mehr Gemüse essen und nachhaltiger leben?«, »Geht Fleisch überhaupt noch?« – Man liest ja so viel. Dauernd wird ein neuer Trend verkündet. Ob Vegetarier, Veganer, Paleoaner, Frutarier oder Logianer – alle preisen gesundheitliche Heilversprechen an. Aber alltagstaugliche Lösungen fehlen oft.

Orientierung an den eigenen Bedürfnissen
Zur Beruhigung gleich vorweg: Für eine gute Ernährung brauchen Sie kein extremes Essprogramm. Viel wichtiger sind die eigenen Bedürfnisse. Wie schaffe ich es, viel Obst, Gemüse und mal Vollkorn zu essen? Auf zu viel Süßes, Fettiges, Alkoholisches und auf Fertiggerichte zu verzichten? Mich mehr zu bewegen? Wieder auf meinen gesunden Menschenverstand und mein Körpergefühl statt auf starre Regeln zu vertrauen und dabei auch noch Spaß zu haben, damit ich nicht gleich wieder aufhöre? Hier setzt mein Konzept »Schlank an einem Tag« an.

Wieder bewusst essen und genießen
Mit »Schlank an einem Tag« machen Sie erst einmal nicht mehr als einen Schnuppertag. Sie essen einen Tag lang gesund, bewegen sich, verändern Ihre Gewohnheiten, nehmen sich Zeit zum Genießen, legen Pausen (vom Essen und vom Alltag) ein und stellen am Ende fest: So schwierig ist es ja eigentlich gar nicht. Vielleicht machen Sie das nächste Woche noch ein- oder zweimal. Dann eventuell dreimal. Und wenn's gut läuft, bald jeden Tag mit gelegentlichen Ausnahmen. Vor diesen Ausnahmen müssen Sie keine Angst haben. Sie sind erwünscht und gut, denn sie geben Ihnen die Gelegenheit, das alte Essverhalten zu reflektieren und den Kontrast zu spüren, um daraus zu lernen.

Ausgewogen und vernünftig essen – das klingt erst einmal langweilig. »Das weiß ich doch schon längst, das ist ja nichts Neues«, werden Sie jetzt vielleicht denken – und haben damit recht. Dass Kohlrabi besser ist als Karamellpudding, das ist in der Tat nicht neu. Nur der Weg dahin ist anders als bei herkömmlichen Diäten.

Ein gutes Gefühl wiederentdecken: Essen ist erlaubt
Ich gebe Ihnen mit »Schlank an einem Tag« praxistaugliche Anleitungen für eine vernünftige, gesunde und schlanke Lebensweise, bei der das Beste aus der Natur mit den Vorzügen der modernen Welt verbunden wird. Mit Lust und Leichtig-

keit, ohne Dogmen, ohne Ideologien. Lernen Sie, endlich wieder das gute Gefühl zu genießen, dass Essen erlaubt ist, satt machen und schmecken darf. Das gelingt nur, wenn wir dem Körper geben, was er braucht und was ihn optimal formt – beim Essen und beim Bewegen.

Alles selbstverständlich? Schon lange bekannt? Klar, aber noch lange nicht umgesetzt. Wir wissen zwar, was wir tun sollten, tun es aber nicht. In Deutschland sind mehr als die Hälfte aller Männer und mehr als 40 Prozent der Frauen zu dick. Selbst Kinder leiden unter Übergewicht. Jedes fünfte Kind bringt zu viel auf die Waage.

Das internationale Forschungsinstitut für Ernährungspolitik untersuchte 129 Länder und kam zu der Erkenntnis, dass fehlerhafte Ernährung weltweit inzwischen Normalität ist. In 44 Prozent der Länder leiden die Menschen an Fettsucht genauso oft wie an Unterernährung. Sie essen zu viel oder zu wenig und dabei meist das Falsche. Sie sind übergewichtig oder mangelernährt. Zu dick, zu dünn, aber immer seltener normal.

Unsere Urahnen waren Allesfresser ohne Essbremse

Gleichgültig, welchem Prinzip man in Sachen Ernährung folgt: Die meisten berufen sich auf eine natürliche Basis, die dahintersteckt. Paleo-Anhänger erklären den Gesundheitseffekt ihrer Methode damit, dass der Mensch ursprünglich Fleischfresser war. Vegetarier sehen das oft anders.

Biologisch gesehen haben beide Denkrichtungen recht. Der Mensch ist ein Allesfresser. Er kann sich hervorragend anpassen. Immerhin ist er ja nicht ausgestorben. Probleme machen ihm weder die Zahnstellung noch die Magenform, sondern ein anderes Erbe.

Unsere Urahnen hatten keine eingebaute Essbremse. Das heißt: Wenn etwas da war, musste es vertilgt werden. Für Vorratshaltung fehlte der Kühlschrank. Also richtete die Natur es so ein, dass selbst ein gut gefüllter Magen sich auf Überkapazität ausdehnen ließ. Damals war es praktisch, dass auch jenseits der Sättigungsgrenze immer noch was reinging. Als reine Vorsorge für die nächste Hungerperiode. Da konnte der Magen sozusagen Tetris spielen und alles so gut schachteln, dass noch mehr reinpasste. Heute ist das zum Fluch geworden. Magere Zeiten sind in der Überflussgesellschaft keine Bedrohung mehr. Essen ist fast immer und überall verfügbar. Wir können weit über den normalen Hunger hinaus futtern und mit klarem Verstand treuherzig erklären: »Sorry, das ist genetisch bedingt.«

Locker bleiben: Unser Körper nimmt sich, was er braucht

Ist es wirklich so kompliziert, gesund zu essen? Eigentlich nicht. Zumindest nicht, wenn Sie sich nicht verrückt machen lassen. Manches klingt nämlich nur schwierig, ist aber ganz einfach.

Von außen zuführen: Baustoffe für ein gesundes Leben

Zum Beispiel würde ich beim Anblick der nachfolgenden Auflistung essenzieller Nährstoffe erst einmal verzweifeln. Wie soll ich das denn schaffen, mich so zu ernähren, dass ich meinem Körper wirklich alles liefere, was er benötigt? Nach wissenschaftlichen Erkenntnissen steckt in diesen 47 Stoffen alles drin, was wir brauchen.

Vitamine: A, D, E, K, C, B-Komplex (B1 = Thiamin, B2 = Riboflavin, B3 = Niacin, B5 = Pantothensäure, B6 = Pyridoxin, B7 = Biotin, Folsäure, B12 = Cobalamin).

Mineralstoffe: Magnesium, Kalzium, Natrium, Kalium, Phosphor.

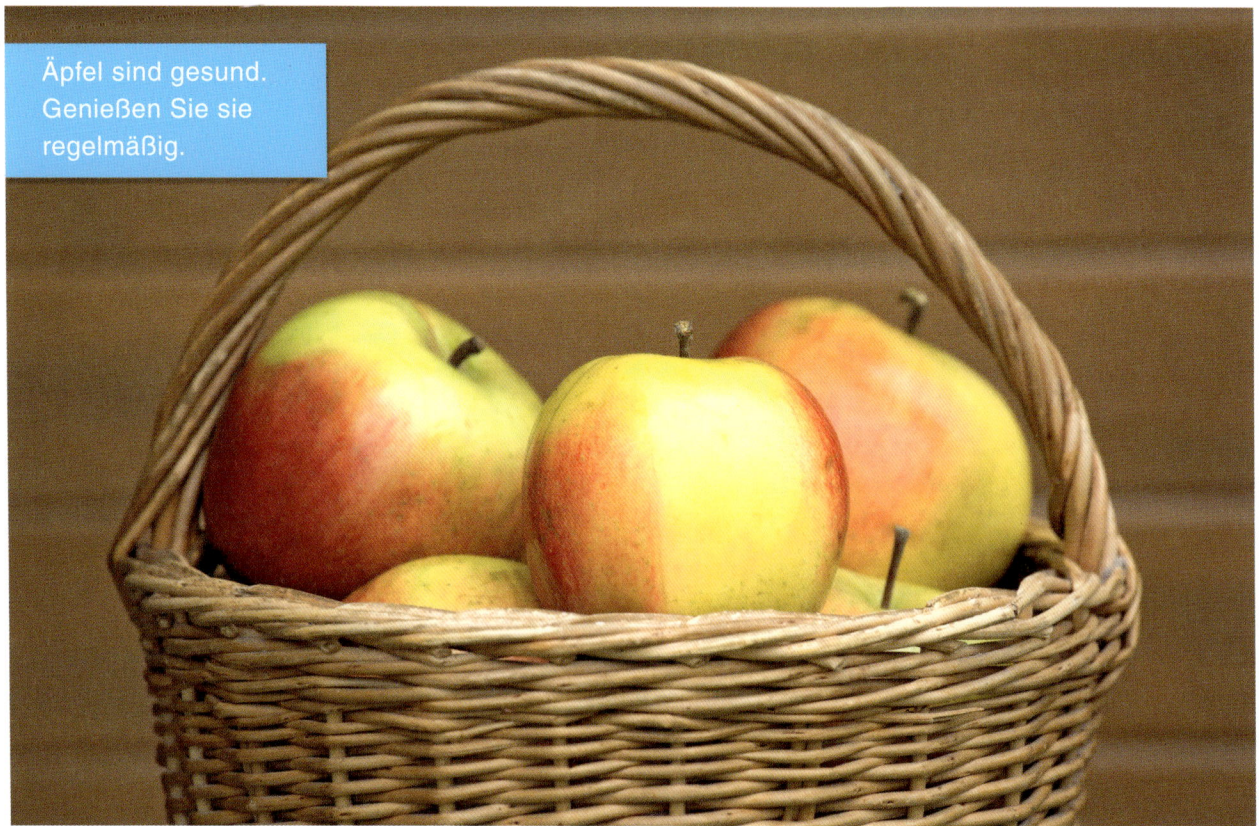

Äpfel sind gesund. Genießen Sie sie regelmäßig.

Spurenelemente: Bor, Chlorid, Chrom, Eisen, Fluor, Jod, Kobalt, Kupfer, Lithium, Mangan, Molybdän, Nickel, Rubidium, Schwefel, Selen, Silizium, Vanadium, Zink.

Aminosäuren: Isoleucin, Leucin, Valin, Methionin, Lysin, Tryptophan, Phenylalanin, Threonin, Histidin (semi-essenziell).

Fettsäuren: Omega-3- und Omega-6-Fettsäuren.

Die Auflistung sieht eindrucksvoll aus, oder? Aber wo kaufe ich Phenylalanin? Wer liefert mir Bor? Und wie spreche ich Pyridoxin ohne Spickzettel an der Ladentheke aus? An welcher Ladentheke überhaupt? Wie soll ich die 47 Teile dosieren, damit sie optimal wirken? Locker bleiben. Unser Körper nimmt diese Stoffe gerne auf. Es ist ihm dabei aber völlig gleichgültig, aus welcher Lebensmittelgruppe sie kommen und ob ich sie aus ernährungsreligiösen, praktischen oder geschmacklichen Gründen esse. Hauptsache, sie kommen! Und das tun sie bei einer Ernährung mit vielen Vitalstoffen, Wasser, Eiweiß, Omega-3-reichen Ölen, fettem Fisch und ein bisschen weniger Kohlenhydraten. Wenn Sie nach der Ernährungsuhr essen (mehr dazu ab Seite 20), funktioniert das von ganz allein.

Hilfreich für schwache Momente: Wenn die Lust auf Kuchen, Chips und Co. einen schier überwältigt, ist Nachgeben erlaubt. Süße Seelentröster sind nicht verboten. Doch sie sind Platzklauer. Sie nehmen den guten essenziellen Nährstoffen einfach den Raum weg, der ihnen zusteht. Erst die ganze Rolle Schokokekse, dann den Apfel (wegen der Vitamine!) hinterher – das ist auf Dauer keine Lösung. Wenn Sie beim schnellen Futtern rechtzeitig daran denken, hilft das beim Maßhalten.

Diskussionen über das Essen

Wer sich allzu viel mit dem Für und Wider einzelner Lebensmittel beschäftigt, stößt schnell an unüberwindbare Hürden.

Schon ein Apfel verursacht Kontroversen

Zum Beispiel: Einfach mal einen Apfel essen? Das geht heute kaum noch, wenn man dabei gesehen wird. Denn selbst ein harmloses Äpfelchen regt zu reichlich Diskussionen an. Kaum zu glauben, was da alles drinsteckt. Einfach reinbeißen? Huch, in der Schale könnten gefährliche Pestizide sein. Schale abschneiden? Um Gottes Willen, das ist schon fast ein Tötungsdelikt, wo doch die wertvollsten Stoffe direkt unter der Apfelhaut hocken. Sicherheitshalber die Biovariante kaufen? Nee, darauf ist ja heutzutage kein Verlass. Steht einfach nur Bio drauf? Oder stammt der Apfel aus einem zertifizierten Betrieb? Überhaupt: Wo kommt der eigentlich her? Hoffentlich vom Baum nebenan, aber natürlich nicht geklaut aus Nachbars Garten. Also besser gekauft vom Obstbauern drei Straßen weiter (regional!). Aber nur wenn der keine Pflanzenschutzmittel verwendet und daneben nicht seinen Diesel laufen lässt. Tut er das doch, wäre der Apfel aus Südtirol dann besser? Ist das Biolabel dort zuverlässig? Kam die Apfelkiste mit der Bahn, mit dem Flugzeug ohne Klimaausgleichszugschlag, im Lkw mit Elektromotor?

Und wie sieht der Apfel eigentlich aus? Ist die runzelige Schale ein gutes Zeichen dafür, dass er giftfrei groß wurde? Oder lag er einfach zu lange im Lager? War es dort vielleicht zu warm, weil der Energieverbrauch fürs Frischhalten sonst höher wäre als der eines Fluges aus Neuseeland?

Wer alles richtig machen will, muss vor der Essentscheidung auch noch die Umgebung einschätzen. Sind Menschen mit einer Fruktoseunverträglichkeit anwesend, die sich provoziert fühlen? Wäre das dann Minderheiten-Bashing? Und was wird aus dem schwer verdaulichen Apfelnürsel, den man früher einfach in die Restmülltonne packen durfte? Ist die Frage nach einer Biomülltonne noch erlaubt oder schon ein Statement, das als Kritik am eigenen Lebensstil verstanden werden kann?

Ist Wegwerfen okay in Zeiten, in denen man weiß, dass keine Apfelbäume aus den Ohren wachsen, wenn man die Kerne mitfuttert? Oder muss ich meinen Apfelnürsel upcyclen? Food-Upcycling ist nämlich im Trend und besser als jede Biotonne. Kochkünstler der Keine-Reste-Küche stecken Kerne, Schalen und Strünke in den Topf und machen was Gesundes draus.

Es wird sich bestimmt auch noch jemand zu Wort melden, der weiß, dass Äpfel heute sowieso nicht mehr das sind, was sie einmal waren. Vielleicht werden die roten, gelben oder grünen Kugeln auch von ihrem Baum schmerzlich vermisst? Vorsicht also, falls ein Frutarier in der Nähe ist. Der darf nämlich nur das verputzen, was der Baum freiwillig hergibt. Also nur, was nicht gepflückt, sondern fallen gelassen wurde.

Sie sehen: Es ist so eine Sache mit dem zeitgemäß anständigen Apfelessen. Bevor die Gedanken Achterbahn fahren und der Hunger stärker wird, greifen wir dann doch lieber schnell zur Currywurst mit Pommes. Da ist man wenigstens auf der sicheren Seite, weil so ziemlich alles schlecht ist. Und der kleine Apfel ist schuld.

Ach ja, schon mal zur Vorwarnung: Wundern Sie sich bitte nicht, wenn Sie im Laufe dieses Buches trotzdem zum Apfelessen aufgefordert werden. Wenn ich Sie dazu anrege, regional, saisonal und bio zu essen. Sie dürfen das, sollten es sogar, aber bitte ohne schlechtes Gewissen und ohne es unnötig kompliziert zu machen. Äpfel sind gut.

Wenn der Wunsch nach gesundem Essen krank macht

Der Ernährungswahnsinn geht noch weiter. Selbst der einfache Wunsch, sich gesund zu ernähren, kann krank machen. Klingt verrückt, aber es gibt tatsächlich eine Essstörung, die entsteht, wenn jemand krampfhaft versucht, sich nur noch Gesundes (und danach möglichst noch Gesünderes) zuzuführen. Es geht dabei nicht in erster Linie um die Frage, welche Apfelsorte die meisten Vitamine enthält, sondern um Zwanghaftigkeit. Die Krankheit nennt sich »Orthorexie« (orthos steht dabei für richtig, orexis ist der Appetit); sie gilt – ähnlich wie Mager- oder Fettsucht – als gefährliche Essstörung. Als Krankheit definiert wurde die nervlich bedingte Appetitlosigkeit schon in den Neunzigerjahren.

Die Betroffenen fühlen sich schuldig, wenn sie gegen ihre selbstauferlegten Essregeln verstoßen. Sie schränken sich immer mehr ein, streichen solange weiter Lebensmittel von ihrem Speiseplan, bis nicht mehr viel übrig bleibt. Die Ernährung wird dann einseitig; es kommt zu Mangelerscheinungen. Die gehen mit Untergewicht, Schlafstörungen und Konzentrationsproblemen einher. Ein normales Leben ist kaum noch möglich. Denn die Betroffenen verbringen einen großen Teil ihres Alltags nur noch damit, sich mit ihrer Ernährung zu beschäftigen. Sie planen ihren Tag essenstechnisch minuziös durch, gehen einkaufen, kochen, bereiten etwas zu und besorgen sich Informationen, ob es nicht noch gesünder geht. Der Zeitgeist unterstützt das. Die Kontrolle übers Essen wird zum Persönlichkeitsmerkmal. Orthorexie wird behandelt wie andere Essstörungen. Das Ziel ist dabei nicht allzu hoch gesteckt: Wieder normal essen.

Hinter vielen Trends steckt ein großes Geschäft

Gesunde Ernährung ist natürlich nicht nur eine ideologische Frage. Wie so oft geht es auch hier um Geld. Das große Theater ums richtige Essen ist ein Riesengeschäft. Weil die Trendbewussten von heute bereit sind, ein bisschen mehr zu zahlen, um etwas Gutes auf den Teller zu kriegen, boomen die Branchen, die genau das bieten. Während

es in den Nachkriegsjahren vor allem darum ging zu zeigen, wie viel man sich auf dem Tisch leisten konnte, zeigt sich der wahre Reichtum heute im »Guck mal, mit wie wenig ich auskomme«. Selbstdarstellung auf dem Teller ist hip. Paleo? Vegan? Low Carb? Futtern wie Fred Feuerstein? Keine toten Tiere essen? Oder vielleicht etwas davon in Teilzeit? Heute Fleisch, morgen Veggie-Schnitzel. Da macht man sich wenigstens nicht unbeliebt.

Öffentlichkeitswirksam
Ausgewähltes Essen, schonender Umgang mit Ressourcen, Tier- und Naturschutz – auch Prominente folgen dem Trend zu gesunder Ernährung öffentlichkeitswirksam. Sie verkaufen vegane Produkte, entwickeln Ernährungslehren und gründen Stiftungen für Umweltschutzprojekte.

Gruppenzusammenhalt
Neues, Ungewöhnliches, Exotisches macht neugierig, klingt interessanter als die ewig gleiche Leier »Iss vernünftig«. Außerdem empfinden Menschen mit gleichen Vorlieben ein Zusammengehörigkeitsgefühl, das stark macht in einer zunehmend unsicheren Welt. Selbst die Abgrenzung (»Nur meine Ernährung ist richtig«) gibt Sicherheit. Möglicherweise ist es der Wunsch nach einer Identität, die sich auch auf dem Teller zeigt. Die Suche nach einer Zugehörigkeit zu einer Gruppe von Gleichgesinnten, die vorm Alleinsein schützt. »Wer ähnlich isst wie ich, der passt zu mir.«

Weltanschauung
Für alle, die kein Fleisch essen, ist ein großer Markt mit Ersatzprodukten entstanden. Nach den Vegetariern kommen jetzt die Veganer groß heraus. Fast eine Million Menschen in Deutschland leben und ernähren sich vegan. Das heißt, dass sie auf alles verzichten, was von Tieren kommt – Eier, Honig und Milch inklusiv. Auch die Zahl der Unverträglichkeiten scheint immer weiter zuzunehmen. Oder ist es die Zahl der Leute, die als

Prophylaxemaßnahme auf Produkte mit Laktose oder Gluten verzichten? Nach dem Motto »Wenn es anderen schadet, lasse ich das auch lieber. Kann ja nicht falsch sein.« Essensregeln werden zunehmend zur Weltanschauung. 16 Prozent der Großstädter und fast 20 Prozent der Erwachsenen unter 29 Jahren verzichten auf Lebensmittel, die Laktose, größere Mengen Fruktose oder Gluten enthalten, obwohl Schätzungen zufolge nur ein Prozent Gluten tatsächlich nicht vertragen.

Ein Blick in die Zukunft: Essen wird immer wichtiger

Wir werden auch weiterhin die Qual der Wahl im Überangebot haben. Trendforscher haben bereits beobachtet, dass das Essen immer weiter vorrückt und uns in Bereiche verfolgen wird, die bisher noch als essfreie Zonen galten. Gefuttert wird bald nicht mehr nur in Kantinen, Restaurants, Backshops oder Imbissen. Nach Buchhandlungen, die auch mit Kaffee um Buchkäufer buhlen, werden wohl bald auch Autohäuser und Modeläden mit Speisekarten locken. Möbelhäuser haben damit ja schon längst angefangen. Vielleicht lösen Food-Festivals demnächst Musik-Festivals ab. Mobile Foodtrucks sind ja schon unterwegs. Auch Lieferdienste bringen nicht mehr nur die schnelle Pizza. Das Fünf-Sterne-Menü nach Hause geliefert, ist keine Utopie mehr. Das Ganze nennt sich »Infinite Food« und bedeutet, dass Essen in immer mehr Bereiche vordringt und an immer mehr Orten möglich wird. Das Thema wird immer wichtiger. Als ob es noch nicht genug Möglichkeiten zur Essensbeschaffung gäbe. Wo Bedürfnisse sind oder neue entstehen, werden sie erfüllt.

Klein, aber fein

Ein weiterer Trend geht in die gegenteilige Richtung. Firmen entdecken altes Handwerk neu, verlangen von ihren Kunden Wartezeiten und Zusatz-

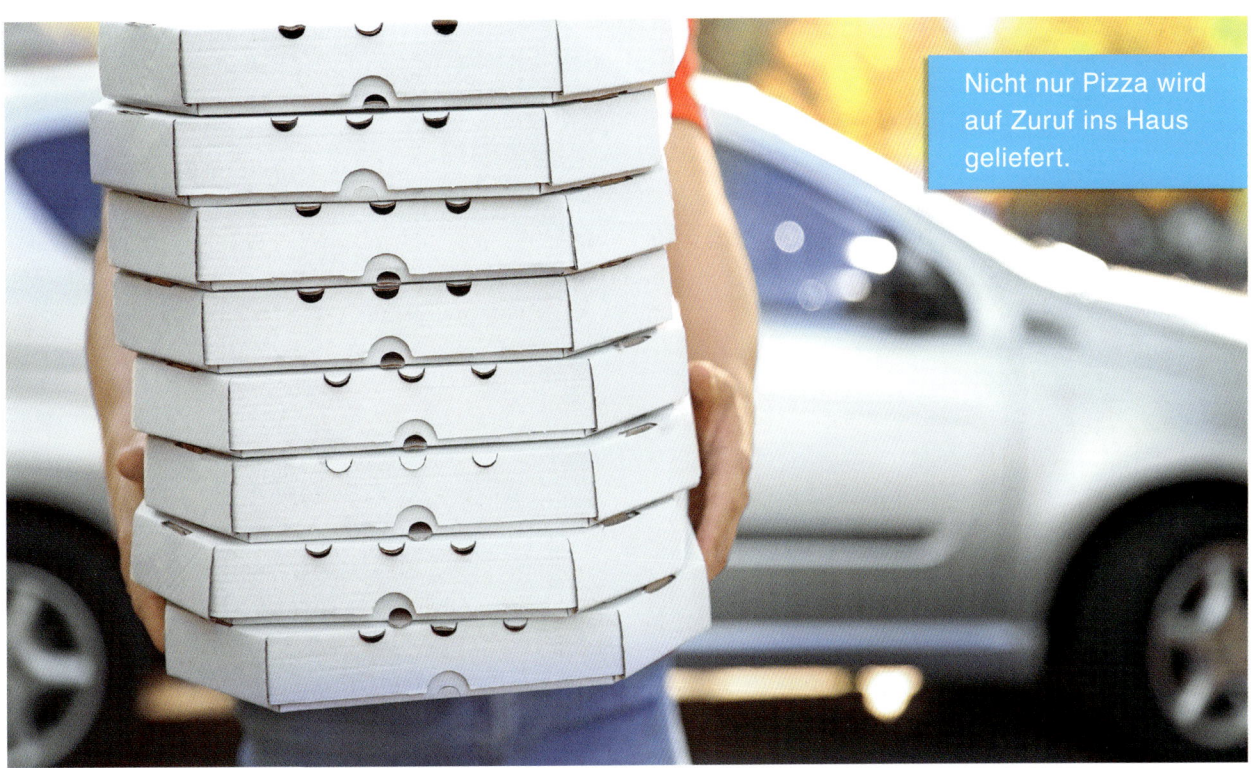

Nicht nur Pizza wird auf Zuruf ins Haus geliefert.

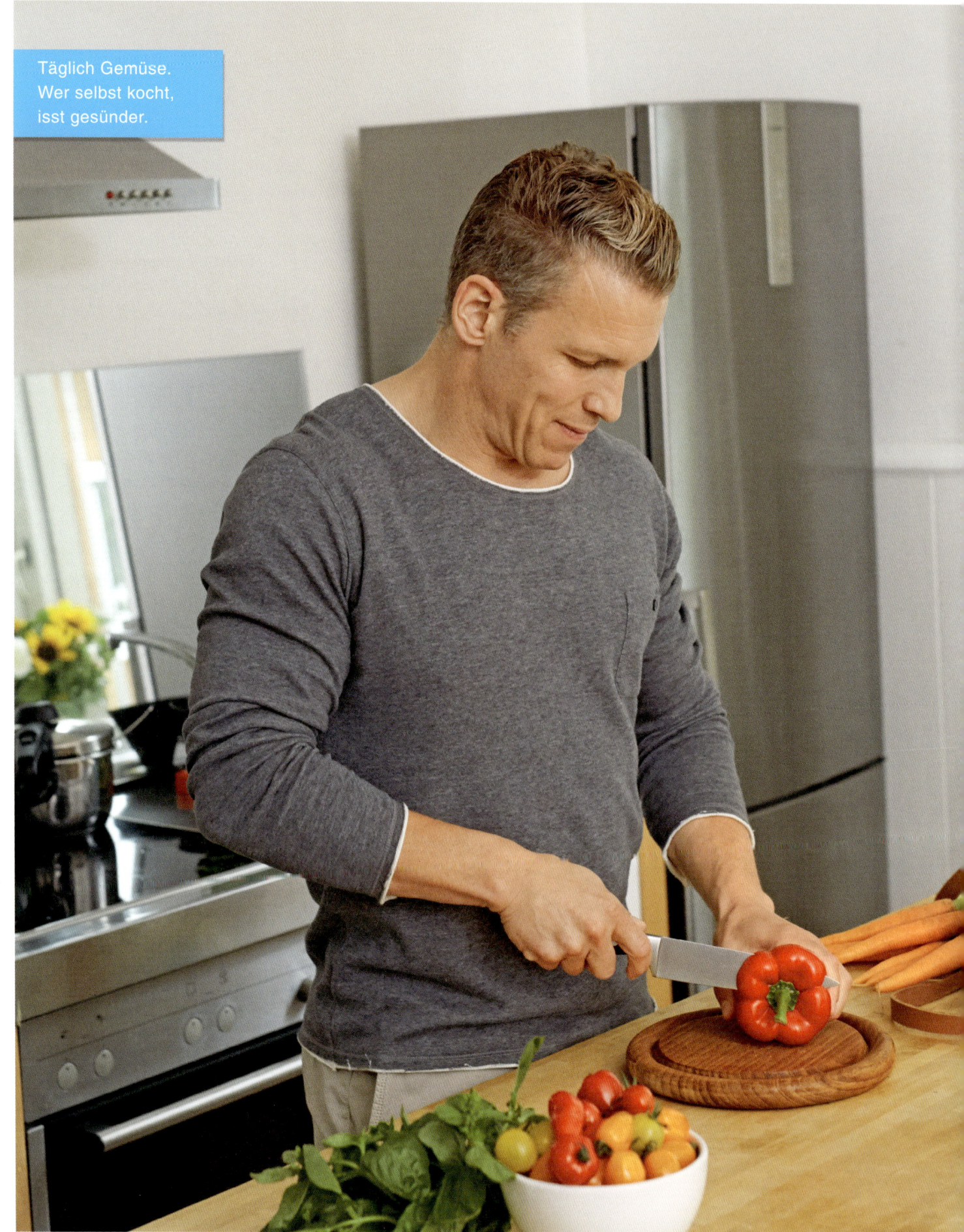

zahlungen, die normalerweise abschrecken. So gibt es zum Beispiel Bäcker, die zeigen wollen, dass gute Lebensmittel nicht in Rekordzeit und massenhaften Stückzahlen hergestellt werden müssen. Statt 30 gibt es nur noch sieben Brotsorten. Vollkorngetreide aus der Region wird frisch gemahlen. Hinten im Laden wird gebacken, vorne verkauft. Wenig, aber dafür hochwertig, Konzentration aufs Wesentliche, back to the roots – so heißen die Devisen. Und die Läden laufen, obwohl sie ohne Werbung auskommen.

Gemüse – Beilage wird Hauptgericht

Es kommen auch noch weitere gute Neuerungen auf uns zu: Die Empfehlungen für mehr Gemüse bleiben unverändert. Warnungen wie »Brokkoli macht dick«, »Möhren sind ungesund« oder »Übergewicht durch Grünkohl« lassen zum Glück weiterhin auf sich warten. Das führt dazu, dass auch Low-Carb-Freunde ganz neue Genüsse entdecken. Gemüse macht sich nämlich auf den Weg von der Beilage zum Hauptgericht, indem es im Spaghetti-Kleid oder als Pizza getarnt daherkommt. Blumenkohl ersetzt das Mehl im Pizzaboden, Zucchini und Co. werden spiralförmig geschnitten und sehen aus wie Nudeln. Was einst als Zaubertrick galt, um Gemüse in Kinder zu kriegen, begeistert jetzt auch Erwachsene. Na prima! Da machen selbst viele Prominente mit.

Selbst in die Hand nehmen

Der Trend zum Selbermachen, der sich bereits beim Häkeln, Nähen, Basteln und Heimwerken zeigt, ist auch beim Kochen zu beobachten. Obwohl Supermärkte bis in die Nacht geöffnet sind, Lieferdienste alles nach Hause bringen und die Tiefkühltruhe den Zugriff auf schockgefrostetes Frisches sichert, haben die Menschen zum Beispiel wieder Lust aufs Einkochen und Einmachen. Früher hat man damit Obst und Gemüse für den Winter konserviert. Heute geht es um die Zutaten und die Symbolik. Wir wollen wissen, wo was herkommt, und am liebsten Selbstgemachtes genießen oder verschenken.

Der Begriff Fast Food dürfte seinen Schrecken bald verlieren. Statt Pizza, Pommes, Big Mac und Bratwurst, triefend vor Fett, gibt's Wraps mit frischem Gemüse oder Salate, die Grünkohl enthalten.

Was kommt danach?

Wohin werden wir uns sonst noch bewegen? Zukunftsforscher gehen davon aus, dass der Klimaschutz unser Leben verändern wird. Wahrscheinlich sogar zum Besseren. Autos, Busse, Bahnen und Schiffe werden elektrisch unterwegs sein. Sauberer Strom wird aus erneuerbaren Energien gewonnen. Mehr Fuß- und Radwege sollen – zumindest in den Großstädten – dafür sorgen, dass wir uns mehr bewegen müssen. Die Luft wird besser. Der Berufsverkehr lässt nach, weil das Homeoffice weiter fortschreitet. Moderner Wohnungsbau soll die Menschen generationenübergreifend wieder zusammenbringen, Grünflächen werden wachsen. Wir heizen mit erneuerbaren Energien. Beim Essen deuten Prognosen darauf hin, dass wir weniger Fleisch essen und weniger Lebensmittel wegwerfen werden.

Gemeinsam gegen die Verschwendung

Viel zu viel Essbares wird bei uns aus verschiedenen Gründen weggeworfen. In Deutschland landet fast die Hälfte aller produzierten Lebensmittel im Müll. Das meiste entsorgen die Supermärkte selbst. Was nicht mehr verkauft werden kann, wird einfach weggeschmissen – zum Beispiel, weil es zu groß, zu klein, ungewöhnlich in der Form oder nicht mehr frisch genug ist. Der größte Teil ist damit schon vernichtet, bevor er in unsere Küchen kommt. Den zweitgrößten Teil bringen wir selbst in die Tonne. Durchschnittlich wirft jeder Deutsche 82 Kilogramm Lebensmittel im Jahr weg, obwohl die meisten Menschen nicht das Gefühl haben, verschwenderisch mit ihrer Nahrung umzugehen.

Würde man das aufs ganze Land umlegen, wäre es ein gewaltiger Berg von fast 7 Millionen Tonnen. Rechnet man die essbaren Abfälle der ganzen Europäischen Union zusammen, sind das 89 Millionen Tonnen.

Das verursacht nicht nur finanzielle Schäden. Auch die Umwelt leidet. Das Wasser, die Atmosphäre, die Böden – der Anbau von Lebensmitteln hinterlässt überall schädliche Spuren, die teuer reguliert werden müssen. Würde jeder Einzelne stärker auf seine Ernährung achten und weniger Lebensmittel wegschmeißen, könnte sehr viel Geld eingespart werden. Denn es sind keineswegs verdorbene Reste. Es sind überwiegend Abfälle, die sich vermeiden lassen.

In den letzten Jahren haben zahlreiche Organisationen angefangen, sich dagegen aufzulehnen. Initiativen wie zum Beispiel »Die Tafeln – Essen, wo es hingehört« sammeln Brauchbares im Handel und bei Herstellern, um es kostenlos oder gegen einen symbolischen Beitrag an bedürftige Menschen weiterzugeben. Von der Idee profitieren Supermärkte ebenso wie die Hersteller und die, die das Essen gut gebrauchen können. Gleichzeitig fällt weniger Müll an, und wertvolle Ressourcen werden geschont. Unter der bekannten Website www.zugutfuerdietonne.de ruft das Bundesministerium für Ernährung und Landwirtschaft zur Vermeidung der irrsinnigen Vernichtung auf. Auch die Welthungerhilfe fordert: Schluss mit der Wegwerfmentalität!

Jeder von uns kann jeden Tag etwas Gutes tun und zum Lebensmittelretter werden. Beispiele dazu gibt es viele:

Gezielt einkaufen: Überlegen Sie genau, was wann auf den Teller kommen soll. Achten Sie auf die Mengen. Die sollten passgenau sein, sodass keine Reste entstehen.

Aufs Haltbarkeitsdatum achten: Wenn Sie für den nächsten Tag einkaufen, darf das Mindesthaltbarkeitsdatum ruhig kurz sein.

Nach der Nase gehen: Im Kühlschrank steht ein verschlossener Joghurt, dessen Haltbarkeitsdatum überschritten ist? Das heißt keineswegs, dass das Produkt schlecht ist. Öffnen Sie es, und verlassen Sie sich auf Ihre Sinne. Wie sieht es aus? Riecht es noch gut?

Gut sortieren: Neue Ware kommt im Kühlschrank nach hinten, sodass das Ältere vorne im Blick bleibt. So wissen Sie immer, was als Nächstes verbraucht werden sollte.

Sicher verpacken: Legen Sie sich eine Grundausstattung an verschließbaren Dosen, Boxen und Schalen zu. So kann alles nach seinen Bedürfnissen gelagert werden und hält länger.

Resteverwertung: Statt in den Müll kommt das, was übrig geblieben ist, gut verschlossen in den Kühlschrank, wo es mehrere Tage hält. Gekochtes lässt sich auch portionsweise prima einfrieren.

Mitnehmen: Im Restaurant kommt mal wieder viel zu viel auf den Tisch: Scheuen Sie sich nicht, Ihre Reste mitzunehmen. In vielen Ländern ist das einst verpönte Reste-Verpacken weit verbreitet. Auch bei uns werden die sogenannten »Doggy Bags« immer beliebter. Sie sind kein Zeichen mehr für Geiz, sondern signalisieren: »Ich lebe nachhaltig.« Konsequent ist, wer schon von zu Hause eine geeignete Verpackung mitbringt.

Rüber zu den Nachbarn: Ob Sie zu viel gekauft haben, am Wochenende unterwegs sind und nicht kochen können oder vorm Urlaub nicht mehr alles schaffen – bevor Sie Lebensmittel wegwerfen, klingeln Sie einfach mal bei den Nachbarn. Die freuen sich vielleicht – und man lernt sich mal kennen.

Dass sich die Menschen immer mehr mit ihrem Essen beschäftigen, ist grundsätzlich ein gutes Zeichen. Der Drang zur Selbstoptimierung – sei es durch Fitness oder Ernährung – hält gesund und schlank. Wenn wir dazu auch noch nachhaltig leben, kann die Welt sogar besser werden. Gut, wenn jeder da bei sich selbst anfängt – mit meinem »Schlank-an-einem-Tag«-Programm.

Das Prinzip: Einen Tag lang nach meinen Leitlinien leben

Mit all dem Wissen im Hintergrund kommen wir zu dem, was uns hier bewegt und uns eine gesunde Zukunft bringen soll: »Schlank an einem Tag«. Das funktioniert ganz einfach: Sie beginnen mit einem Tag, an dem Sie sich perfekt ernähren und bewegen. Sie essen an diesem Tag nach den Regeln der Ernährungsuhr, trinken weitgehend kalorienfrei, bringen sich mit einem kurzen, aber effektiven Workout oder Ausdauertraining in Form, bauen Stress ab, gönnen sich Pausen und schlafen besser. Am nächsten Tag leben Sie weiter wie bisher. Sie stehen nicht unter dem Druck, durchhalten zu müssen. Wenn die Sehnsucht nach Schokolade groß ist, greifen Sie zu. Nehmen Sie sich vor allem das, was Sie am perfekten Tag vermisst haben.

In der nächsten Woche wiederholen Sie den Schlanktag und nehmen noch einen zweiten dazu. So geht es dann weiter: In der dritten Woche machen Sie drei Tage, in der vierten vier, in der fünften fünf, in der sechsten sechs. So verändern Sie langsam Ihre Gewohnheiten. Wenn Sie merken, wie gut es Ihnen damit geht, dürfen Sie in der siebten Woche auch sieben Tage machen. Doch das muss gar nicht sein.

Der siebte Tag darf Ihr Ausnahmetag bleiben. An diesem Heimwehtag essen Sie, was und wann Sie wollen. Das sind die Regeln. Ausnahmen sind nicht verboten. Im Gegenteil: Sie sind als Gelinggarantie für den langfristigen Erfolg sogar erwünscht. Denn sie haben einen ganz wichtigen Effekt: Sie sorgen dafür, dass es kein Versagen mehr gibt.

»Schadenlöscher« machen Fehltritte wieder gut

Wenn etwas anders gelaufen ist als geplant, geben Sie Ihre guten Vorsätze nicht gleich auf. Entweder machen Sie aus dem perfekten Tag einfach einen ganz normalen und kehren später zurück in die Spur. Oder Sie gleichen kleine Fehltritte mit »Schadenlöschern« aus und machen weiter, als wäre nichts gewesen. Sie müssen nicht immer ganze Tage schaffen. Denken Sie daran, dass jeder kleine Schritt zu Ihrem Erfolg beiträgt. Wenn Ihnen zum Beispiel am perfekten Tag ein naschfreier Fernsehabend gelungen ist, wiederholen Sie den auch an einem unperfekten Tag. Ist es Ihnen leichtgefallen, abends aufs Butterbrot zu verzichten und stattdessen ein Low-Carb-Gericht zu essen? Dann klappt das vielleicht einen Tag später noch mal. Achten Sie an Ihren perfekten Tagen genau darauf, was Ihnen Spaß macht und was Ihnen gut gelingt. Damit können Sie sich motivieren weiterzumachen.

Dieses Buch

Alles, was Sie wissen müssen, um mit »Schlank an einem Tag« Erfolg zu haben, erfahren Sie in diesem Buch. Am Anfang stelle ich Ihnen die Ernährungs- und Verhaltensleitlinien vor. Anschließend finden Sie einfache und schnelle Rezepte für Frühstück, Mittagessen und Abendessen, die dazu passen. Ab Seite 148 geht's mit dem effektiven »Schlank an einem Tag«-Workout um die tägliche Bewegung, die uns so gut bekommt. Am Ende finden Sie eine Liste mit vielen kleinen guten Taten, die Sie jederzeit umsetzen können. Je mehr, desto besser.

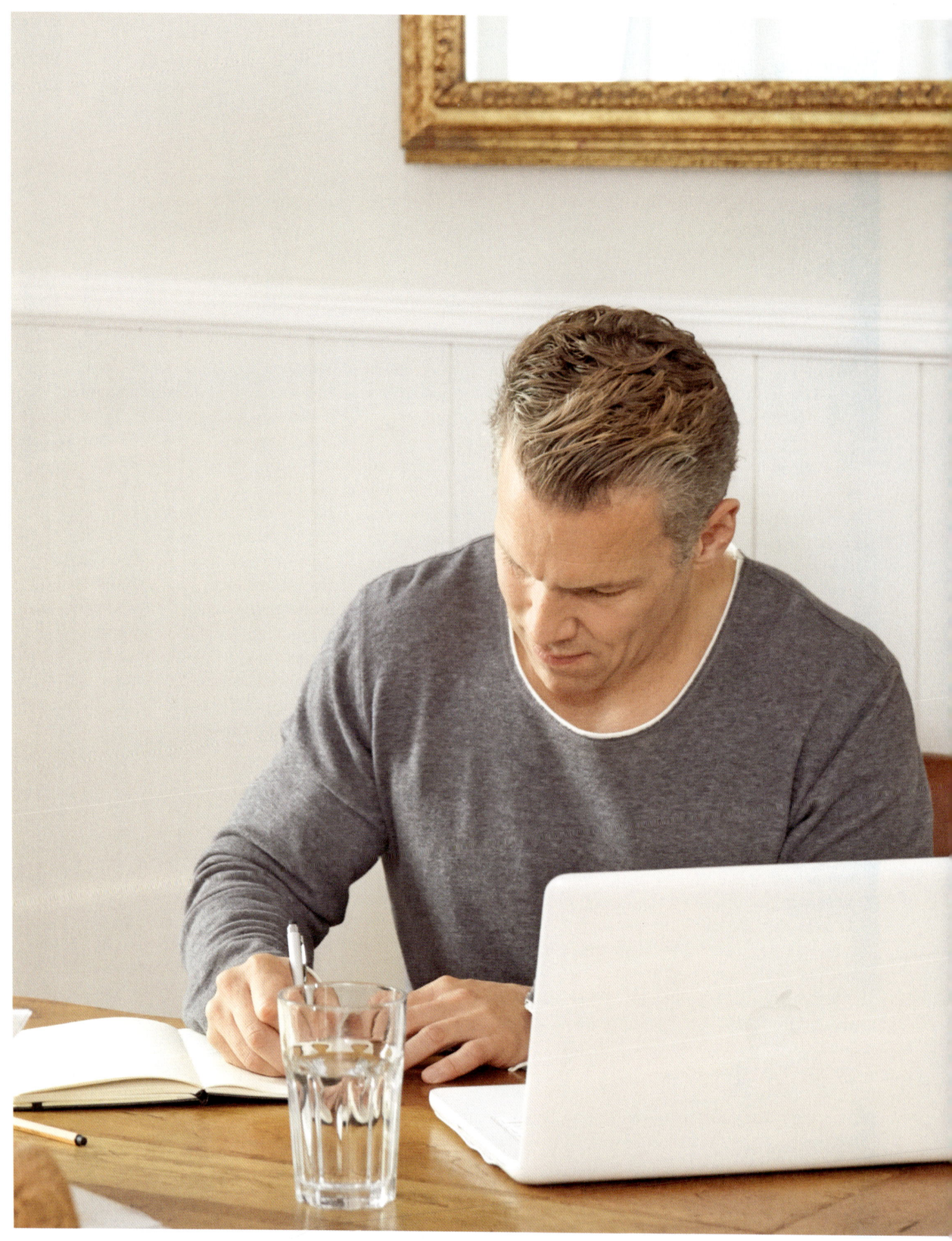

LEITLINIEN

ZEHN THEMENKOMPLEXE, DIE DEN
PERFEKTEN TAG ERMÖGLICHEN.
ALLTAGSTAUGLICHE ANLEITUNGEN.

Besser essen leicht gemacht

Um neue Gewohnheiten zu entwickeln, brauchen wir Orientierung. Mit ein paar klaren Anweisungen lässt sich das Motto »Besser essen leicht gemacht« gut erklären. Zum Beispiel: Was macht zu welchem Zeitpunkt satt, aber trotzdem schlank? Die Ernährungsuhr hilft. Sie erleichtert das Abnehmen.

Die Ernährungsuhr

Nach welchen Kriterien soll ich auswählen? Was kommt wann auf den Tisch? Sind die Möglichkeiten schier unbegrenzt, müssen wir immer wieder neue gedankliche Anläufe nehmen, um das Überangebot zu filtern. Unser Gehirn müsste dafür ständig arbeiten, obwohl es auf Effizienz bedacht und deshalb bequem ist. Es muss beim Einkaufen Entscheidungen treffen und am Kühlschrank widerstehen, wenn dort Essbares liegt, was wir eigentlich nicht mehr essen wollen. Auf die Dauer ist so viel Denkarbeit anstrengend. Deshalb lieben wir Gewohnheiten. Die entstehen nämlich von ganz alleine. Was sich einmal bewährt hat, wird wiederholt. Ohne mühsames Planen. Einerseits ist das praktisch und von der Natur sehr ökonomisch angelegt. Wer will schon vor jedem Happen Pro und Contra mit sich selbst diskutieren? Wer sich nicht auf einen der vielen neuen Esstrends festlegen möchte, um die Wahnsinnsauswahl sinnvoll zu reduzieren, orientiert sich einfach an der Ernährungsuhr.

Anders als die klassische Ernährungspyramide legt die Ernährungsuhr fest, was zu welcher Zeit und in welcher Kombination auf den Tisch kommt, damit der Körper optimal Fett verbrennen und die Nacht – ganz nebenbei – in den Abnehmprozess miteinbeziehen kann. Wenn Sie sich an die Ernährungsuhr halten, bekommen Sie alle wichtigen Nähr- und Vitalstoffe, die Sie brauchen, um gesund zu bleiben: Eiweiß, Fett, Kohlenhydrate, Vitamine, Mineralstoffe und Spurenelemente. Ihnen wird es also – anders als bei einseitigen Crashdiäten – an nichts fehlen.

An Ihren ersten perfekten Tagen werden Sie wahrscheinlich öfter einen Blick auf die Ernährungsuhr werfen. Später wird das seltener nötig sein, weil Sie sich daran gewöhnt haben. Und nach ein paar Wochen klappt es dann automatisch.

Auf der Uhr können Sie auf einen Blick erkennen, was den besonderen Reiz der Methode ausmacht. Kurz zusammengefasst: Sie dürfen alles essen – nur nicht immer. Das ist im Prinzip ganz einfach. Ob Obst oder Gemüse, Müsli, Kuchen oder Schokolade, Fleisch, Fisch oder Vollkornbrot – alles, was Sie auch sonst in Ihrem Kühlschrank oder in Ihrer Speisekammer haben, kommt vor. Es muss nur sinnvoll auf den Tag verteilt werden. Mithilfe der Ernährungsuhr können Sie das Schlank-an-einem-Tag-Prinzip einhalten, auch wenn Sie nicht nach Rezept kochen. Ein perfekter Tag gelingt Ihnen essenstechnisch also auch ohne einen genauen Diätplan. Sie haben die Möglichkeit, abwechselnd nach Rezepten (zum Beispiel aus diesem Buch) zu kochen und nach Ihren eigenen Gewohnheiten zu essen. Da heißt beispielsweise, dass Sie sich morgens ein Vollkornbrot machen, mittags in der Kantine einen Gemüseauflauf bestellen und abends einen Salat mit Wiener Würstchen zubereiten. Ist noch ein Stück Kuchen in

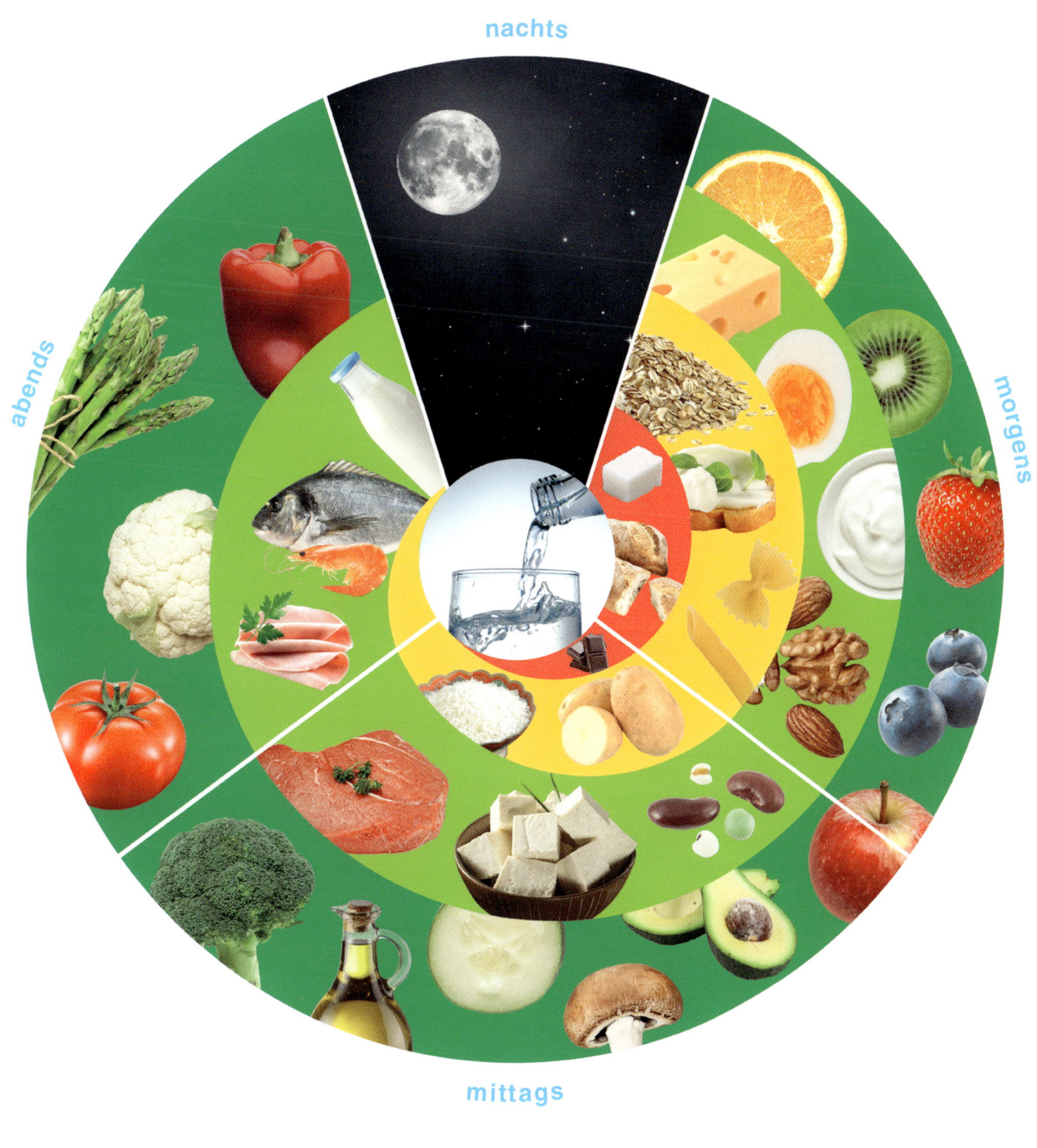

nachts

abends

morgens

mittags

● Gemüse - Obst - Öl   ● Eiweiß   ● gute Kohlenhydrate   ● schlechte Kohlenhydrate

Die Ernährungsuhr gibt vor, was Sie zu welcher Tageszeit essen sollten, damit Ihr Körper optimal Fett verbrennt.

der Küche? Dann verwahren Sie es nicht für den Abend, sondern gönnen Sie es sich gleich nach dem Frühstück.

Das Essen wird in Gruppen eingeteilt

Teilen Sie alles, was Sie essen, gedanklich in verschiedene Gruppen ein. Und zwar in die dunkelgrüne Gruppe 1 mit guten Kohlenhydraten, in die hellgrüne Gruppe 2 mit Eiweiß, in die gelbe Gruppe 3 mit guten Kohlenhydraten aus Vollkornprodukten und in die rote Gruppe 4 mit den schlechten Kohlenhydraten, meist in Form von Süßigkeiten.

Obst und Gemüse

Zu Gruppe 1 gehören Obst und Gemüse in allen erdenklichen Formen. Von Ananas, Apfel oder Artischocke über Kohlrabi, Melonen und Kirschen bis zu Zucchini, Zwiebeln und Zitronen.

Da Obst Fruchtzucker (Kohlenhydrate!) enthält, gehört es nach den Essregeln der Ernährungsuhr in die erste Tageshälfte. Als Symbole dafür sehen Sie in den Morgenstunden der Uhr eine Orange, eine Kiwi, eine Erdbeere und Blaubeeren und beim Übergang vom Vormittag in den Mittag einen Apfel.

Die Übergänge sind fließend. Sie müssen nicht pünktlich um zwölf Uhr mittags das Obstessen einstellen. Doch mit der Regel »Obst gehört in die erste Hälfte des Tages« haben Sie eine klare Vorgabe.

Anders verhält es sich mit Gemüse aus der dunkelgrünen Gruppe 1. Das enthält meist nur wenig Kohlenhydrate und ist deshalb mittags und abends geeignet, wenn Äpfel und Co. schon gestrichen sind. Sie sehen: Das gute Gemüse geht eigentlich immer. Auch am Vormittag ist es nicht verboten. Doch die wenigsten mögen Grünkohl zum Frühstück. Außerdem wäre ein kompletter Gemüsetag zwar gesund, aber vergleichsweise langweilig. Also genießen Sie ruhig frisches Obst in der ersten Tageshälfte.

Eiweiß über den Tag verteilt

Gruppe 2 besteht aus Eiweißlieferanten wie Käse, Eier, Nüssen, Milch, Joghurt, Quark, Fleisch, Fisch, Hülsenfrüchten und Sojaprodukten. Diese dürfen rund um die Uhr gegessen werden. Verteilen Sie proteinreiche Lebensmittel so über den Tag, wie es Ihnen am besten schmeckt. Dabei sollten Sie wissen, dass die Begriffe Eiweiß und Protein gleichwertig verwendet werden, und mit »Eiweiß« nicht etwa das Eiklar des Hühnereis gemeint ist! Protein ist das griechische Wort für »das Erste«, wobei schon klar zum Ausdruck kommt, dass Eiweiß sehr wichtig ist für unseren Körper, denn seine Bausteine, die Aminosäuren, sind Baustoffe für alle Zellen.

Der Tag beginnt mit guten Kohlenhydraten

Die Vertreter der Gruppe 3 dürfen ebenfalls nicht fehlen, kommen aber – ähnlich wie Obst – nur zeitlich begrenzt auf den Tisch. Während Sie zum Frühstück den Kohlenhydratspeicher guten Gewissens mit Vollkornprodukten wie Brot oder Müsli füllen dürfen, fahren Sie die Menge beim Mittagessen herunter. Vollkornnudeln oder Vollkornreis in mittleren Mengen sind erlaubt. Nach dem Mittagessen ist aber Schluss damit. Das erkennen Sie daran, dass der gelbe Kreis dünner wird und sich zur Nacht hin auflöst. Am Abend ist er noch nicht ganz verschwunden. Ein bisschen ist also noch drin, es sollte aber gering gehalten werden.

Rot als Signalfarbe für das Süße

Auf die rote Gruppe 4 können Sie theoretisch ganz verzichten, was aber nicht einfach ist. Denn da dürfen Sie alles hineinschieben, was so süß und so lecker ist, dass Sie es einfach nicht liegen lassen können oder wollen. Das hat sein Gutes: Zum Beispiel, weil ein bisschen Schokolade am Morgen die Stimmung hebt, vorbeugt gegen gefährlichen Heißhunger auf Kuchen und Kekse am späten Vormittag und weil Süßes kleine Sehnsüchte stillt. Der Gedanke, keine Schokolade essen zu dürfen,

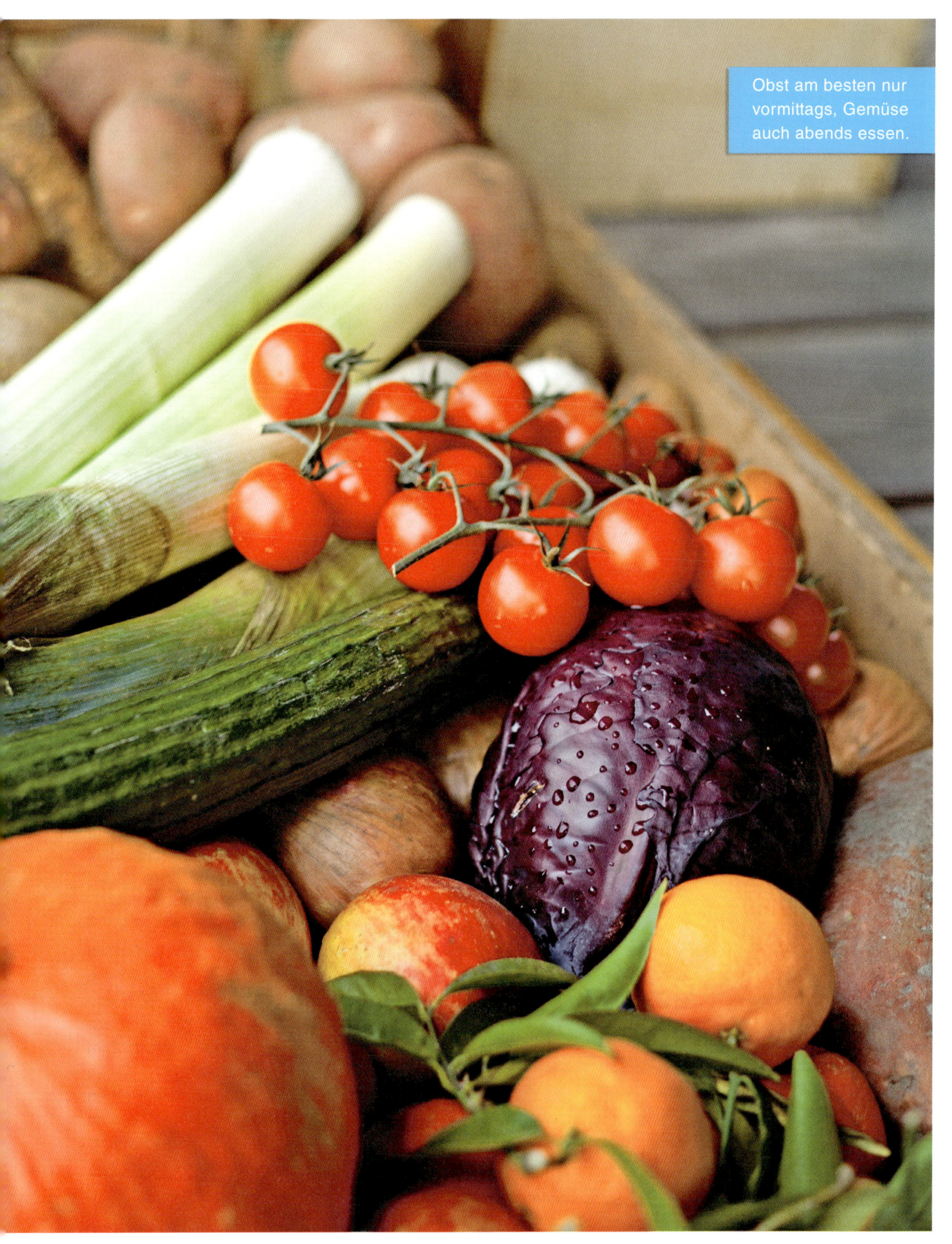

Obst am besten nur vormittags, Gemüse auch abends essen.

kann nämlich erst recht Lust auf Schokolade auslösen. Also lieber am Morgen oder als Mini-Dessert nach dem Mittagessen einmal zugreifen – und dann für den Rest des Tages (und der Nacht) gar nicht mehr daran denken. In diese Gruppe gehören übrigens auch Weißmehlprodukte wie Gebäck, Kuchen, Kekse, Weißbrot und -brötchen, Knabberkram, Torten, etc. Zur Erinnerung: Der rote Streifen auf der Ernährungsuhr löst sich nach dem Mittagessen auf.

Getränke, Öle und Gewürze

Und was ist mit den Lebensmitteln, die nicht eindeutig in eine Gruppe passen? Mit Flüssigkeiten, also Getränken, und mit Ölen und Gewürzen? Die kann sich jeder selbst zusammenstellen. Solange Sie (fast) kalorienfrei trinken, nehmen Sie rund um die Uhr zu sich, was Sie wollen. Wasser, ungesüßter Kaffee oder Tee geht in gut verträglichen Mengen immer. Kommen Kalorien ins Spiel (vor allem beim abendlichen Alkohol), wird's komplizierter. Wissenswertes dazu steht ab Seite 37.

In Sachen Öle zum Braten oder Backen sind Lein-, Oliven-, Raps-, Walnuss- und vor allem Kokosöl empfehlenswert. Gewürze werden mäßig, aber regelmäßig verwendet. Sie können nämlich sehr viel mehr als nur den Geschmack verstärken. Auf der Ernährungsuhr sind Getränke, Öle und Gewürze in der Mitte hellblau unterlegt.

Nachts bleibt der Kühlschrank zu

Dann sehen Sie noch einen dunklen Teil oben in der Uhr. Klar, das ist die Nacht. Der Mond scheint, der Mensch schläft, der Magen macht Pause. Der Kühlschrank bleibt nachts geschlossen. Sie essen einfach gar nichts – und halten das durch, weil Sie sich abends gesund und eiweißreich satt gegessen haben. Auch wenn Ihnen das jetzt noch schwierig erscheint – wahrscheinlich kennen Sie die heimliche nächtliche Nahrungssuche nur zu gut –, können Sie sich trösten: Sie werden es lernen.

Tipp: Gehen Sie schon beim Einkaufen gedanklich die Ernährungsuhr durch. So können Sie leichter entscheiden, was Sie brauchen.

Der perfekte Tag nach der Ernährungsuhr

Früher hieß es »Frühstück ist Pflicht«. Essen sollte man demnach morgens wie ein König, mittags wie ein Bauer und abends wie ein Bettler. Doch das galt nur, was die Mengen anbetrifft.

Am Morgen

Wenn Sie morgens hungrig sind und mit Brot, Brötchen oder Müsli in der Vollkornvariante (keine Zuckerflocken) mit Joghurt, Quark oder Milch und Obst dazu beginnen, fängt der Tag gut an. Der Stoffwechsel kommt in Schwung. Sie haben gute Kohlenhydrate für gute Leistungen getankt und vorgebeugt gegen Unterzuckerung. Das Gehirn kann – gut gefüttert – Höchstleistungen vollbringen. Doch es gibt auch viele Menschen, die das einfach nicht schaffen. Wer in aller Frühe noch nichts herunterbekommt, darf auch damit warten. Entweder gibt's die Morgenmahlzeit dann später oder Sie ersetzen Sie, etwa mit einem gut sättigenden Eiweißshake. Das zweite Frühstück wird dann zum ersten und der Vormittagssnack fällt aus. Wichtig ist nur, dass Verschiebungen oder Ausfallenlassen nicht zu unstillbaren Heißhungerattacken führen, bei denen die legendären Bürokekse, die Schokoriegel in der Schublade oder der Geburtstagskuchen der Kollegen den Magen füllen bis zum Abwinken. Nicht vergessen: Wenn Sie naschen möchten, dann morgens (siehe oben).

Zu Mittag

Mittags gibt es eine Kost, bei der Kohlenhydrate und Fette möglichst nicht (oder nur wenig) zusammenkommen sollten. Denn diese Kombis schmecken zwar prima (Currywurst mit Pommes und

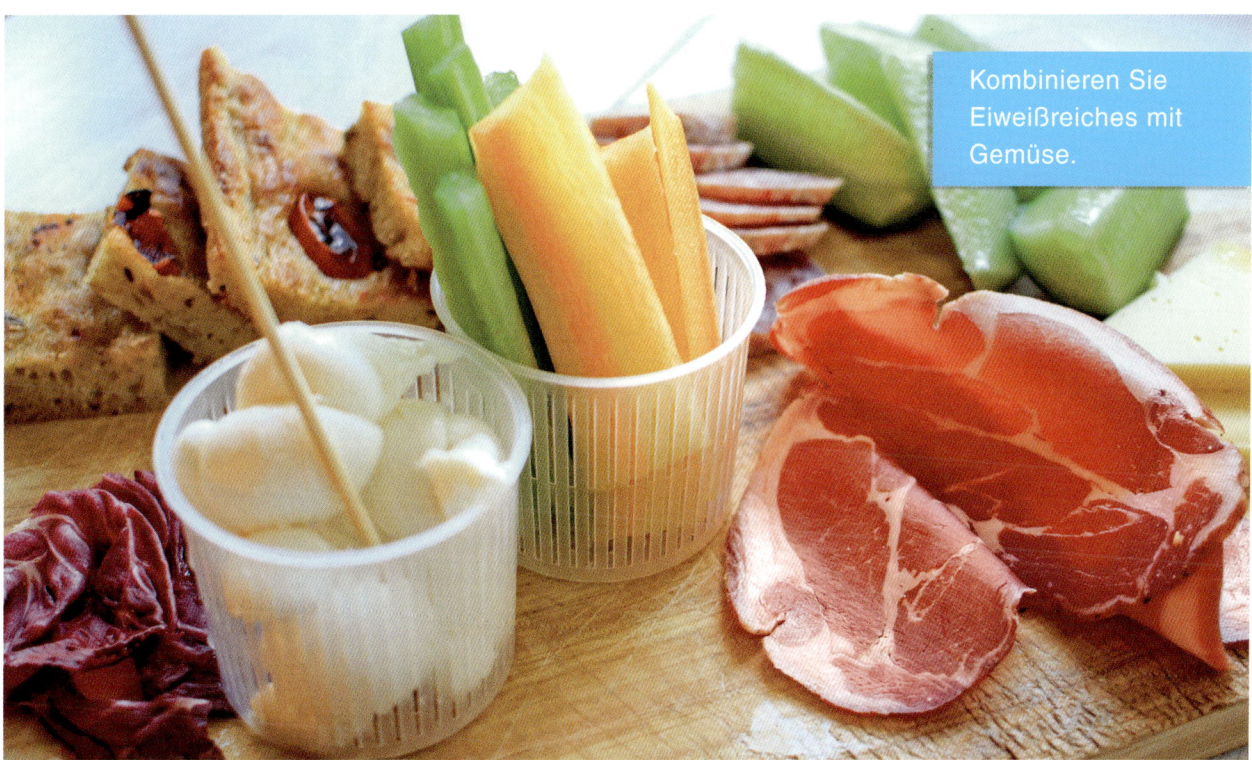

Kombinieren Sie Eiweißreiches mit Gemüse.

Konsorten), schaufeln aber ordentlich Kalorien in die Langzeitfettspeicher. Am besten verbinden Sie eiweißreiche Lebensmittel mit Gemüse oder Salat und lassen die kohlenhydrathaltigen Beilagen in Form von Knödeln, Nudeln, Reis oder Bratkartoffeln weg.

Tipp: Um sich daran zu gewöhnen, können Sie die »schweren« Beilagen auch langsam reduzieren, indem Sie den Gemüse-Salat-Anteil von Tag zu Tag erhöhen und die Nudelbeilage gleichzeitig langsam herunterfahren. Wenn Sie ein eingefleischter Nudelfan sind, können Sie auch die Nudeln (mit Tomatensauce) zu Gemüse oder Salat, aber ohne Fleisch oder Fleischersatz essen. Meiden Sie deshalb auch Fertiggerichte wie Burger, Pizza oder Spaghetti Bolognese, bei denen Fett und Kohlenhydrate so zusammenkleben, dass sie sich nicht trennen lassen.

Tipp: Sie lieben Reis und Nudeln? Dann essen Sie diese Beilagen möglichst in der Vollkornvariante.

Tipp: Mit Kartoffeln ist das Ganze etwas komplizierter. Dass die runde unscheinbare Knolle ge-

sund ist, dürfte bekannt sein. Sie verändert aber ihre inneren Werte, wenn sie bearbeitet wird. Verwandelt sie sich zum Beispiel in Pommes, wird sie vor allem mit Fett versetzt. Auch Bratkartoffeln sind klassische Dickmacher. Wird die Kartoffel aber nur kurz gegart (gerade so lange, dass sie nicht mehr roh ist), gehört sie in die Gruppe der guten Kohlenhydrate und passt zum Beispiel als Beilage zum Mittagessen. Besonders gesund sind kurz gegarte Biopellkartoffeln, bei denen Sie die Schale mitessen können.

Am Abend

Das Abendessen ist für die meisten die größte Umstellung, denn es heißt: »Abschied von der Butterstulle«. Das klassische Abendbrot – die Butterstulle mit Wurst oder Käse – ist noch immer tief in unseren Köpfen und Gewohnheiten verankert. Auch wer abends kocht, bringt gerne die typischen Sattmacherkombis aus Fett und Kohlenhydraten auf den Tisch. Schließlich ist man nach einem langen Tag hungrig – und zwar auch dann, wenn der Mittagsteller gut gefüllt war. Hier gilt es also umzudenken und sich an Gemüse und reichlich Proteinen zu erfreuen und satt zu essen.

Die Gedanken unter Kontrolle halten

Vor allem abends macht sich ein eigentlich sehr nettes Gefühl breit: »Ich habe Feierabend und mir richtig was verdient. Der Tag war anstrengend, die Freizeit soll Spaß machen. Da will ich doch nicht mit knurrendem Magen vor dem Fernseher sitzen.« Häufig ist das Abendessen auch die einzige Mahlzeit am Tag, zu der die ganze Familie zusammenkommt. Keine gute Gelegenheit, den Esstisch ratz, fatz wieder zu verlassen, um bloß nicht zu viel zu essen.

Wenn tagsüber nicht alle guten Vorsätze eingehalten wurden, ist das Abendessen oft die letzte Möglichkeit zur Wiedergutmachung: »Das dritte Stück Kuchen am Nachmittag war einfach unwiderstehlich? Macht nichts, dafür lasse ich heute das Abendessen weg.« Ein solcher Plan ist schnell gefasst, aber schwer durchzuhalten. Vor allem, wenn der Abend lang ist. Am frühen Abend klappt es vielleicht tatsächlich. Doch wenn der Hunger immer größer wird, ist der Kühlschrank vor niemandem mehr sicher. Gehen Sie schließlich zähneknirschend ins Bett, um den Hunger zu verschlafen, wanken Sie höchstwahrscheinlich schlafgestört um Mitternacht in die Küche auf der Suche nach »einer Kleinigkeit, damit ich endlich einschlafen kann«. Klar, dass es dann nicht bei der Kleinigkeit bleibt. Erklärungen sind schnell zur Hand: »Ich brauche ja auch nachts Energie. Schließlich muss ich ja atmen, verdauen und regenerieren.«

Fernsehen ohne Knabberkram ist lernbar

Erschwerend kommt eine andere weit verbreitete Gewohnheit dazu, die den perfekten Abend empfindlich stören kann. Gehören Sie zu den Menschen, bei denen die Entspannung erst richtig losgeht, wenn der Fernseher läuft, die Erdnussschale gut gefüllt in Sofanähe steht, eine Tüte Chips als stille Reserve so greifbar nahe liegt, dass Aufstehen überflüssig ist? Bestenfalls kommt noch ein »Bierchen« (klingt harmloser als Bier) dazu oder ein »Gläschen« Wein (soll ja gesund sein). Einen Film genießen, ohne sich etwas Leckeres dazu zu kredenzen – das sind Sie einfach nicht gewohnt? Auch im Kino geht es schließlich nicht ohne Popcorn und Cola. Keine Sorge, auch das ist lernbar. Sie müssen nur ein paarmal die Erfahrung gemacht haben, dass es erstens geht und zweitens sogar ganz angenehm sein kann.

Der perfekte Abend

Wie sieht der perfekte Abend aus? Gemäß der Ernährungsuhr steht ein Mix aus Eiweiß und Gemüse auf dem Programm. Sie verzichten also abends weitgehend auf Carbs. Wird kalt gegessen, können Sie Rohkost oder Salat mit Käse oder Wurst essen. Bei warmen Mahlzeiten lassen sich die Mitglieder der grünen Gruppen beliebig kombinieren. Ob Eier, Joghurt (nur Naturjoghurt ohne Zuckerzusatz), Quark, Fisch, Fleisch, Gemüse mit Käse überbacken, eine Gemüsesuppe mit oder ohne Fleischbeilage – aus den ersten beiden Gruppen ist alles erlaubt. Prima Sattmacher am Abend sind auch Hülsenfrüchte (zum Beispiel als Eintopf), weil sie hochwertige Ballaststoffe und viel Protein enthalten.

Möhrensticks statt Paprikachips

Wenn Sie sich nicht radikal von einem Tag auf den anderen umstellen wollen, können Sie den abendlichen Essenswandel auch langsam vollziehen, indem Sie etwa den süßen oder salzigen Knabberkram erst einmal ersetzen. Kauen auf Möhrchensticks oder Kohlrabischnittchen beschäftigt zumindest die Kaumuskeln und den Magen, auch wenn das geschmacklich nur schwer gegen die Paprikachips ankommt. Ein Stück Käse kann helfen, nicht zur Schokolade zu greifen. Manche Leute schwören auch auf saure Gurken aus dem Glas.

Gleichgültig wie Sie den ungesunden Naschkram ersetzen, im ersten Durchgang sollte es nur darum gehen, die schlechten Kohlenhydrate zu reduzieren. Der nächste Schritt ist dann der Verzicht. Das sehen Sie auf der Ernährungsuhr. Die rote ungesunde Zucker-Weißmehl-Gruppe läuft schon mittags aus. Die gelbe Gruppe mit den besseren Kohlenhydraten ist spätestens beim Insbettgehen nicht mehr vorhanden.

Das kann man lernen

Das Ziel heißt: Lernen Sie wieder, den wunderbaren Feierabend zu genießen, ohne dabei essen zu müssen. Das funktioniert natürlich nur, wenn Sie sich bei der letzten Hauptmahlzeit richtig satt essen – vor allem mit genügend Proteinen.

Sie sehen: Die Ernährungsuhr ist eine Ansage und eine gute Möglichkeit, das Überangebot an Lebensmitteln sinnvoll zu reduzieren. Wenn Sie danach einkaufen und die Basics des Kochens beherrschen, gehen Sie bei der Auswahl automatisch »back to nature«.

Stoffwechsel in Schwung bringen

Sie können aber noch mehr tun: Denken Sie daran, dass es beim Abnehmen nicht nur ums Kalorienreduzieren geht. Wenn Sie nicht kurzfristig durch Hungern ein paar Pfunde loswerden wollen, sondern langfristig ein gesundes Gewicht halten möchten, ohne sich mit knurrendem Magen durch den Tag zu quälen, sollten Sie Ihren Stoffwechsel so in Schwung bringen, dass er Ihr Vorhaben unterstützt. Wobei Sie ja wissen, dass mit »Stoffwechsel« unsere eigene Biofabrik gemeint ist, in der die Stoffe, die wir als Nahrung aufnehmen, umgeformt, »gewechselt« werden, um uns mit Energie zu versorgen. Wie ein fein aufeinander abgestimmtes Uhrwerk laufen dabei zahlreiche Prozesse im Körper ab. Das fängt bei der Nahrungsaufnahme an und führt über Abbau, Aufbau, Umwandlung bis hin zur Ausscheidung.

Einfach zu wenig essen, das funktioniert meist nur ein paar Tage. Und es hat kontraproduktive Folgen. Spürt der Körper, dass er nicht genug bekommt, sorgt er sofort vor. Er ist schließlich aufs Überleben programmiert. Er tut, was man tut, wenn eine Notlage abzusehen ist: Er legt Lager an. Speisekammern für schlechte Tage. Leider sind das Reserven in Form von Fett. Also ausgerechnet das, was wir eigentlich gar nicht wollen. Ein aktiver Stoffwechsel verhindert das.

Gute Kohlenhydrate wirken wie Muskelbenzin

Der Stoffwechsel ist der Prozess, in dem alle Stoffe, die man aufnimmt, chemisch umgewandelt werden. Das beginnt bei der Nahrungsaufnahme, führt über den Transport in die verschiedenen Bereiche des Körpers bis zum Ausscheiden der Endprodukte. Gerät dieses natürliche System aus dem Gleichgewicht, gilt der Stoffwechsel als gestört. Mit fiesen Folgen: Immunschwäche, Krankheiten, Übergewicht und vorzeitige Alterungsprozesse drohen. Der Umkehrschluss lässt aber hoffen: Der Stoffwechsel bestimmt, wie gesund wir sind, wie wir aussehen und wie lange wir fit bleiben.

Um den Stoffwechsel in Schwung zu halten, müssen wir essen – und zwar so, dass er beschleunigt wird. Gute Lebensmittel regen ihn an, schlechte bremsen ihn aus. Der Nährwert, also die Kalorien, ist dabei nicht das entscheidende Kriterium. Denn der kann bei unterschiedlichen Lebensmitteln gleich sein, auch wenn eins besser sättigt, leichter verdaulich und vitalstoffreicher ist. Hierbei spielen vor allem die Kohlenhydrate eine Rolle. Sie sind einerseits regelrechte Erfolgsbeschleuniger für den Stoffwechsel, andererseits können sie schädlich sein. Deshalb ist die Trennung zwischen »guten« und »schlechten«, wie sie in der Ernährungsuhr vorgenommen wird, so wichtig. Es geht nicht darum, die Kohlenhydrate zu verteufeln. Im Gegenteil: Wir brauchen sie – etwa als Benzin für die Muskeln und für das Gehirn.

Kohlenhydrate werden im Körper zu Glykogen umgebaut und in der Leber und der Muskulatur gespeichert, um bei hoher körperlicher Belastung Energie liefern zu können. Sie sind dazu am schnellsten und am ökonomischsten in der Lage. Nicht umsonst futtern Fußballspieler tellerweise Nudeln nach harten Trainingseinheiten und Spielen. Das ist wie eine Druckbetankung der leergerannten Muskelspeicher.

Tipp: Naschen Sie sich schlank, indem Sie Zuckerbäckerträume mit Eiweiß kombinieren. Etwa in Form von Käsekuchen (Rezept Seite 138).

Tipp: Wenn Sie auf einem guten Weg sind und schon mehrere perfekte Tage in der Woche schaffen, spricht nichts dagegen, hin und wieder mal ein Kalorieninferno zu feiern. Bestimmt gibt es etwas, auf das Sie in letzter Zeit bewusst verzichtet ha-

Ein bisschen Spaß fürs Gehirn

Schokolade, Kekse, Kuchen, Chips und Co. – Sie wissen es längst: Sie brauchen dieses Zeug eigentlich nicht. Zucker, Weißmehl, schlechte Kohlenhydrate sind keineswegs überlebenswichtig. Wenn die Verlockung nicht so groß wäre, könnten wir einfach darauf verzichten. Der Urmensch kam ja auch ohne Zuckerguss aus. Der Körper wird's danken, aber das Gehirn bleibt hungrig. Deshalb rate ich zum Naschen in Maßen: Auch das Gehirn freut sich über ein bisschen Spaß. Gönnen Sie ihm den. Kleine Leckereien sind ungefährlich – natürlich nur, solange sie wirklich klein bleiben und nicht den Appetit auf Besseres verderben. Mein persönliches Credo: »Ich esse Süßigkeiten, aber nicht, wenn ich Hunger habe.« Sonst würde das Süße ja dem Hochwertigen und Wichtigem den Platz im Bauch wegnehmen. Wer sich daran hält, kann nicht viel falsch machen.

Einfach genial: Eiweiß stoppt die Verwandlung von Zucker in Fett

Eiweiß lässt sich so einsetzen, dass es den Stoffwechsel begünstigt und die schlechten Eigenschaften von Zucker herunterfährt. Zu viel vom süßen weißen Zucker jagt den Blutzuckerspiegel nach oben. Heißhungerattacken (selbst in Phasen, in denen wir eigentlich satt sind) gehören zu den Folgen. Auf die Dauer macht das krank und dick. Werden kohlenhydratreiche Nahrungsmittel mit Eiweiß kombiniert, verteilt sich der Zucker langsamer im Blut. Der Stoffwechsel wird entlastet, die Bauchspeicheldrüse muss sich nicht überarbeiten, und der Körper verwandelt den Zucker nicht so schnell in unerwünschtes Fett.

ben? Dann heißt es jetzt: »Her damit!« Und zwar – netterweise – nicht nur, weil es Spaß macht. Nein, das geht auch als stoffwechselanregende Maßnahme prima durch. Denn es beruhigt den Körper. Er erkennt, dass er nicht ständig Energie sparen muss, weil eventuell zu wenig Nachschub kommt. Also schaltet er das Energiesparprogramm aus und kurbelt den Stoffwechsel an. Achtung: Dieser Tipp gilt natürlich nur, wenn die Ernährung sonst grundsätzlich ausgeglichen und gesund ist!

Vitalstoffe spenden Leben

Ein gesunder Stoffwechsel wäre ohne Vitalstoffe nicht möglich. Vitamine, Mineralstoffe und Spurenelemente gehören genauso zu einer gesunden

Ernährung wie Eiweiß, Fett und Kohlenhydrate. Sie sind wichtig für die Blutbildung, für Haut, Hormone, Knochen und Zellen. Wer sich vollwertig mit viel frischem Obst und Gemüse ernährt, bekommt automatisch genug Vitalstoffe.

Gut zu wissen: Die Lebensmittel, die in der Ernährungsuhr empfohlen werden, gehören zu den guten. Sie wirken vielfältig als Stoffwechseltreiber, natürliche Appetitzügler oder Fettabbauförderer.

Das richtlge Fett wählen

Es lohnt sich, bei der Auswahl des Öls etwas genauer hinzusehen. Wer hier einfach zum Billigsten greift, tut der eigenen Gesundheit keinen Gefallen.

Beim Öl kommt es auf das Verhältnis von Omega-6- zu Omega-3-Fettsäuren an. Denn wenn von einem zu viel kommt, kann das andere das wieder ausgleichen. Zum Beispiel fördern zu viele Omega-6-Fettsäuren alle Entzündungsprozesse, die zu typischen Zivilisationskrankheiten führen können. Kommen bei gleichzeitiger Nahrungsaufnahme allerdings Omega-3-Fettsäuren hinzu, wird die Gefahr reduziert. Wer sich nicht mit den Omegas und ihren Mengenverhältnissen beschäftigen will, merkt sich einfach, welche Fette und Öle für welchen Zweck am besten geeignet sind (siehe Kasten). Die Bezeichnung Omega plus Zahl bezieht sich übrigens auf die Stelle, in der eine Fettsäure eine Doppelbindung im Molekül aufweist.

Welches Öl zu welchem Zweck

- Raps- und Olivenöl sind die Basis für eine gesunde Küche, vielseitig einsetzbar und hitzebeständig. Zum richtig heißen Anbraten sind Bratöl und insbesondere Butterschmalz geeignet.

- Kokosöl ist fürs Kochen ebenfalls besonders empfehlenswert. Obwohl es reich an gesättigten Fettsäuren ist, hat es tolle Eigenschaften: Das weiße Fett macht nicht dick, bekämpft Bakterien, Viren und Pilze, ist leicht verdaulich – und vor allem natürlich. Eine Kokosnuss besteht zu 35 Prozent aus Kokosöl. Die Natur gibt dieses hochwertige Öl unbearbeitet weiter. Jahrtausende lang waren Kokosnüsse Grundnahrungsmittel für Südseevölker, die keinerlei Zivilisationskrankheiten kannten. Das Öl ist gesund, wenn es so naturbelassen wie möglich bleibt. Achtung: Verwechseln Sie Kokosöl nicht mit industriell verarbeitetem Kokosfett.

- Walnussöl liefert viele Omega-3-Fettsäuren. Das Öl sollte aber nicht erhitzt werden. Mit ihm kann man Salat edel anreichern; es passt zu Spargel, Suppen, Fisch und auch zu Süßem.

- Leinöl wird auch flüssiges Gold genannt. Es eignet sich ebenfalls nicht zum Erhitzen, macht sich aber gut in Quark, gehört klassischerweise zu Pellkartoffeln mit Quark. Der intensiv nussige Geschmack ist allerdings nicht jedermanns Sache. In Sachen Fettsäuren ist Leinöl einsame Spitze. Es enthält so viel von der dreifach ungesättigten Omega-3-Fettsäure Alpha-Linolensäure wie kein anderes Pflanzenöl.

Butter oder Margarine?

Es gilt: Keine Angst vor Fett. Es muss nur das richtige sein. Das betrifft auch die Frage nach Butter oder Margarine. Im Zweifelsfall schneidet die kalorienreichere Butter dabei besser ab. Denn Margarine ist ein Kunstprodukt. Meist wird dafür einfach billiges Öl mit Wasser vermixt und mit Salz, Säuerungsmitteln, Stabilisatoren & Co. versetzt. Wenn Margarine aus gesunden Ölen gemacht wird, ist die Qualität besser, doch immer noch weniger natürlich. Bezeichnungen wie »Halbfettmargarine« geben uns das Gefühl, dass wir uns besonders schlank ernähren. Da wird der Blick auf die Zutenliste schnell vergessen.

Trauen Sie sich ruhig an die gute alte Butter. Die galt zwar lange als Fettbombe schlechthin, konnte ihr Image aber in den letzten Jahren verbessern. Das Verhältnis von gesunden zu ungesunden Fettsäuren ist gut – vor allem, wenn die verwendete Milch dafür von Kühen kommt, die auf der Weide fressen dürfen. Je mehr Weidegras eine Kuh aufnimmt, desto mehr gesunde Fettsäuren enthält ihre Milch. Davon hat dann auch der butteressende Mensch etwas. Die Cholesterinpanik von früher hat sich übrigens gemildert. Cholesterin aus Milchfetten gilt heute für gesunde Menschen als ungefährlich.

Tipp: Wer trotzdem Fett reduzieren und mehr Eiweiß essen möchte, aber aufs »Butterbrot« nicht verzichten will, greift zum gefälschten Butterbrot und nimmt Frischkäse als Butter- oder Margarineersatz.

Drei Hauptmahlzeiten reichen meist

Dann stellt sich noch die Frage: Wie oft soll ich eigentlich essen? Sechsmal klein oder dreimal groß? Zweimal groß und dreimal klein? Es gibt verschiedene Möglichkeiten, von denen sich je-

der die heraussuchen kann, die am besten zum eigenen Rhythmus und zu den eigenen Möglichkeiten passt. Im Rahmen Ihrer Ernährungsumstellung dürfen Sie auch ruhig ausprobieren, wie Sie am besten zurechtkommen. Sie können nach der Devise »Mal so und mal so« verfahren. Während es vor ein paar Jahren noch hieß, dass fünfmal Essen am Tag (drei Hauptmahlzeiten und jeweils einen Snack am Vor- und am Nachmittag) optimal sind, kamen jüngere Untersuchungen zu der Erkenntnis, dass das Schlankwerden und -bleiben mit drei Hauptmahlzeiten am leichtesten ist.

Essenspausen von mehreren Stunden

Weil der Mensch von Natur aus so angelegt ist, dass er notfalls viele Stunden ohne Essen auskommt, schadet es keineswegs, die Hauptmahlzeiten erst einmal in Ruhe zu verdauen, bevor nachgelegt wird. Bei Esspausen von vier bis sechs Stunden kann die Bauchspeicheldrüse mal eine Pause machen. Das Insulin wird weniger. Jeder Snack zwischendurch – vor allem natürlich süße Sachen – führt zu einer Insulinausschüttung, die die Fettverbrennung hemmt und schon bald wieder Appetit auf mehr macht.

Auch psychologisch gesehen können Esspausen positive Effekte haben. Man muss sich nicht mehr so viel mit dem Thema Essen beschäftigen. Also nicht mehr darüber nachdenken, was es als Snack zwischendurch geben soll. Ernährung wird einfach mal für ein paar Stunden ausgeblendet. Ist das dann erst zur Gewohnheit geworden, vermisst man die Gedanken auch nicht mehr.

Eine andere Mal-so-und-mal-so-Möglichkeit: Entscheiden Sie danach, wann Sie aufstehen und schlafen gehen. Sind Sie im Alltag zum Beispiel morgens um sieben auf den Beinen und um halb acht am Frühstückstisch, wird der große Hunger sich spätestens mittags bemerkbar machen. Anders ist das wahrscheinlich am Wochenende. Spät

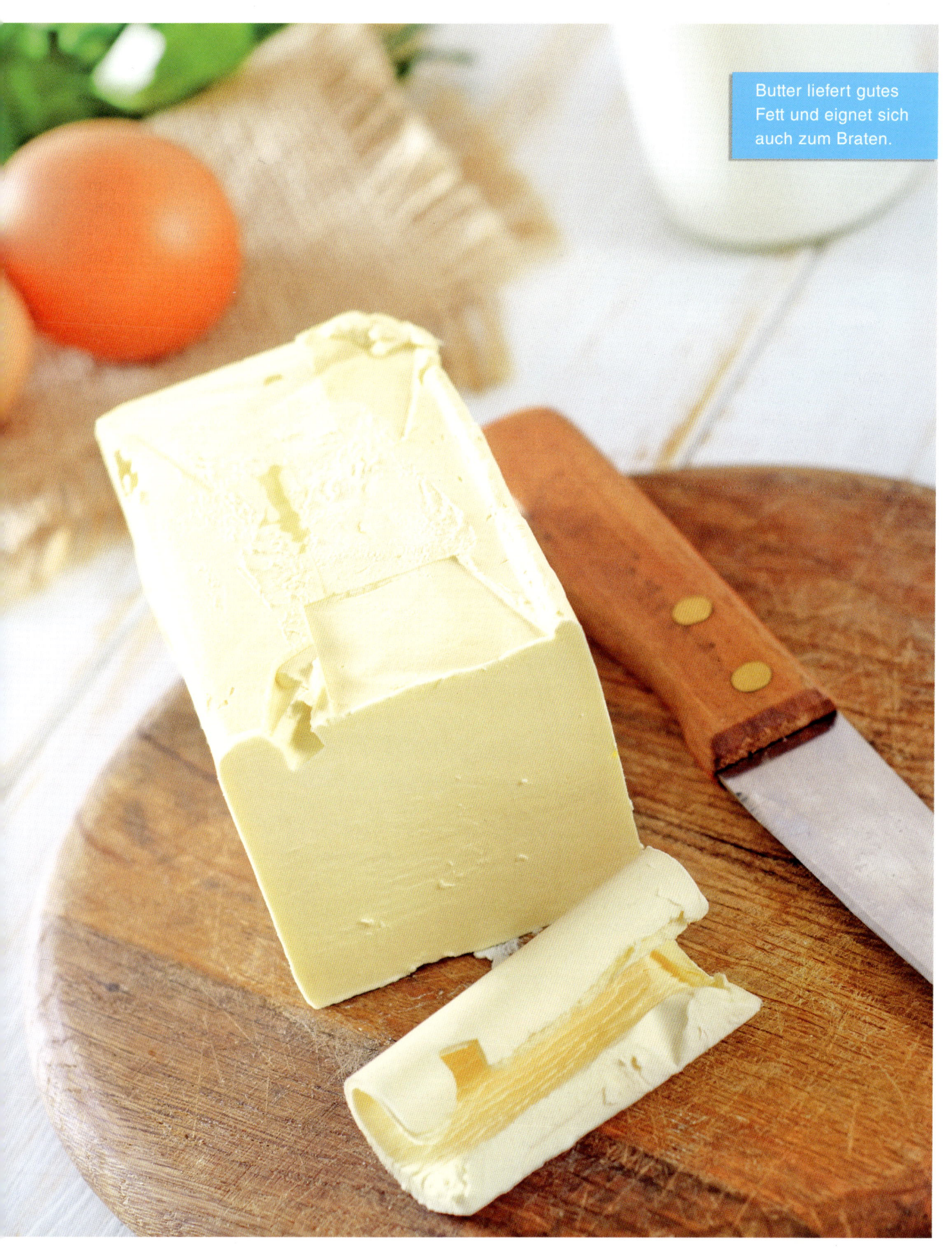

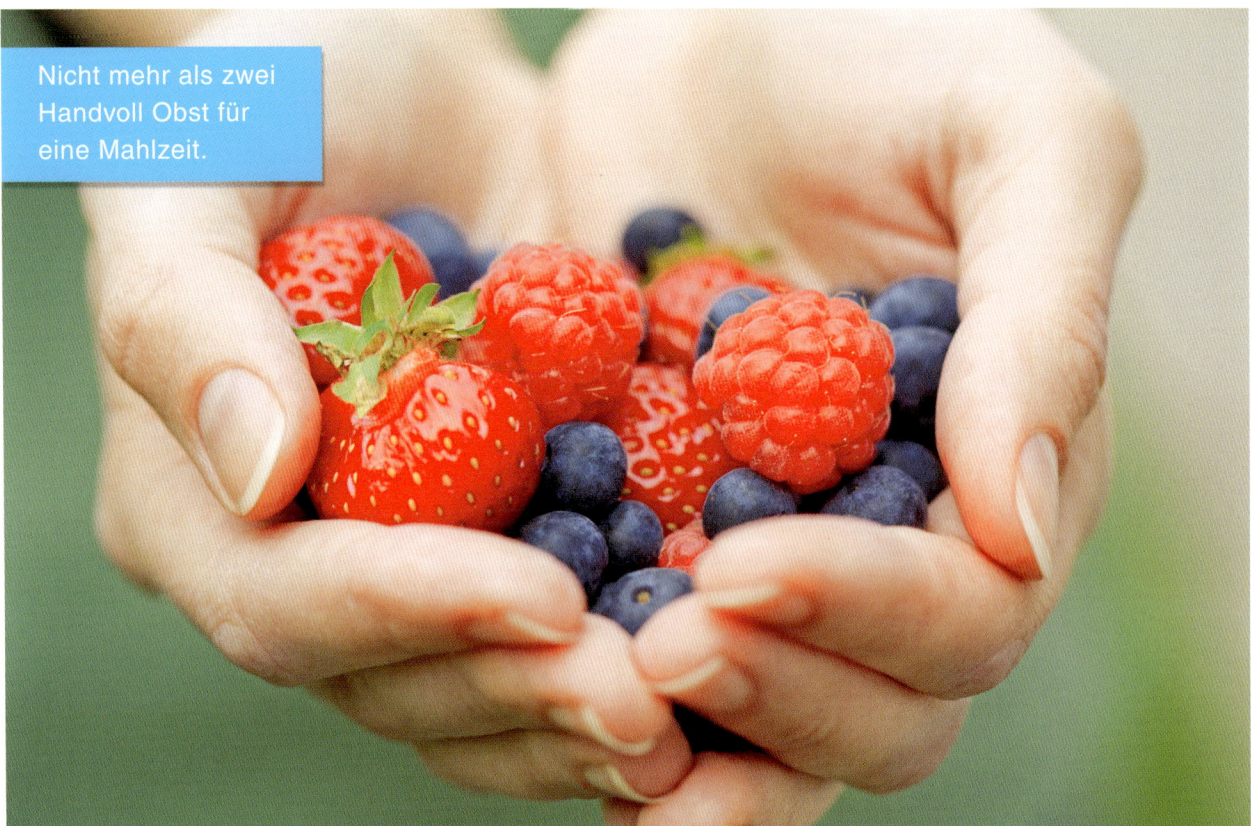

Nicht mehr als zwei Handvoll Obst für eine Mahlzeit.

aufstehen, lange brunchen – danach darf das Mittagessen ruhig ausfallen oder sich in ein frühes Abendessen verwandeln. So kommen Sie an einem Sonntag sogar nur mit zwei Mahlzeiten durch. Die Kernbotschaft: »Zwischendurch einfach mal die Futterklappe halten« – und das ist ganz lieb gemeint.

Die Faustformel bestimmt die optimale Menge

Wenn Sie nicht nach Rezept essen, funktioniert die Ernährungsuhr trotzdem – ohne Kalorienzählen und Mengenmessen. Sie müssen nichts auf die Küchenwaage legen oder sich selbst mithilfe eines Messbechers zuteilen. Orientieren Sie sich stattdessen einfach an Ihrer eigenen Hand und der daraus abgeleiteten Faustformel, um angemessene Mengen zu essen und die Nährstoffe im schlank machenden Verhältnis zueinander zu kombinieren. Und das geht so:

Alle Mengen werden bestimmten Faustgrößen zugeordnet. Für den kleinen Hunger reicht eine halbe Faust, danach kommt eine ganze. Mit zwei Faustgrößen werden Sie richtig satt. Und was nicht in die Faustform passt, wird als Handfläche gemessen. Ob Männer, Frauen, Kinder, kleine oder große Menschen – mit der Faustformel bekommt jeder solche Portionen, die den eigenen Bedürfnissen individuell entsprechen.

Vom Obst sollten Sie höchstens zwei Faustgrößen pro Mahlzeit nehmen, also zum Beispiel einen Apfel und eine Birne. Wegen des hohen Fruchtzuckeranteils ist die tägliche Ration nach oben begrenzt. Anders ist das beim Gemüse. Davon kann man kaum zu viel essen. Hier darf's so viel sein, wie Sie mögen. Eine Faustgröße ist aber das Minimum.

Bei Eiweißlieferanten achten Sie auf den Energiewert. Mehr als eine halbe Faustgröße Nüsse sollte es nicht sein. Bei Quark, Hüttenkäse, Sojaprodukten und bei Eiern ist eine ganze Faustgröße angemessen. Bei Naturjoghurt, Hülsenfrüchten, Milch, Proteinshakes und anderen eher flüssigen Nahrungsmitteln dürfen es zwei Faustgrößen sein.

Schnittkäse, Wurstaufschnitt oder Fleisch muss nicht zusammengerollt werden, um in die Kategorie Faustgröße zu passen. Hier orientieren Sie sich an der Fläche Ihrer ausgebreiteten Hand. Zu einer Mahlzeit passt zum Beispiel ein handflächengroßes Stück Fleisch.

Genug gute Kohlenhydrate bekommen Sie, wenn Sie maximal zwei Faust- oder Handflächengrößen pro Tag davon essen. Es darf aber nicht mehr sein. Das gilt erst recht für die Naschis aus der Gruppe der schlechten Kohlenhydrate. Je weniger, desto besser. Obergrenze ist eine halbe Faust- oder eine halbe Handflächengröße pro Tag.

Beim Öl verlassen Sie sich auf den guten alten Esslöffel. Zum Kochen, Backen oder Salatzubereiten dürfen es etwa drei Esslöffel Öl täglich sein – wenn Sie mit weniger auskommen, ist das super.

Eiweißhaltige Ernährung

Eiweißreiche Ernährung ist eines der großen Geheimnisse von »Schlank an einem Tag«. Auch wenn Sie nicht nach Rezept essen, bauen Sie in Ihre perfekten Tage möglichst oft eiweißreiche Lebensmittel ein. Dazu gehören Hülsenfrüchte (Bohnen, Linsen, Erbsen), Sojaprodukte (Tofu), Milchprodukte (Quark, Joghurt, Käse), Nüsse (vor allem Walnüsse), Fleisch, Fisch und Eier.

Eier sind Schlank- und Sattmacher
Jahrzehntelang wurden die weißen und braunen Kugeln als Cholesterinbomben geächtet. Eier standen im Ruf, die Gefäße zu schädigen und zu Herz-Kreislauf-Erkrankungen zu führen. Maximal zwei oder drei Eier pro Woche, lautete die Devise. Eine wissenschaftliche Grundlage gab es dafür nicht. Zum Glück hat sich das geändert. Die aktuelle Entwarnung lautet: »Die Angst vor Cholesterin im Essen ist unbegründet.«

Gesunde Menschen nehmen nicht zu viel Cholesterin auf – selbst wenn sie gleich mehrere Eier pro Tag vertilgen. Und das, was die Eier liefern, kann sich sehen lassen: Die Vitamine D, B und K, Mikronährstoffe, Jod und Mineralstoffe machen das Ei zum vielseitigen Rundumversorger. Das klassische Frühstücksei am Morgen und proteinhaltige Mahlzeiten sättigen für mehrere Stunden, verhindern Heißhungerattacken und gelten deshalb zurecht als Schlankmacher. Ob hart oder weichgekocht, ob als Spiegelei in der Pfanne oder als Zutat für Kuchen und eiweißhaltige Gerichte – Sie müssen sich nicht zurückhalten, wenn Sie gerne Eier essen.

Augen auf beim Kauf
Nur beim Kauf ist Vorsicht geboten. Nehmen Sie keine Billigeier aus dem Supermarkt. Auch wer nicht neben einem Biohühnerhof wohnt, kann auf die Herkunft achten und damit sicherstellen, dass die Hühner artgerecht gehalten werden. Das heißt, dass sie nicht in winzigen Drahtboxen zusammengepfercht werden, sondern nach draußen können, Auslauf haben, das Tageslicht sehen und im besten Fall auch keine gekürzten Schnäbel mehr zu beklagen haben. Achten Sie deshalb darauf, dass Ihre Eier aus Freilandhaltung stammen. Das ist die Definition für Bodenhaltung mit Auslauf. Auch wenn der Preis pro Ei etwas teurer ist, lohnt es sich, auch für den Schutz der Tiere. Allerdings gibt es keinen Schutz vor schwarzen Schafen in der Branche. Wer sichergehen will, sollte Eier aus Ökohaltung mit zusätzlichen Siegeln von Verbänden wie Bioland, Demeter oder Naturland wählen. Oder direkt von einem Hof kaufen, den man kennt und dem man vertraut.

Alternative für Ovo-Vegetarier
Wer das aus ethischen Gründen nicht vertreten kann, weicht auf Alternativen für Veganer aus. Diese können das klassische gekochte Ei zwar nicht imitieren, haben aber für andere Eigerichte

Alternativen: Fruchtpüree wird beim Backen zum Bindemittel. Pürierte Avocados passen zu Herzhaftem, Bananen und Äpfel zu Süßem. Zur Orientierung bei der Menge: Eine halbe zerdrückte Banane und ein Esslöffel Apfelmus ersetzen ein Ei.

Meine persönlichen Top-Lebensmittel

• Eier von glücklichen Hühnern
• Hülsenfrüchte
• Fetter Fisch (Lachs)
• Nüsse (Walnüsse)
• Kartoffeln
• Milchprodukte wie 20-Prozent-Fett-Quark, Feta
• Fleisch (aus Weidetierhaltung)
• Obst (möglichst Bio)
• Gemüse (ebenfalls möglichst Bio)
• Tomatenmark (als Saucenbasis)
• Gewürze (meine Lieblinge sind Kurkuma, schwarzer Pfeffer, Zimt, Basilikum, Salatgewürze ohne Geschmacksverstärker)

Esstrends im Check

Obwohl die Sache mit der gesunden Ernährung ja eigentlich einfach ist, tauchen immer wieder neue Trends auf. Die einen vertragen kein Weizenmehl, andere schwören auf Paleo, wieder andere hoffen aufs Schlankwerden »mit Darm« oder auf eine bessere Gesundheit dank Superfoods. Was steckt hinter welchem Begriff? Und für wen ist es sinnvoll?

Superfood – Gutes wächst auch um die Ecke

Das Super-Essen lebt vor allem von seinem tollen Namen und von Preisen, die das Gefühl vermitteln »Ich bin wertvoll, wenn ich mir das leisten kann«. Beeren, Kerne, Gräser, Früchte oder Samen aus fernen tropischen Ländern enthalten Vitamine, Mineralstoffe, hochwertige Fettsäuren und so ziemlich alles, was gesund ist. Sie wirken wie Medizin. Klar, dass man davon auch schön, schlank und fit wird, vorbeugt gegen Krebs, Alzheimer und Herzinfarkt. Selbst die Spermienqualität soll sich verbessern. Also schaden tut's auf keinen Fall. Doch bleiben Sie aufmerksam: Ob Gojibeere, Chiasamen oder Weizengras – nur weil ein Hollywoodstar gerade darauf schwört, müssen Sie es nicht zu Mondpreisen am anderen Ende der Welt bestellen. Denn Superfood gibt's auch bei uns. Zum Beispiel im eigenen Garten, im Supermarkt, beim Bauern oder im nächsten Naturkostladen: Machen Sie Johannisbeeren, Petersilie, Leinsamen, Brokkoli, Grünkohl, Avocados und vieles mehr zu Ihrem persönlichen Superfood.

Schlank mit Darm – von Menschen und Mäusen

Wie werden Darmbakterien zu Helferlein? Indem man sich um sie kümmert, sie gut ernährt und so glücklich macht, dass sie aktiv werden, um überflüssige Pfunde abzubauen. Die Darmflora soll's richten. Klingt schön, oder? Das Prinzip hinter den Schlank-dank-Darm-Theorien beruht auf Experimenten mit Mäusen mit unterschiedlichen Mausfiguren. Die eine Tiergruppe wurde für ein wissenschaftliches Experiment bakterienfrei gehalten. Diese Mäuse fraßen gut ein Drittel mehr als die Normalmäuse und wurden trotzdem nicht dicker. Erst als sie mit Bakterien besiedelt wurden, entwickelte ihr Gewicht sich genauso wie das der Vergleichsmäuse mit natürlicher Darmflora. Die Forscher schlossen daraus, dass der Energieverbrauch von den Bakterien beeinflusst wird. Sie folgerten: »Wenn wir Einfluss auf die Bakterien nehmen, müsste sich auch das Gewicht entsprechend manipulieren lassen.« Alles eine Frage der richtigen Mischung. Beim Übertragen der Erkenntnisse auf Menschen kam heraus: »Je artenreicher die Bakterienkultur, desto schlanker werden nicht nur Mäuse, sondern auch Männer und Frauen.« Dazu muss man wissen, dass im Verdauungstrakt einiges los ist. Da tummeln sich mikroskopisch kleine Geschöpfe in Form von Bakterien. Nur ganz wenige machen krank. Die meisten sind harmlos; einige helfen sogar. Sie bekämpfen Krankheitskeime und stärken die Abwehrkräfte. Die Verfechter der Darmdiäten versprechen, dass jeder, der die eigenen Darmbakterien unter Kontrolle hält, bis zu zehn Prozent mehr Kalorien verbraucht. Das können auch mal gut 200 Kalorien sein, was pro Jahr etwa 10 Kilo weniger Fett entspricht.

Wie züchtet man sich Schlank-Bakterien? Bei dieser Frage schließt sich der Kreis wieder zu ganz normalen, vernünftigen Ernährungsempfehlungen: Essen Sie abwechslungs- und ballaststoffreich, viel Pflanzliches (Gemüse), möglichst wenig industriell Verarbeitetes, und wägen Sie eine mehr oder weniger notwendige Medikamenteneinnahme gut ab.

Paleo – Essen wie in der Altsteinzeit

Wir essen nicht artgerecht, sagen die Paleo-Anhänger und verweisen auf die Geschichte. In der Altsteinzeit, im Zeitraum des Paläolithikums (daher der Name), waren die Essensmöglichkeit recht begrenzt – zumindest im Vergleich zu heute. Die Menschen waren Jäger und Sammler und mussten nehmen, was die Natur hergab. Futtern wie in grauer Vorzeit soll auch heute noch die ideale Versorgung für den menschlichen Organismus sein. Das führt zwangsläufig weder in den Backshop noch zur Pommes-Burger-Bude. Paleo-Freunde essen automatisch mit eingeschränkter Auswahl – zumindest am Anfang ihrer Ernährungsumstellung: Unverarbeitetes Gemüse, Obst, Nüsse, Pilze, Samen, Fisch, Fleisch, Eier und gesunde Fette sind erlaubt. Alles, was dazukam, als der Mensch den Ackerbau erfand (also ungefähr in den letzten 10 000 Jahren), gehört nicht dazu. Also keine Getreideprodukte wie Kekse, Kuchen oder Brot.

Hülsenfrüchte und Milchprodukte sind ebenso tabu wie Zucker und alles, was damit hergestellt wird. Gesüßt wird mit Honig oder Ahornsirup, als Fett gibt's verschiedene Öle. Wer abnehmen will, macht auch um Kartoffeln und Reis einen großen Bogen.

Prinzipiell ist gegen Paleo wenig einzuwenden. Wer's durchhält, wird profitieren, wahrscheinlich auch abnehmen. Es ist nur die Frage, wie lange das gut geht. Denn wir leben nicht mehr in Höhlen und haben auch sonst meist genug zu tun. Das Jagen und Sammeln von essbaren Schätzen ist zwar heute kein Vollzeitjob mehr, aber für Menschen mit anderen Vollzeitbeschäftigungen trotzdem noch schwierig. Man ist meist lange unterwegs, um Zutaten zu sammeln, nach bezahlbaren Bioschnäppchen zu jagen und die auf der Feuerstelle in der Küche zuzubereiten. Ohne Brot und Brötchen fehlt den meisten etwas. Meist hat man schnell die Nase voll von der Steinzeit und kehrt frustriert zurück in die Gegenwart: Mc Donald's statt Mammut.

Auswahl mit Rücksicht auf Unverträglichkeiten

»Ich habe Laktose«, »Du weißt schon, der Fruchtzucker«, »Für mich bitte alles ohne Gluten«, »Bloß keine Weizenwampe« – wer heute zum Essen einlädt, muss sich auf Menschen mit Nahrungsmittelunverträglichkeiten einstellen. Die reagieren auf bestimmte Lebensmittel mit fiesen Beschwerden, weil sie möglicherweise einzelne Stoffe im Essen nicht vertragen. Blähungen, Durchfall, Bauchschmerzen oder Übelkeit sind die Folgen. Wer unter einer Nahrungsmittelunverträglichkeit leidet, kann ein Lied davon singen. Wer's nicht kennt, hat das Gefühl, dass das »Für mich bitte ohne ...« zur Modeerscheinung geworden ist. Rein vorsorglich, so scheint's, greifen wir zum Käse mit der Aufschrift »laktosefrei«, verteufeln Produkte mit Weizen oder verzichten unnötig auf Vitamine aus frischen Früchten, weil eine Fruktoseintoleranz uns heimsuchen könnte.

Beschwerden nach dem Essen

Was hat es mit dem Unverträglichkeitsphänomen auf sich? Die Betroffenen reagieren mit Bauchgrummeln oder Schlimmerem auf Brot oder Brötchen (enthalten das Klebereiweiß Gluten), auf Milch (Laktoseintoleranten mangelt es am Enzym Laktase, um den Milchzucker aufspalten zu können) oder auf Obst (das körpereigene Schleusensystem für Zucker aus Früchten funktioniert nicht richtig). Wer entsprechende Probleme kennt, sollte probeweise zwei Wochen lang auf verdächtige Lebensmittel verzichten. Hilft das nicht weiter, kann der Arzt mit einem Atemtest Laktose- und Fruktoseunverträglichkeiten oder mit einem Bluttest Glutenunverträglichkeiten diagnostizieren.

Vegetarisch – fit und gesund ohne Fleisch

Vegetarier werden immer mehr. Menschen, die auf Fleisch und Fisch verzichten, haben gute Gründe dafür. Sie wollen keine Tiere essen. Veganer gehen sogar noch einen Schritt weiter. Sie lehnen neben Fisch und Fleisch auch tierische Produkte wie Milch, Eier oder Honig ab und tragen keine Kleidung aus Material, das tierischen Ursprungs ist, wie zum Beispiel Leder. Galten Vegetarier und Veganer früher als weltfremde Ökos, so sind sie heute Trendsetter. Insbesondere junge großstädtische Frauen sind Vorreiter, wenn es um ein Herz für Tiere geht. Prinzipiell ist es ja auch eine gute Sache, der Massentierhaltung etwas entgegenzusetzen und den übermäßigen Fleischkonsum zu reduzieren. Weil immer mehr Menschen dieser Ansicht sind, hat sich eine neue Untergruppe gebildet, zu der man gehören kann, um nicht ganz ohne Zugehörigkeit zu einer Essensgruppe dazustehen: Es ist die der Flexitarier. Das ist so etwas wie ein Teilzeit-Vegetarier. Der sieht das Ganze nicht dogmatisch, sondern locker. Einmal in der Woche ein Stück vom glücklichen Bioschwein ist okay. Mit ihrem Speiseplan liegen Flexitarier und die sogenannten Ovo-Lacto-Vegetarier (die Eier-Milch-Pflanzen-Esser nehmen alles außer toten

Tieren) im gesunden Bereich aller ernährungswissenschaftlichen Empfehlungen für eine vollwertige Mischkost. Man muss kein Schnitzel essen, wenn Milchprodukte genügend Eiweiß und verschiedene Blattgemüse Eisen liefern. Und wenn die Lust auf eine Frikadelle oder ein Salamibrot doch mal zu groß wird, gibt's das als fleischfreie Imitation inzwischen in jedem besseren Supermarkt. Dass Vegetarier im Durchschnitt schlanker und gesünder sind als Fleischfreunde, dürfte daran liegen, dass sie gut auf ihre Ernährung achten, wenig rauchen und auch sonst gesund leben. Damit könnte allerdings bald schon wieder Schluss sein. Denn die Bewegung hat eine weitere Untergruppe hervorgebracht, deren Essverhalten unter dem Deckmäntelchen des guten Vegetariers bedenklich ist. Die sogenannten Pudding-Vegetarier ernähren sich hauptsächlich von Pommes mit Mayo, Schokokeksen, Sahnepudding, Pfannkuchen mit Zucker und Süßigkeiten aller Art, weil kein Fleisch drin ist. Betroffen sind vor allem Kinder und Jugendliche. Wenn die groß werden und so weitermachen, dürften sie die gute Essensbilanz der Vegetarier in Zukunft verhageln.

Low Carb, High Fat – bitte durchhalten!

Keine Angst vor Fett, lautet die Devise. Denn Butter & Co. haben ihren Ruf als Dickmacher zu Unrecht. Low carb high fat (kurz LCHF) setzt auf die Reduktion von Kohlenhydraten und erlaubt dafür mehr Fett. Der Name dieser Diät ist das Programm. Was eventuell an Kohlenhydraten fehlt, wird durch überwiegend tierisches Fett ausgeglichen. Auch die Low-Carb-High-Fett-Verfechter setzen auf Lebensmittel aus kontrolliert biologischem Anbau, raten zum Verzicht auf Süßigkeiten & Co. und empfehlen, nur zu essen, wenn man wirklich Hunger hat, und aufzuhören, sobald man satt ist. Wer's schafft, hat gewonnen. Die Ernährungsweise senkt den Blutzuckerspiegel, wird Typ-2-Diabetikern empfohlen und führt – wenn man sie konsequent durchhält – zum schnellen Abnehmerfolg.

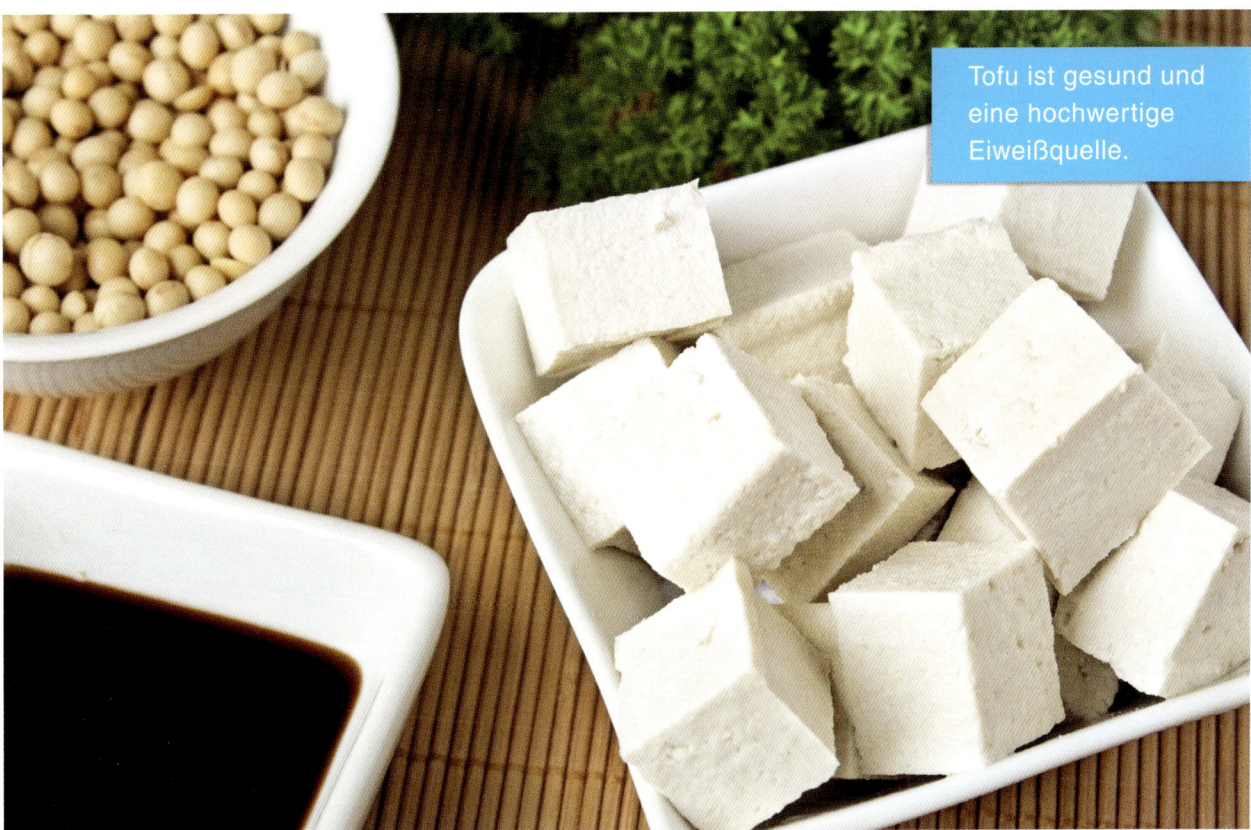

Tofu ist gesund und eine hochwertige Eiweißquelle.

Wer die Nährwerte von Kohlenhydraten und Fetten im Blick behalten kann und sich Zeit zum Selbstkochen nimmt, kommt damit zurecht. Auf die Dauer können aber wichtige Nährstoffe fehlen. Meist hören die LCHF-Anhänger dann wieder auf.

Soja und Tofu – Empfehlung mit Einschränkung

Aber bitte mit Tofu! Produkte aus der Sojabohne liegen im Trend und gehören für Vegetarier und Veganer zum Programm. Aber auch viele andere Menschen greifen zu, weil's gesund ist. Zu Recht. Soja fördert die Verdauung, senkt die Blutfettwerte und ist eine hochwertige Eiweißquelle. Es stecken auch Wirkstoffe gegen Krebs drin, sekundäre Pflanzenstoffe, sogenannte Isoflavone. Doch auch hier macht mal wieder die Dosis das Gift. Soja ist hip und gut, aber nur, wenn man's nicht übertreibt damit. Abhängig von der Menge hat die Bohne nämlich nicht nur eine zellschützende, sondern auch eine krebsfördernde Wirkung. Nicht mehr als 300 Gramm Tofu oder 800 Milliliter Sojamilch pro Woche gelten als unbedenklich.

Trotzdem löst der Gedanke an Sojahack oder Tofubratwurst vor allem bei Männern Ängste aus. Denn die vermeintliche Wunderbohne steht im Ruf, die Fruchtbarkeit zu reduzieren und auch noch vergesslich zu machen. Die Wissenschaft entwarnt allerdings: Selbst wenn die Anzahl der Spermien bei Sojafreunden ein bisschen zurückgehen sollte, sind noch genug da, die ihren Zweck erfüllen. Für die Fruchtbarkeit ist das irrelevant. Wichtig zu wissen: Als Verhütungsmittel taugt Tofu nicht.

Besser trinken: Am Wasser führt kein Weg vorbei

Sie möchten gesund und kalorienarm oder sogar kalorienfrei trinken? Dann gibt es nur eine – leider recht langweilige – Lösung: Trinken Sie Wasser. Am praktischsten einfach aus der Leitung. Das lässt sich überall zapfen, Gläser und Flaschen sind beliebig nachfüllbar. Der Preis ist so niedrig, dass er vernachlässigt werden kann. Kisten schleppen? Pfandflaschen sortieren? Müll produzieren? Ist al-

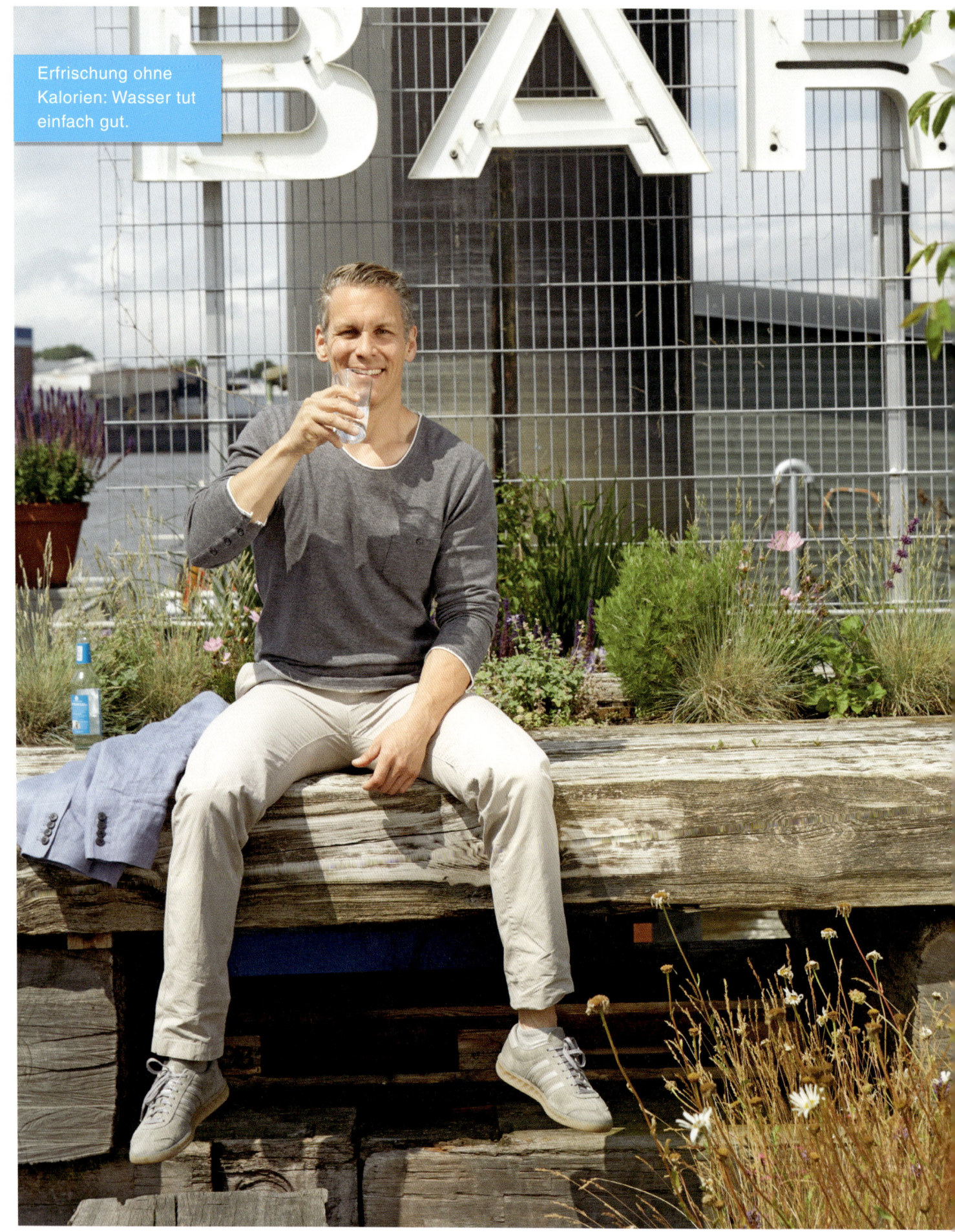

Erfrischung ohne Kalorien: Wasser tut einfach gut.

les nicht nötig. Außerdem hat Leitungswasser in Deutschland Trinkwasserqualität. Als Empfehlung gilt: Ein bis zwei Liter pro Tag sind für gesunde Menschen optimal. Ist es richtig heiß draußen, darf's auch mehr sein. Sportler und körperlich Aktive trinken meist von allein mehr. Wer's lieber etwas prickelnd hat, kauft Mineralwasser mit wenig Kohlensäure. Wichtig: Die Rationen sollten über den Tag verteilt sein. Denn viel mehr als ein Glas Wasser nimmt der Körper nicht auf; Überschüsse fließen direkt durch in die Toilette.

Trinken Sie genug?

Sie sind nicht sicher, ob Sie genug trinken? Ein kleiner Schnelltest hilft. Überprüfen Sie Ihre Pipifarbe. Ist sie gelb? Dann sollten Sie mehr Flüssigkeit zu sich nehmen. Trinkmuffel füllen sich zwei Wasserflaschen und leeren die im Laufe des Tages. Am besten zu festen Zeiten – zum Beispiel ein Glas Wasser am Morgen, jeweils eins zu den Hauptmahlzeiten und kleinere Mengen regelmäßig zwischendurch.

Achtung beim Geschmack

Klingt alles ganz einfach. Doch das Problem ist für viele der Geschmack. Wasser ohne Zucker und Zusatzstoffe schmeckt leider nach nichts. Und die Alternativen sind verlockend. Gegen Cola, Limo, süßen Fruchtnektar, trendige Säfte und Co. kommt kein Wasser an. Es ist bekannt, dass diese Getränke in Anbetracht ihres Zuckergehaltes eigentlich flüssige Süßigkeiten sind. Deshalb tarnen sie sich gerne als Vitaminlieferanten, Wellnessvermittler, Gesundheitsförderer oder Fitmacher. Biosiegel und Nachhaltigkeitslabel unterstützen das, ändern aber nichts an der Tatsache, dass wir mit den meisten Getränken überflüssige Kalorien aufnehmen, ohne es uns bewusst zu machen. Ist ja nur etwas zu trinken, kein Essen, also zählt es auch nicht. Was aber zählt: Wer Softgetränke schluckt, hat schon reichlich Kalorien im Bauch, aber noch nichts gegessen. Dass mit einer Flasche Cola mal

eben sieben Esslöffel Zucker durch den Körper rauschen, Insulin anlocken und die Fettverbrennung lahmlegen, wird gerne verdrängt.

Fazit: Wenn es nur ums Durstlöschen und Flüssigkeit-Zuführen geht, führt ums Wasser kein Weg herum. Trinken Sie deshalb an Ihrem perfekten Tag nur Wasser, und nutzen Sie die anderen Tage zum sanften Entzug. Wie so vieles ist nämlich auch die Lust auf Süßgetränke reine Gewohnheit. Wenn Sie zu den Leuten gehören, für die es undenkbar ist, etwas zu trinken, das nach nichts schmeckt, sollten Sie auf langsame Entwöhnung setzen. Das geht so: Fangen Sie an, Ihren Lieblingssaft mit Wasser zu verdünnen. Beginnen Sie mit wenig Wasser – und zwar so wenig, dass Sie es kaum merken. Erhöhen Sie den Wasseranteil von Woche zu Woche. Zuerst auf die Hälfte, danach auf ein Drittel oder ein Viertel – bis Ihnen ein Saftspritzer reicht oder bis Sie mit purem Wasser zufrieden sind. Vielleicht hilft auch noch ein anderer Gedanke: Stellen Sie sich vor, Sie müssten in brauner Brause baden. Würden Sie das Ihrem Körper von außen zumuten? Wahrscheinlich nicht. Aber von innen? Nein, dann doch lieber sauberes, klares Wasser.

Tipp: Leitungs- oder Mineralwasser lässt sich geschmacklich auch mit einem Spritzer Zitrone, Früchten oder geraspeltem Ingwer aufpeppen. Im heißen Sommer ist auch kalter Tee (grüner oder Kräutertee) ein kalorienfreier Durstlöscher.

Tipp: Wenn Sie lieber Mineral- als Leitungswasser trinken, sollten Sie darauf achten, dass Sie eins mit wenig Natrium nehmen. Denn viel Salz bindet Wasser im Körper, was das Abnehmen erschwert.

Tipp: Trinken Sie Ihr Wasser am besten aus Glasflaschen. Plastikflaschen können – vor allem wenn sie zum Beispiel im Sommer im heißen Auto warm werden – gesundheitsschädliche Stoffe abgeben.

Andere Getränke – nicht nur Durstlöscher

Trotz allem darf auch mal etwas anderes als Wasser ins Glas oder in die Tasse. Es gibt dafür ein paar gute Gründe – oder Rechtfertigungen?

• Da liegt eine leuchtende Orange in der Küche, aber weit und breit kein Schälmesser? Dann trinken Sie die Frucht lieber frisch gepresst, als sie verkommen zu lassen. Ansonsten gilt: Obst wird gegessen (zum Beispiel als sättigender kleiner Snack) und nicht gegen Durst getrunken.

• Gemüsesäfte sind ein zeitloser Geheimtipp unter den Getränken. Sie sind lange nicht so süß wie Fruchtsäfte und deshalb auch nicht sonderlich beliebt. Was schade ist, denn Gemüsesäfte haben ihre ganz eigenen Werte, die wenig bekannt sind. Als stärkende kleine Zwischenmahlzeit schmeckt ein Tomatensaft nicht nur im Flugzeug.

• Smoothies gelten als Gesundheitssäfte und sind richtig trendy. Gegenüber fertig gekauften Säften haben sie tatsächlich einen klaren Vorteil: Sie sind nicht bearbeitet und nicht mit Zusatzstoffen versehen. Sie sind zwar auch keine Maßnahme gegen den ganz normalen Durst zwischendurch, doch sie können das Gesund-Essen erleichtern. Wer keine Gelegenheit hat, Gemüse und Obst zu schnippeln, jagt es schnell durch den Mixer und schluckt es flüssig – und zwar so frisch wie möglich. Smoothies sättigen zwar nicht richtig, sind auch nur bei kleinem Hunger ein Mahlzeitersatz, doch sie versorgen uns mit wertvollen Nährstoffen und gehen als gesundes Fast Food durch.

• Um die gute alte Milch ist ein Glaubenskrieg ausgebrochen. »Der Mensch sollte sich nicht das von einer Kuh nehmen, was eigentlich für deren Kälbchen gedacht ist«, argumentieren diejenigen, die aus Prinzip keine Milch trinken. »Milch ist gesund, liefert viel Eiweiß und ist für die meisten Nordeuropäer gut verträglich«, heißt es dagegen bei der Fraktion der Kuhmilchtrinker. Wer allerdings unter Milchunverträglichkeit (Laktoseintoleranz) leidet, sollte einen Bogen um die Milch machen. Vegetarier und Veganer weichen auf pflanzliche Alternativen aus. Im Eifer des Gefechts sollten alle natürlich nicht vergessen, dass Milch Kalorien enthält. Ein Glas davon ist kalorienmäßig ein Snack und kein Durstlöscher.

Tipp: Fallen Sie nicht auf verführende Werbeversprechen herein. Bleiben Sie bei den üblichen Gesundheitsargumenten (enthält Vitamine, wichtig für die Knochen, macht schöne Haut, schützt vor Herzinfarkt usw.) standhaft. Sie gelten für Inhaltsstoffe, die auch im Essen sind, und wirken nicht gegen Durst. Nur weil auf der Limo Bio draufsteht und das ein gutes Gewissen macht, verschwindet keine Kalorie.

Nutzen Sie Kaffee als Abnehmhelfer

Beim Thema Kaffee gab es in den letzten Jahren beruhigende Entwarnungen. Stand die braune Brühe lange Zeit unter dem Verdacht, dem Körper Wasser zu entziehen, uns mit ungesundem Koffein süchtig zu machen oder gar das Krebsrisiko zu erhöhen, so gilt sie heute in angemessenen Mengen als gesundes Getränk. Vier bis fünf Tassen am Tag werden als unbedenklich eingestuft. Zumindest für die, die Kaffee gut vertragen. Der Wachmacher hat tolle Eigenschaften, wenn er richtig dosiert wird. Kaffee weckt die Lebensgeister, regt die Verdauung an, fördert die Konzentration. Wer sich mit einer Tasse Kaffee entspannt zurücklehnt und langsam trinkt, um die Pause zu genießen, fühlt sich wie in einem kurzen Urlaub vom Alltag. Ob allein, mit Kollegen oder Freunden im Café – das Warmgetränk fördert Auszeiten und das Miteinander.

Außerdem schützt die Tasse Kaffee vor Naschlust. Wir greifen nämlich häufig nach Süßem und Fettigem, wenn Stress droht. Die Suche nach was »zum Runterkommen« führt dann zum Kaffeeautomaten statt zur Schokoladentafel. Die Figur freut's. Mit 2 Kalorien auf 100 Gramm ist zuckerfreier Kaffee die schlanke Alternative. Selbst ein Milchkaffee mit leicht sättigender Wirkung ist keine Kalorienbombe. Ein weiterer Pluspunkt: Das Kultgetränk eignet sich auch als Überbrückungshilfe. Dauert es zum Beispiel noch eine Stunde bis zum Mittagessen, aber der Magen murrt schon, lässt er sich mit einer Tasse Kaffee besänftigen, ohne den Appetit auf die Hauptmahlzeit zu nehmen.

Achten Sie auf sich

Es darf jedoch nicht vergessen werden, dass jeder Mensch unterschiedlich auf Koffein reagiert. Achten Sie darauf, was Ihr Körper Ihnen sagt. Bekommen Sie Herzklopfen, Schweißausbrüche, Zittern? Werden Sie nervös? Wird Kaffee zum Schlafräuber? Dann halten Sie besser Abstand oder dosieren Sie genau nach Wohlbefinden und Tageszeit.

In Sachen Kaffee bitte nicht vergessen: Die fast kalorienfreie Variante ist der gute alte Filterkaffee, der gerade seine Renaissance erlebt. Nicht zu verwechseln mit all den Pappbechern und -tassen aus den angesagten Coffeeshops. Das sind teilweise schon fast flüssige Pralinen in Anbetracht der Zusatzrationen an Zucker, Kakao, Schokola-

de, Sahne, Karamelltopping, Vanillesirup, Muffins und was sich sonst noch alles einschleicht, wenn man die Shops erst einmal betreten hat. Denken Sie dran: Viele der Dickmacher »to go« ersetzen in der Kalorienbilanz eine Mahlzeit.

Auch beim Tee gilt: Ohne Zucker ist er ein Schlankmacher.

Wein & Co.: Bitte nur ein bisschen

Beim Wein macht's die Menge. Kaum kommt eine dekorative Rotweinflasche auf den Tisch, wird jemand freudig das Glas füllen und verkünden: »Ist schließlich gesund.« Stimmt auch, wenn es tatsächlich bei einem bleibt. Wird aus der wohldosierten Ration »ein Glas« im Laufe des Abends eine ganze Flasche, hätte man auch gleich das Abendessen ausfallen lassen können – zumindest was die Kalorien betrifft. »Aber die Wissenschaft hat doch bestätigt ...« Klar, die Wissenschaft wird beim Weinkonsum gerne bemüht. Aber wenn man der glaubt, ist es sogar gesünder, ein bisschen zu trinken als gar nichts. Wie kann das sein? In Studien schneiden die Wenigtrinker wahrscheinlich deshalb so gut ab, weil sie sich auch sonst gemäßigt und gesund ernähren und wirklich nur das eine Gläschen zur Entspannung trinken. Wer beim Wein nach einem Glas aufhören kann, schafft das auch beim Essen und schönt die Statistik. Also keine Sorge: Wenn Sie gar keinen Wein trinken, stehen Sie den Ein-Glas-Trinkern nicht nach.

Alkohol ist eine Kalorienbombe

Denken Sie daran: Worin auch immer er steckt, Alkohol ist eine Kalorienbombe. Dass er die Sinne – je nach Menge mal mehr, mal weniger – benebelt, ist durchaus willkommen, aber nicht gut für die Figur. Vor allem natürlich am Abend (wo das Trinken ja bekanntlich am schönsten ist), stört er die Fettverbrennung über Nacht und setzt – dank entsprechender Mengen – auch die guten Vorsätze außer Kraft. Denn Fettiges und Deftiges rutscht noch besser, wenn es dazu ein (oder zwei oder drei) Gläschen gibt. Das gilt natürlich nicht nur für Wein. Auch Bier und andere alkoholische Getränke sind nur in Maßen zu verantworten.

Auch wenn Alkohol bei vielen gesellschaftlichen Anlässen selbstverständlich dazugehört, sollten Sie sich nicht unkritisch einfach daran gewöhnen. Alkohol ist und bleibt ein Suchtmittel, das Gift für die Zellen ist und das Risiko für zahlreiche Krankheiten erhöht. Insbesondere Jugendliche sind gefährdet, nachdem es in den letzten Jahren für viele junge Leute zur Freizeitbeschäftigung geworden ist, sich regelmäßig zu betrinken.

Ein Leben ohne Alkohol ist für Sie unvorstellbar? Bleiben Sie gelassen. Sie müssen ihn nicht komplett streichen, ein bisschen zur Entspannung und zur Belohnung darf sein. Faustregel: Solange es bei »ein bisschen« und »hin und wieder« bleibt, ist alles im grünen Bereich. Wie wäre es zum Beispiel, wenn Sie anfangs nur an perfekten Tagen verzichten, das Alkoholtrinken später auf Ihre Heimwehtage legen und langfristig darauf achten, dass es nur in Ausnahmesituationen stattfindet?

Keine Erdbeeren unter dem Weihnachtsbaum

Eine andere Maßnahme gegen übervolle Teller bei dauernder Verfügbarkeit: Essen Sie nicht alles, was gerade angeboten wird, sondern lassen Sie sich von der Natur inspirieren. Genießen nach Saison und bevorzugt aus der Region – das reduziert die Auswahl automatisch. Wer zu Weihnachten unbedingt Erdbeeren auf dem Teller haben möchte, muss sich die mit dem Flugzeug von der anderen Seite der Welt bringen lassen. Dort werden sie sehr früh geerntet, damit sie auf der langen Reise nicht schlecht werden. Das macht sie bei der Ankunft im Supermarkt keineswegs

besser. Wichtige Inhaltsstoffe haben sich noch gar nicht gebildet oder sind bis zur Ankunft kaputt gegangen. Die Beeren sind dann so hart, dass es beim Reinbeißen knackt. Also lassen Sie es besser und warten, bis die Beeren im Mai prall gefüllt und im Sonnenlicht gereift bei uns vom Feld in den Verkauf kommen. Dann schmecken sie nicht nur besser. Es macht auch mehr Spaß, das zu essen, worauf man lange gewartet hat. Erdbeeren und Sommeranfang gehören zusammen, prägen das Lebensgefühl, wecken Kindheitserinnerungen und vermitteln jedes Jahr den Zauber eines Neuanfangs.

Regionale Spezialität? Das stimmt nicht immer

Mehr als 70 Prozent aller Konsumenten achten inzwischen darauf, wo ihr Essen herkommt, und sind der Meinung, dass es wichtig ist, Lebensmittel aus einer bestimmten Region zu essen. Die Zuordnung ist allerdings oft problematisch. Im Gegensatz zu »Bio« gibt es keine gesetzliche Definition für »regional«. Jeder Hersteller darf die Bezeichnungen nutzen. Und was Käufer lockt, wird bekanntlich gerne aufs Etikett gedruckt. Bei verarbeiteten Lebensmitteln ist die wahre Herkunft deshalb häufig schwer zu ermitteln. Ein Produkt mit Zutaten aus unterschiedlichen Orten kann dann bundesweit als »regionale Spezialität« durchgehen. Für alle, die genau erforschen wollen, wo was herkommt, gibt es in Deutschland Betriebsnummern, die verpflichtend auf die Verpackung gehören. Es ist allerdings mühsam und wenig alltagstauglich, damit zu arbeiten. Es sei denn, Sie haben eine Foodtracker-App (gibt's kostenlos bei www.das-ist-drin.de), die Ihnen sofort verrät, welche Reise welche Zutat hinter sich hat.

Auch zu umständlich? Dann verlassen Sie sich lieber auf unverarbeitete Bionahrungsmittel aus der Umgebung. Da können Sie auf Nummer sicher gehen. Ein Grund mehr, auf stark Bearbeitetes zu verzichten.

Regional und saisonal

Ob aus ökologischen, gesundheitlichen oder geschmacklichen Gründen – es lohnt sich in vielerlei Hinsicht, nach Saison und nach Region zu essen. Einige Argumente dafür sind:

• Kurze Transportwege belasten die Umwelt weniger als Flüge rund um die Welt. Wobei der Begriff »regional« ja nicht gesetzlich definiert ist und das Einzugsgebiet, das als »regional« angegeben ist, durchaus mehrere Hundert Kilometer betreffen kann. Am besten nachfragen.

• Obst und Gemüse wird auf dem Höhepunkt der Reife geerntet. Zu diesem Zeitpunkt schmeckt es am besten und enthält am meisten wertvolle Nährstoffe.

• Wer regional kauft, unterstützt die lokale Wirtschaft und die Bauern der Umgebung.

• Verpackungsmüll lässt sich einfacher vermeiden. Wer mit Korb und Leinentasche einkaufen geht, kann sich dem Plastikmüll einfacher widersetzen.

• Saisonkäufer reduzieren die Auswahl automatisch.

• Seltenheitswert peppt das Essen auf und schafft eine Verbindung zur Natur und zum Leben im Rhythmus der Jahreszeiten. Alles Essbare bleibt etwas Besonderes, wenn es nicht rund ums Jahr verfügbar ist.

Aus der Ferne oder vom Feld nebenan?

Das gesunde und ökologisch korrekte Essen lässt sich allerdings nicht immer durchhalten. Manchmal müssen Sie Vor- und Nachteile gegeneinander abwägen und dann nach Ihren persönlichen Vorlieben entscheiden. Zum Beispiel bei Paprikaschoten oder Tomaten. Die sind aus unseren Küchen gar nicht mehr wegzudenken, kommen aber nur selten aus Deutschland. Vielleicht hilft eine Faustregel, wenn Sie am Obst- und Gemüseregal stehen: Je empfindlicher die Ware, desto größer ist die Wahrscheinlichkeit, dass sie mit dem Flugzeug kommt. Das gilt zum Beispiel für exotische Früchte wie Papayas oder Mangos, während Bananen (die verderben nicht so schnell) überwiegend auf Schiffe verladen werden (was umweltfreundlicher ist als das Flugzeug).

Tipp: Einfach ein Auge auf das werfen, was in der Nachbarschaft wächst. Gibt es einen Bauernhof in der Nähe? Wo ist der nächste Bioladen? Wann und wo findet der Wochenmarkt statt, zu dem Händler aus der Gegend anrücken? Was steht auf den Herkunftsschildern an der Obst- und Gemüsetheke im Supermarkt? Wenn Sie nicht selbst einkaufen wollen, können Sie sich auch nach Hause beliefern lassen – zum Beispiel mit regelmäßigen Biokisten. Unter www.oekokiste.de finden Sie Lieferanten aus ganz Deutschland, die frisches Obst, Gemüse und andere Biolebensmittel aus ökologisch kontrollierter Landwirtschaft bringen. Da wird man zuweilen mit Arten überrascht, die einst in Großmutters Gemüsegarten wuchsen – von Löwenzahn über Kresse und Sauerampfer bis hin zu Pastinaken – und nun wieder entdeckt werden.

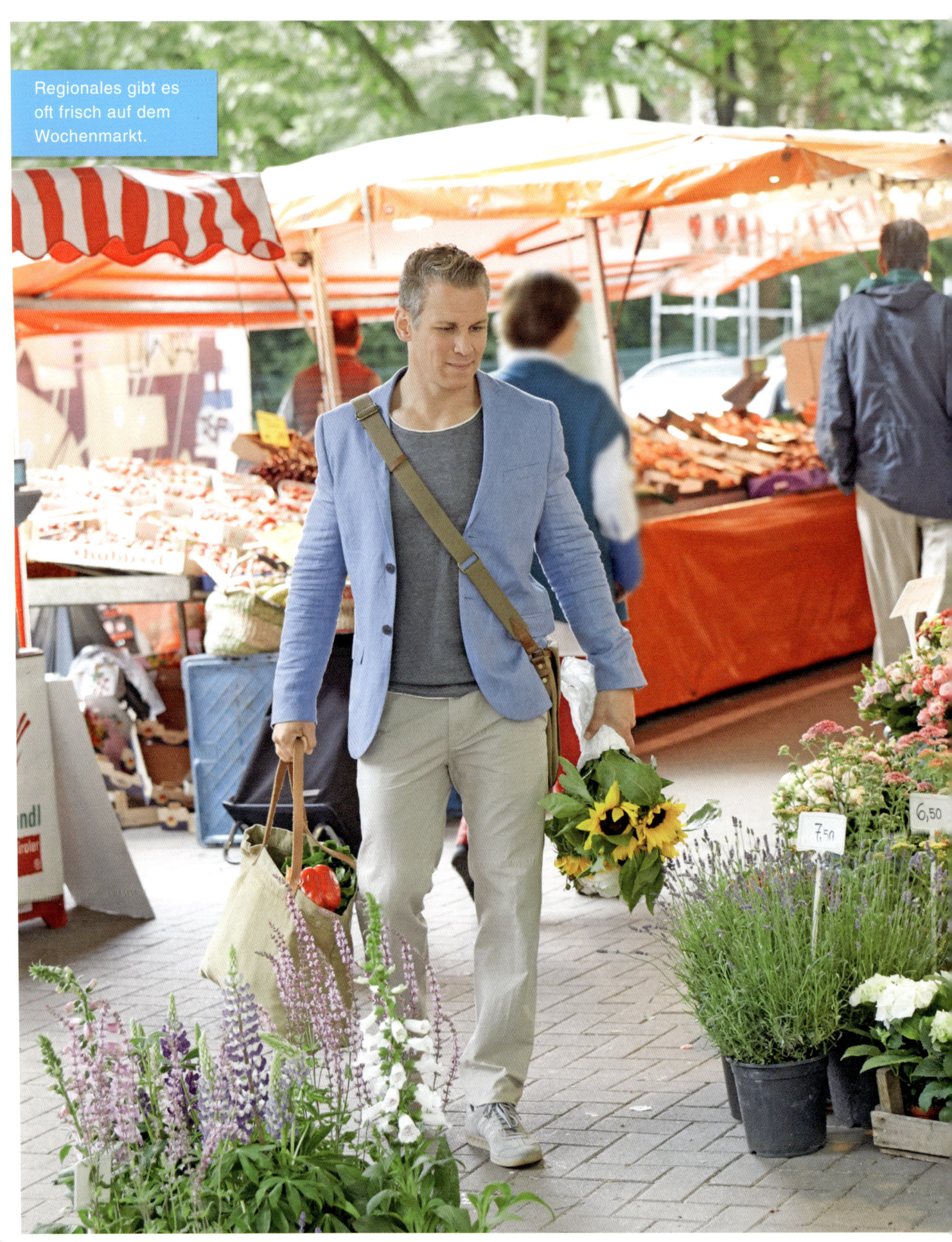

Regionales gibt es oft frisch auf dem Wochenmarkt.

In Jahreszeiten denken

Teilen Sie das Jahr essenstechnisch in die Jahreszeiten Frühling, Sommer, Herbst und Winter ein und richten Sie sich möglichst oft nach den jahreszeitlichen und lokalen Angeboten. So bekommen Sie frische, gesunde Kost auf den Teller.

Ein paar wichtige Allrounder gibt's zum Glück das ganze Jahr. Wenn auch nicht frisch geerntet, so kommen sie zumindest aus dem Lager. Dazu gehören Kartoffeln, Zwiebeln, Lauch oder Rotkohl. Auch Äpfel finden Sie im Supermarkt ebenso verlässlich wie auf dem Wochenmarkt. Die werden nur im Hochsommer zwei Monate lang nicht in der Region geerntet.

Frühling

Der Frühling erfreut uns vom 21. März bis zum 20. Juni. Die ersten Sonnenstrahlen und warmen Tage wecken neue Lebenslust. Es zieht uns regelrecht nach draußen. Frühlingsduft liegt in der Luft. Neues und Frisches ist willkommen. Deshalb ist der Frühling eine prima Zeit für gute Vorsätze in Sachen Ernährungsumstellung und Besseressen.

Im März und April ist das Angebot an Frischem aus der Region noch recht klein. Diese Monate gelten als Brückenmonate. Früchte, die den Vitaminhaushalt aufpeppen, müssen jetzt importiert werden. Dazu gehören Ananas, Avocados (botanisch gesehen Obst), Mandarinen, Mangos, Orangen, Zitronen oder Grapefruits. Aus den Lagern stehen Kartoffeln, Möhren, Zwiebeln, Rote Beten, Champignons, Chicorée, Weißkohl oder Wirsing zur Verfügung. Der April bietet schon etwas mehr: Spinat muss jetzt nicht aus dem Froster kommen. Es gibt ihn auch frisch vom Feld. Außerdem kommen Artischocken hinzu. Ende April taucht das nächste Produkt aus heimischem Anbau auf: Rhabarber wird reif. Er gehört zwar zur Gemüsegruppe, wird aber bei uns meistens wie Obst verarbeitet.

Beim Gemüse ist im April also noch nicht allzu viel los. Doch dafür gibt es ein echtes Saison-Highlight: Die Spargelzeit beginnt.

Der Wonnemonat Mai liefert zwei Gründe zur Freude. Endlich gibt es wieder Erdbeeren aus einheimischen Gefilden, und beim Salat dürfen Sie auswählen. Eisberg- und Eichblattsalat gehören ebenso zu den Highlights wie Batavia, Kopfsalat und Lollo rosso. Neu im lokalen Angebot sind jetzt auch Radieschen und Kohlrabi.

Sommer

Der Sommer beglückt uns vom 21. Juni bis zum 22. September. Das Leben verlagert sich nach draußen. Ob herzhaft oder fruchtig – leichtes Essen ist gefragt, und weil der Appetit in der Sommerhitze nachlässt, ist das Abnehmen leichter. Denn auch beim Sommerfest und im Urlaub gibt's Obst und Gemüse in Hülle und Fülle. Selbst Grillpartys lassen sich figurfreundlich überstehen.

Wenn der Sommer im Juni anfängt, geht's richtig ab auf den einheimischen Feldern. Es ist in erster Linie Beerenzeit. Die Erdbeere bekommt süße Konkurrenz in Form von Himbeeren, Johannisbeeren, Stachelbeeren und Kirschen. Im Juli kommen dann noch Brombeeren, Preiselbeeren, Aprikosen, Pfirsiche, Mirabellen und Pflaumen dazu. In der Gemüseabteilung wird's mediterran: Paprikaschoten, Zucchini, Tomaten, Bohnen, Lauch, Sellerie und Fenchel stammen aus der Region. Im August hält die Wassermelone Einzug. Frisches Gemüse und Salate wie Batavia, Eisberg- oder Endiviensalat gibt es weiterhin reichlich.

Wenn der Sommer aufs Ende zugeht, gibt es noch einen kleinen Trost beim Abschied von den bunten Beeren: Der September ist die große Zeit der Weintrauben. Auch Birnen aus deutschen Gefilden werden in diesem Monat reif und sind dann bis zum Winter zu haben.

Herbst

Der Herbst dauert vom 23. September bis zum 21. Dezember. Die Tage werden kürzer, der Himmel grauer. Draußen ist es kalt und nass. Nachmittags wird's früh dunkel. Die Zeit zum Zurückziehen hat begonnen. Jetzt kommt wieder mehr Warmes auf den Tisch. Die Besten der Saison sind Äpfel, Pilze, Kürbis, Rote Beten, Lauch, Pastinaken, Maronen, Nüsse und bis Ende September noch Weintrauben. Wurzel- und Knollengemüse kehrt zurück, aber die Obstzeit ist noch nicht ganz vorbei. Feigen, Birnen und Quitten liefern Vitamine. Granatäpfel sind bis Dezember erhältlich. Der späte Herbst ist Kohlzeit. Rosenkohl, Wirsing, Weiß- und Spitzkohl, Blumenkohl, Brokkoli & Co. kommen in den Kochtopf.

Winter

Im Winter (22. Dezember bis 20. März) hört es dann fast ganz auf mit den bunten Farben. Draußen schneit oder regnet es. Was jetzt bei uns Saison hat, muss recht widerstandsfähig sein. Ein typisches Wintergemüse sind die Pastinaken, die es bis Winterende im März gibt. Auch Topinambur, die kohlenhydratreiche Knolle, wächst im Winter in bestimmten deutschen Regionen. Die Haupterntezeit für Steckrüben ist im Oktober und November; wer sie im Keller lagert, hat lange etwas davon. Die Lust auf frisches Obst lässt sich jetzt nur mit Importen stillen. Hier muss man meist auf Südfrüchte zurückzugreifen. Ohne Mandarinen in der Adventszeit würde doch etwas fehlen. Und Orangen mit Quark schmecken ebenfalls köstlich.

Das geht immer: Kartoffeln, Zwiebeln & Co.

Ein paar wichtige Allrounder an Obst und Gemüse gibt es zum Glück das ganze Jahr. Wenn auch nicht frisch geerntet, so kommen sie zumindest aus dem Lager. Dazu gehören Kartoffeln, Zwiebeln, Lauch und Rotkohl. Äpfel bestücken den Obstkorb und versorgen uns ebenfalls ganzjährig mit Vitaminen und Mineralstoffen.

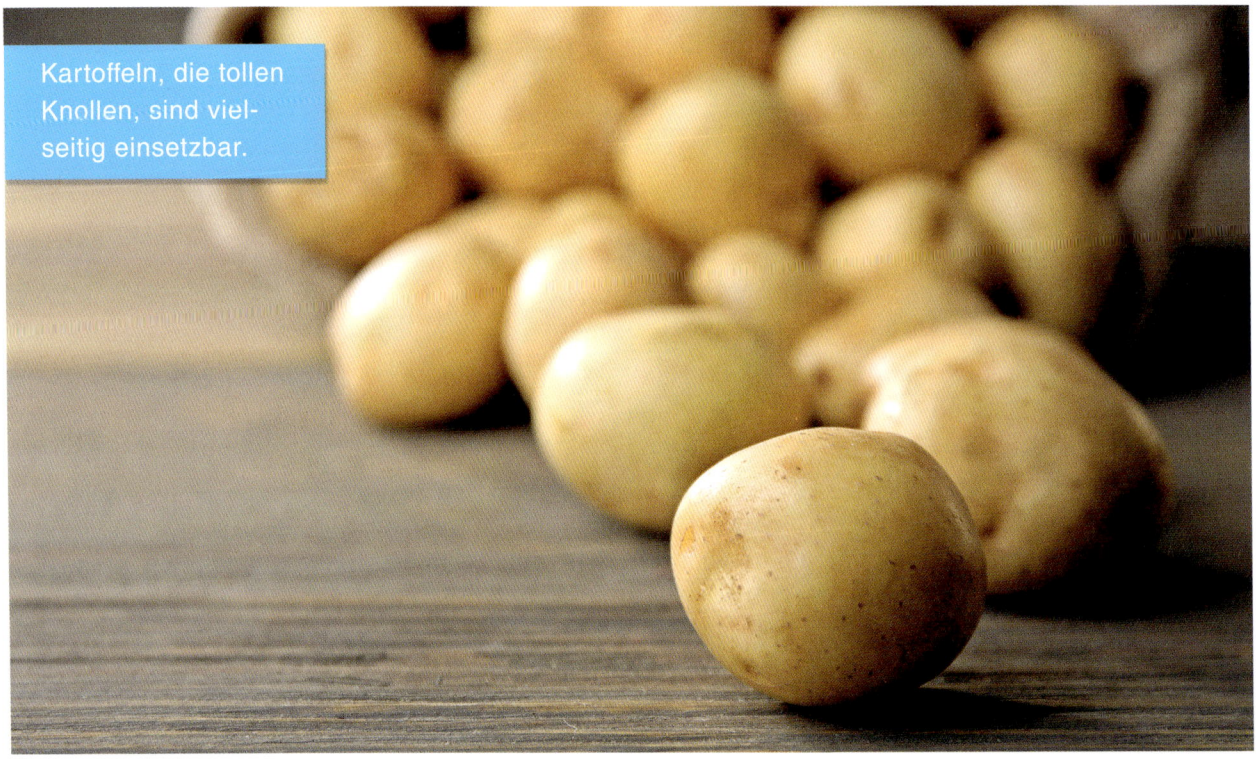

Kartoffeln, die tollen Knollen, sind vielseitig einsetzbar.

Frühling
(21. März bis 20. Juni)

Artischocken, Batavia, Champignons, Chicorée, Eisbergsalat, Erdbeeren, Möhren, Kohlrabi, Kopfsalat, Lollo rosso, Radieschen, Rhabarber, Rote Beten, Rucola, Spargel, Spinat, Weißkohl, Wirsing

Sommer
(21. Juni bis 22. September)

Aprikosen, Auberginen, Batavia, Birnen, Bohnen, Brokkoli, Brombeeren, Eisbergsalat, Endiviensalat, Erbsen, Fenchel, Himbeeren, Johannisbeeren, Kirschen, Lauch, Mirabellen, Paprika, Pfirsiche, Pflaumen, Preiselbeeren, Rucola, Sellerie, Stachelbeeren, Tomaten, Wassermelone, Weintrauben, Zucchini

Herbst
(23. September bis 21. Dezember)

Auberginen, Birnen, Blumenkohl, Brokkoli, Feigen, Fenchel, Granatäpfel, Kürbis, Maronen, Nüsse, Rosenkohl, Rote Beten, Pastinaken, Pilze, Quitten, Spitzkohl, Weintrauben, Weißkohl, Wirsing

Winter
(22. Dezember bis 20. März)

Chicorée, Feldsalat, Grünkohl, Pastinaken, Portulak, Schwarzwurzeln, Steckrüben, Topinambur

Das ganze Jahr
Und das gibt's ganzjährig, teils aus dem Lager:
Äpfel, Kartoffeln, Lauch/Porree, Rotkohl, Zwiebeln

Essverhalten überdenken

Wie essen Sie eigentlich? »Komische Frage«, werden Sie jetzt vielleicht denken. Mund auf, Essen rein, kauen, schlucken – und den Rest erledigt der Körper von allein. Dazu kommen ein paar Wünsche: »Es muss schmecken, darf nicht zu wenig sein, aber auch nicht zu viel« und gute Vorsätze: »Ich will mich gesund ernähren«. Viele Menschen essen nach Gelegenheit: »Mal gucken, was sich im Laufe des Tages so ergibt« und nach Gewohnheit: »Was ich kenne und was sich bewährt hat, macht mir weniger Mühe«. Der Alltag verläuft dann essenstechnisch relativ gleich. Das ist auch nicht unbedingt schlecht. Der Mensch ist schließlich ein Gewohnheitstier. Doch es macht Veränderungen schwer. Genau um die kommen Sie nicht herum, wenn Sie Ihre Ernährungsweise verbessern wollen.

Was läuft bei mir eigentlich falsch?

Es gibt viele schlechte Gewohnheiten, die langsam, aber sicher verändert werden müssen. Das gelingt am besten wenn Sie erst einmal ein Bewusstsein dafür entwickeln, was bei Ihnen vielleicht falsch läuft und wie Sie es ändern können. Sobald Sie das schrittweise umsetzen, werden Sie Erfolge feststellen und das neu Gelernte wiederholen – und zwar so oft, bis es zu einer neuen Gewohnheit geworden ist. Von der alten Gewohnheit können Sie sich dann ohne Abschiedsschmerz trennen.

Essgewohnheiten ändern

Es gibt zahlreiche Gründe und Ausreden, um sich nicht so zu ernähren, wie es der eigene Körper braucht – was in der Tat schade ist, schließlich ist man sich doch selbst der Nächste und man lebt wirklich nur dieses eine Mal. Nachfolgend finden Sie die häufigsten schlechten Gewohnheiten – und Tipps, was Sie als Gegenmaßnahmen besser machen können.

Vorsicht: Naschdemenz

Gewohnheit: »War doch nur ganz wenig, das zählt nicht«, »Mmm, lecker, der Mini-Schokoriegel ist ja nur eine Kleinigkeit, das schadet doch nicht!« Mit dieser Rechtfertigung flutscht so einiges durch den Schlund und wird dann einfach vergessen. Auch die Tatsache, dass Kleinigkeiten sich zu XXL-Portionen summieren können, lässt sich prima verdrängen. Genau genommen war es ja nur so wenig, dass der Körper es gar nicht richtig gemerkt hat, oder? Der Kopf spielt das Spiel gerne mit und verfällt in Naschdemenz. Der Organismus merkt's natürlich doch und schüttet auch für eine kleine Praline Insulin aus, das wiederum die Fettverbrennung blockiert.

Gegenmaßnahme: Achten Sie mal bewusst darauf, was Sie sich den lieben langen Tag zusätzlich so zwischen die Zähne schieben, nur weil es gerade im Blickfeld auftaucht. Wer es sich ganz genau vor Augen führen will, macht mit dem Handy von jedem Happen ein Foto. Die Diashow am Abend bringt dann einiges ans Licht. Vielleicht wirkt der Griff zum Handy auch bald als Bremse. »Brauche ich das jetzt wirklich?« oder »Nehme ich es nur, weil die Gelegenheit gerade günstig ist?« Allein ein solcher Gedanke kann das überflüssige Naschen schon verhindern. Oder zumindest dazu führen, Kleinigkeiten bewusst mit Genuss zu essen und nicht heimlich nebenbei zu verdrücken.

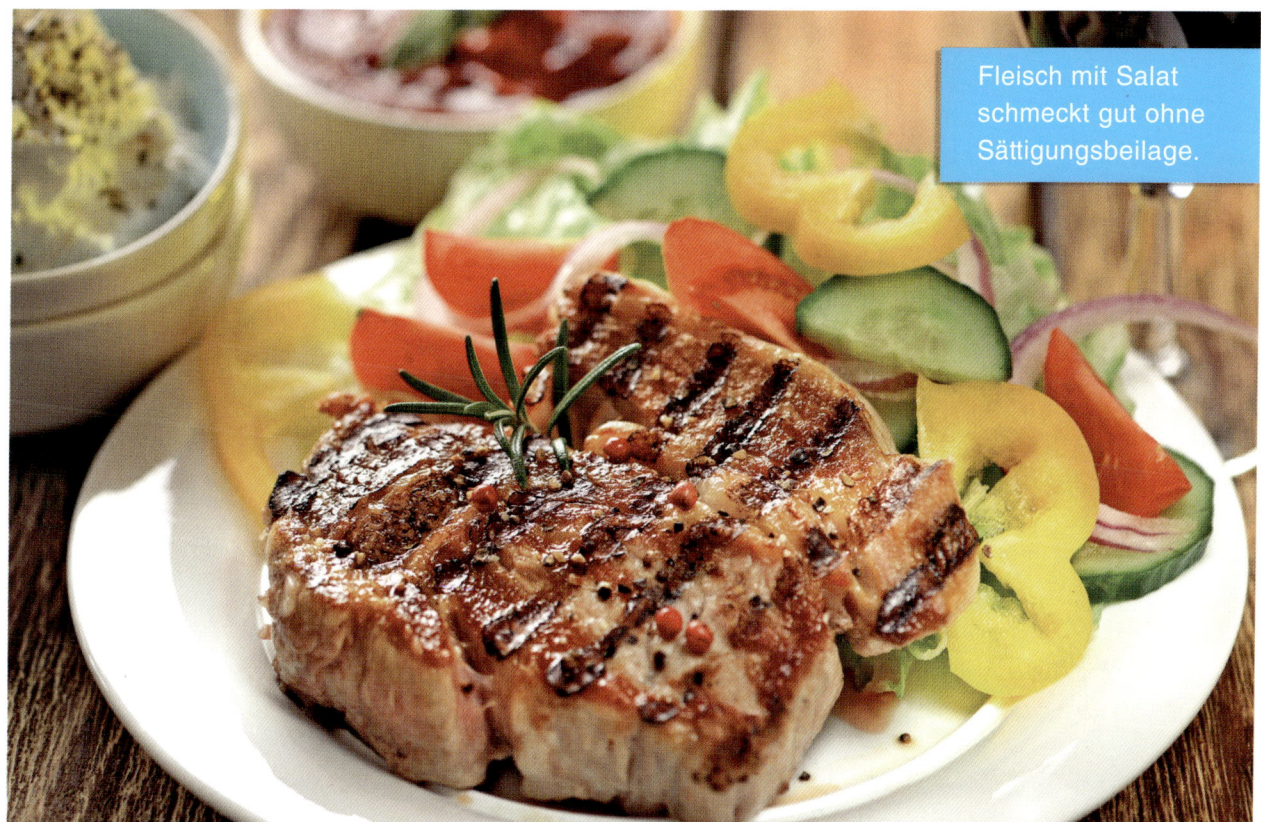

Fleisch mit Salat schmeckt gut ohne Sättigungsbeilage.

Tradition: Die Aufteilung unseres Essens auf dem Teller ist kein Zufall. Ob im Elternhaus gelernt oder selbst entwickelt – wann was in welcher Menge serviert wird, das ist in unseren Kulturkreisen ziemlich gleich. Eine vollständige Mahlzeit zu Hause oder im Restaurant besteht aus mehreren Gängen. Solche Traditionen nehmen wir gerne mit: Vorspeise, Hauptgericht, Dessert. Meist geht es mit einer Suppe oder einem Salat sanft los. Wer das mitgereichte Weißbrot dazu vertilgt, stößt schon fast an die Sättigungsgrenzen. Der Hauptgang besteht dann aus etwas »Richtigem« (in der Regel Fleisch) und Beilagen (Gemüse oder Salat) oder kalorienreichen Sättigungsbeilagen (Reis, Nudeln, Karoffeln). Ob jemand danach noch nicht satt ist? Recht unwahrscheinlich. Trotzdem wird in Form eines Nachtisches noch mal kräftig nachgelegt – und zwar gerne zur Krönung eine Kalorienbombe in Form von Tiramisu, Sahneeis oder Schokoladenpudding. Weil der Gürtel schon spannt, wird der gute Vorsatz noch mal erwähnt (»aber bitte nur ein ganz bisschen«), und dann geht's auf ins Finale.

Gegenmaßnahme: Verändern Sie eingefahrene Gewohnheiten. Weißbrot vorab muss nicht sein. Denken Sie beim Hauptgang um: Nicht das Gemüse ist die Beilage, sondern das Fleisch. Also viel Gemüse, wenig Fleisch – statt viel Fleisch und wenig Gemüse. Vorm Nachtisch sollte jeder noch einmal in sich gehen. Habe ich wirklich noch Hunger? Oder esse ich nur, weil noch etwas da ist? Oder geht es vielleicht nur darum, das gemütliche Beisammensitzen noch etwas zu verlängern? Dann würde auch ein Kaffee reichen.

Jetzt lohnt es sowieso nicht mehr

Verhängnisvoll: Wer schon öfter mal versucht hat abzunehmen, wird das Phänomen kennen. Eine Zeit lang läuft alles nach Plan. Die Dickmacher sind gestrichen, statt Kuchen gibt's Kohlrabi, und statt einer Riesencurrywurst kommt Putenbrust auf den Teller. Das klappt am Anfang wunderbar – bis sich eine Tafel Schokolade ins Gedächtnis ruft. Die liegt schon länger da. Weit oben im Hochschrank. Da, wo man ganz schwer drankommt. Eigentlich sollte sie zum Start der Diät verbannt werden, aber aus einem jetzt unerfindlichen Grund ist sie doch geblieben. Da könnte man doch mal ein ganz kleines Stückchen genießen. Wirklich nur eins, und dann alles wieder einpacken, um übermorgen vielleicht ein weiteres natürlich nur ganz kleines Stück zu knabbern. Erfahrungsgemäß endet das anders: Aus dem einen kleinen Stück wird erst eine Rippe, dann die halbe Tafel, und am Ende muss alles weg (»Soll ja nicht noch mal vorkommen«). So ein Ausrutscher wäre noch nicht das Schlimmste. Viel verhängnisvoller ist das, was er auslöst: Die Jetzt-ist-es-auch-egal-Haltung. Einmal gepatzt, und alle guten Vorsätze sind dahin. »Diät schaffe ich doch nicht. Ich gebe auf«, heißt es dann. Und aus Frust gibt's gleich eine doppelte Ration.

Gegenmaßnahme: Lassen Sie sich von kleinen oder auch größeren Fehltritten nicht zurückwerfen. Wenn es passiert, ist das nicht schlimm. Sie können es zum Beispiel einfach ausgleichen (siehe auch Seite 61) und dann vergessen. Wichtig ist vor allem: Machen Sie danach weiter. Geben Sie nicht auf. Auch schlanke Menschen verputzen Süßigkeiten. Sie essen danach aber ganz normal weiter – und nicht aus Frust extra viel.

Süßstoff und Lightprodukte
Verführerisch: Diese Produkte wurden erfunden, um Süßes kalorienärmer zu machen. Genützt hat es nichts. Die Deutschen sind nicht schlanker geworden, als Süßstoffe und Lightprodukte in die Supermarktregale kamen. Auch hier hat das Bewusstsein uns möglicherweise einen Streich gespielt. Beseelt von dem Wunsch, Zucker zu vermeiden, greifen wir einfach zum kalorienfreien Ersatz. Hat ja keine Folgen fürs Kalorienkonto. Super, da macht es ja gar nichts, wenn es ein bisschen mehr wird. Je mehr Lightprodukte serviert werden, desto höher ist der Spareffekt, so die Logik. Und es schmeckt auch noch! Also ran an die süßen Törtchen, Puddingtöpfe und die Diabetikerpralinen. Süßstoffe sind ein prima Alibi fürs

Mehr-Essen. Wer den Verstand deshalb ausschaltet, vergisst, dass auch Ersatzgesüßtes Kalorien hat, zumal diesen Produkten oft Verdickungsmittel zugesetzt werden, nämlich: Kohlenhydrate!

Gegenmaßnahme: Überlegen Sie bei Lightprodukten genauso wie bei Gezuckertem, ob es wirklich ein bisschen mehr sein soll. Wenn Sie das verinnerlicht haben, ist gegen gelegentliches Süßen mit Süßstoff nichts einzuwenden. Denn dann spart man damit tatsächlich Kalorien. »Aber Süßstoffe sollen doch so ungesund sein«, wenden Sie jetzt vielleicht ein. Das stimmt auch, aber erst ab 250 Tabletten täglich, wie die Europäische Behörde für Lebensmittelsicherheit festgestellt hat. Also gilt einmal mehr: Ruhe bewahren und versuchen, langsam von der Sucht nach Süßen loszukommen, statt den Teufel mit dem Beelzebub auszutreiben.

Hunger oder Appetit?
Verwechslungsgefahr: Babys machen es noch richtig. Sie trinken, wenn sie Hunger haben, und versperren sofort das Mündchen, wenn es reicht. Weiter machen nur aus Lust? Da können Eltern, die es allzu gut meinen, sich bemühen, wie sie wollen. Wenn das Kleine genug hat, ist nichts mehr zu machen. Erwachsene würden viel dafür geben, wenn sie sich in diesen Zustand zurückversetzen könnten. Doch leider klappt das nicht von alleine. Wer tatsächlich nur das in die Futterluke schiebt, was zum Überleben wichtig ist, der dürfte Gewichtsprobleme nicht mal kennen. Die Schwierigkeiten mit dem ewigen Zuviel entstehen erst, wenn sich Appetit zum Hunger gesellt, und wir nicht mehr zwischen diesen beiden Empfindungen unterscheiden können. Vor allem durch strenge Diäten (Wiederholungstäter kennen das nur zu gut) geht das natürliche Hungergefühl verloren.

Gegenmaßnahme: Horchen Sie in sich hinein, wenn es Sie wie von unsichtbarer Hand zum Kühlschrank zieht. Habe ich wirklich Hunger, oder ist es nur Appetit? Achten Sie auf die Anzeichen: Hunger zeigt sich durch Magenknurren, Konzentrations- und Kreislaufprobleme oder – zumindest bei Leuten, die regelmäßig feste Mahlzeiten und nichts zwischendurch essen – daran, dass die letzte Nahrungsaufnahme vier bis fünf Stunden her ist. Beim Appetit spielt die Lust eine Rolle – und keinesfalls die Not. Fragen Sie sich genau: Was will ich jetzt erreichen, indem ich etwas esse? Meistens stecken Gefühle dahinter: Langeweile, Sehnsucht nach Belohnung, Stress oder Frust. Überlegen Sie: »Was hilft sonst noch gegen Langeweile?«, »Womit könnte ich mich kalorienfrei belohnen?«, »Wie baue ich Stress ab?«, »Wie kann ich Frust bewältigen?« Wenn Sie nicht sicher sind, ob Sie Hunger oder nur Appetit haben, überlegen Sie: »Könnte ich mit dem Essen noch warten?«, »Würde mir auch ein Apfel helfen oder muss es der Schoko-Karamell-Riegel sein?« Entscheiden Sie dann bewusst, ob Sie etwas essen oder nicht.

Verlorene Zeit am Herd? Von wegen!

Hand aufs Herz: Wann haben Sie zum letzten Mal richtig gekocht? Gestern, am letzten Wochenende oder vor zwei Monaten? Fakt ist, dass immer weniger Menschen selber kochen. Kein Wunder: Es ist ja auch viel einfacher, sich außer Haus zu versorgen, wenn man den Zeitaufwand in Relation zu der Zeit setzt, die man braucht, um satt zu werden. Viele empfinden Kochen als verlorene Zeit. Der Alltag ist ohnehin eng getaktet. Warum sollte man da seine Zeit mit etwas verschwenden, das man auch schnell mal eben kaufen kann? Man isst, was schmeckt, satt macht und möglichst schnell verfügbar ist. Der Trend zum Außer-Haus-Verzehr hält an. Angebote gibt es mehr als genug, was aber nur selten zum Salat- oder Gemüseessen führt. Gegessen wird vor allem, was reich an Fett, Zucker und Salz, aber arm an Ballaststoffen ist. Das macht nicht sofort krank und erscheint deshalb in Ordnung. Hinzu kommt, dass viele – vor allem Jüngere – gar nicht mehr kochen können.

Gegenmaßnahme: Holen Sie die Kochkultur ins Haus zurück. Verbannen Sie Tiefkühlpizza, Fertiggerichte und Dosensuppen auf die Reservebank. Sie kommen nur zum Einsatz, wenn nichts Frisches da ist. Fangen Sie mit leichten Rezepten (zum Beispiel aus diesem Buch) an. Legen Sie sich ein Lager mit unverarbeiteten Grundnahrungsmitteln an, mit denen Sie immer etwas zubereiten können. Denn wer selbst kocht, verändert sein Verhältnis zum Essen. Man steht nicht nur am Herd, sondern muss sich um sein Essen kümmern, es planen vom Einkaufen bis zum Servieren. Das verändert die Wahrnehmung und die Wertschätzung.

Tipp: Wenn Ihnen die Umstellung schwerfällt, steigen Sie schrittweise ein. Zur Tiefkühlpizza gibt's einen frischen Salat. Die Dosensuppe wird mit püriertem Gemüse der Saison verlängert. Dann geht's schneller, und Sie haben trotzdem das gute Gefühl, Ihr Essen selbst gemacht zu haben. Im Laufe der Zeit wird der Dosen- oder Fertigkostanteil dann geringer.

Keine Ablenkung

Facebook, Fernsehen: Möglichst viel gleichzeitig erledigen, um Zeit zu sparen? Mal eben mit der rechten Hand Facebook checken und mit der linken Hand eine Gabel voll Bratkartoffeln in den Mund schieben? Sich durch Dauerfernsehen ablenken und nebenbei Suppe löffeln? Die Freude über solche vermeintlichen Multitasking-Leistungen bleibt einem schnell im Halse stecken. Abgelenkt essen macht nämlich dick. Wer sich ständig mit anderen Dingen als mit dem Essen beschäftigt, verdrückt automatisch größere Portionen, verzögert das Sättigungsgefühl und futtert munter weiter, auch wenn es zum Sattwerden gar nicht mehr nötig ist.

Gegenmaßnahme: Essen Sie möglichst ohne Ablenkung (oder anfangs mit so wenig wie möglich) und achten Sie stattdessen bewusst auf die Sättigungsgrenze, die sich normalerweise nach etwa 20 Minuten meldet. Inszenieren Sie Ihre Mahlzeiten dafür wie kleine Events. Decken Sie sich den Tisch, benutzen Sie schönes Geschirr und Deko, die den feierlichen Rahmen unterstreicht.

Tipp: Unterstützen Sie das Essen ohne Ablenkung, indem Sie sich selbst verpflichten, nur im Sitzen am Esstisch (nicht am Schreibtisch oder auf dem Sofa) eine Mahlzeit einzunehmen.

Tipp: Denken Sie an frühere Mahlzeiten. Wissenschaftler aus Liverpool fanden heraus, dass das das Sättigungsgefühl verstärkt und maßvolles Genießen leichter macht. Sie kommen automatisch mit weniger aus.

Mal was Neues probieren

Sind Sie sicher: Fleisch wird gebraten und Gemüse gekocht? Stimmt gar nicht. Gemüse passt nämlich auch prima in die Pfanne und schmeckt danach besonders lecker. Wenn die Pfanne groß genug ist, lassen sich verschiedene Gemüsearten mit unterschiedlichen Garzeiten gemeinsam anbraten (nach und nach – dem Garpunkt entsprechend – dazugeben).

Vitamine und Nährstoffe bleiben im Wok am besten erhalten. Heiß, aber kurz gebraten bleibt das Gemüse knackig und gesund. Schnell und schonend gart Gemüse im Schnellkochtopf, wenn Sie es in Stücke schneiden. Die Stücke sollten gleich groß und nicht so klein sein, dass sie zermatschen. Kochen Sie mit möglichst wenig Wasser und benutzen Sie das Kochwasser danach noch als Brühe (wäre doch schade um die wertvollen Nährstoffe).

Tipp: Es ist ungewöhnlich, aber praktisch: Auch Obst kann man kochen oder backen. Zum Beispiel sind Äpfel nicht nur gute Snacks. Sie passen auch gedünstet zu Nudeln, gebraten zu Kasseler oder mit Möhren, Kohlrabi, Knödeln, Schmand und Gemüsebrühe in die Pfanne. Und Walnüsse können als Topping auch Herzhaftes bereichern.

Ein Geschmackstraining

Sie möchten achtsamer essen und empfindsamer für geschmackliche Feinheiten werden? Das lässt sich ganz unauffällig und immer mal wieder zwischendurch trainieren.

So geht's: Nehmen Sie sich einen Apfel oder eine Möhre (oder etwas anderes) vor. Beißen Sie ein Stück davon ab und lassen Sie es ganz langsam im Mund zergehen. Spüren Sie dem Geschmack nach. Ergründen Sie ihn, indem Sie ihn in Gedanken beschreiben:

• »Wonach schmeckt's?«

• »Wie könnte ich das in Worte fassen?«

• »Verändert sich der Geschmack beim Kauen oder Zergehenlassen?«

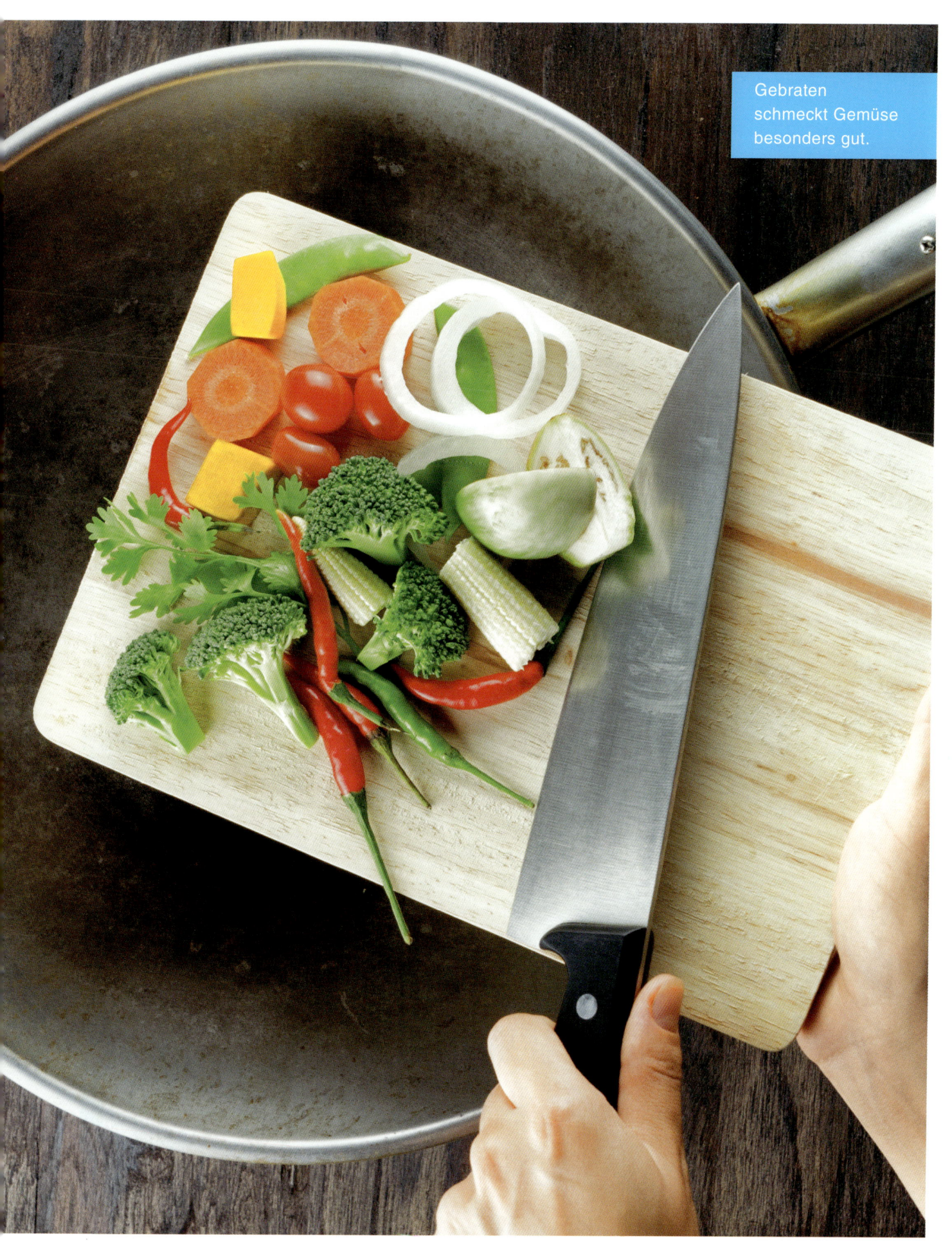

Bewegung muss sein

Klar, Sie wissen es längst: Schlanker werden, gesünder leben, sich besser fühlen und rundum fitter durchs Leben gehen – das klappt nicht ohne Bewegung. Bevor Sie jetzt ängstlich dieses Buch zuklappen, möchte ich ein paar Ermutigungen loswerden. Vielleicht erinnern Sie sich mit Schrecken an Ihren letzten 100-Meter-Lauf in der Schulzeit? Der Sportlehrer hat Sie zur Teilnahme an den Bundesjugendspielen auf die Laufbahn gezwungen, und danach sind Sie nie wieder angetreten? Oder der Gedanke an die hohen Beiträge im Fitnessstudio tut immer noch weh, die Sie jahrelang gezahlt haben, um sich selbst zu motivieren. Leider kam immer etwas dazwischen, der Start musste immer wieder verschoben werden, bis Sie seufzend die Kündigung zum übernächsten Jahresende hingeschickt haben. »Ich kann ja später noch mal anfangen. Wenn ich mehr Zeit habe.«

Ja, das können Sie natürlich. Aber glauben Sie mir: Von alleine wird sich in Sachen Zeithaben nie etwas tun. Warten Sie also nicht noch länger darauf. Legen Sie an Ihrem ersten perfekten Tag los. Nicht gleich mit zehn »Burpees« nacheinander, sondern vielleicht nur mit einem netten Spaziergang, bei dem Sie etwas mehr Gas geben als beim Schaufensterbummel. Denn das Wichtigste ist erst einmal, dass Sie überhaupt etwas tun.

Sport macht sich gut, aber wir tun trotzdem nichts

Das ist keineswegs selbstverständlich. Oder nur theoretisch. Denn eigentlich weiß es jeder: Bewegung ist gesund, macht stark, schön und fit, beugt vor gegen Krankheiten und Übergewicht. An Anregungen mangelt es nicht. Digitale Mess- und Überwachungsgeräte sollen das Ganze schöner machen. Öffentliche Sportveranstaltungen wie Marathonläufe finden immer häufiger statt. Fitnessstudios sprießen regelrecht aus dem Boden. In Trainingsklamotten muss man sich nicht mehr verstecken. Sport als Lifestyle macht sich gut. Doch das täuscht. Die Praxis sieht anders aus.

Nur die Hälfte der Deutschen treibt tatsächlich Sport. 50 Prozent der Bevölkerung bringt sich zumindest moderat zwei bis drei Stunden in der Woche außer Atem. Ein bisschen Bewegung in den Alltag einzubauen, fällt offenbar nicht viel leichter. Zwei Drittel gaben im Rahmen einer Studie an, dass sie ihre Tage überwiegend sitzend verbringen und sich weniger als eine Stunde täglich bewegen. 42 Prozent sind vom Alltag so geschafft, dass sie in ihrer Freizeit nur noch auf dem Sofa hängen können. Das trifft vor allem die Jüngeren zwischen 18 und 39 Jahren. Von denen kommt mehr als die Hälfte nach Feierabend nicht mehr aus dem Chillmodus.

Erklärungen gesucht

Und was sind die Gründe dafür? Der überwiegende Teil der Ausreden dreht sich um drei Punkte: »Ich bin zu dick oder zu krank für Sport«, »Ich habe keine Zeit«, »Ich kann meinen inneren Schweinehund nicht überwinden«.

Nun ja. Die Sache mit der Zeit ist eine Frage der Prioritäten. Die letzte Ausrede ist zumindest ehrlich und entspricht der Natur des Menschen. Dem wollen wir hier begegnen.

Der Mensch ist nämlich nicht dafür gemacht, freiwillig Sport zu treiben. Im Alltag der Urmenschen waren Anstrengungen notwendiges Übel. Wer nicht jagen oder fliehen konnte, hätte nichts zu essen bekommen oder wäre selbst gefrühstückt worden. Da galt es, alle Energien für die Überlebenskämpfe aufzusparen und ansonsten ressourcenschonend faul zu sein. Alles andere war Luxus. Mit der Erfindung von Autos, Kühlschränken, Fernsehern, Supermärkten und vielen anderen zivilisatorischen Errungenschaften wurde der genetische Code überflüssig. Wir sind nicht ausgerichtet für ein Leben ohne Laufen und werden deshalb dick oder krank oder beides.

Geringer Zeitaufwand – große Wirkung

Mit dem »Schlank-an-einem-Tag«-Programm können Sie mit wenig Zeitaufwand gegensteuern. Dazu gehören verschiedene Maßnahmen:

Mehr Bewegung im Alltag

Bringen Sie mehr Schwung in den Alltag. Zu Fuß gehen, Einkäufe nach Hause tragen, mal wieder das Rad benutzen, den Fahrstuhl unberührt lassen und die Treppe nehmen, draußen im Grünen statt auf dem Sofa entspannen, Hausputz und Gartenarbeit sportlich angehen, mit Kindern Fangen spielen oder Nachbars Hund ausführen – die Möglichkeiten sind vielfältig. Sobald Sie anfangen, darauf zu achten, werden Sie immer wieder neue Ideen zum Muskelnbetätigen und Pulsbeschleunigen haben. Wie oft? Hier ist die Antwort eindeutig: So oft wie möglich. Jede noch so kleine Anstrengung zählt.

Tipp: Legen Sie sich einen Schrittzähler zu und versuchen Sie, die Anzahl Ihrer Schritte von Tag zu Tag zu steigern. Zur Orientierung: 3000 sind für den Anfang ganz gut, 7000 ein realistisches Ziel, 10 000 sehr gut.

Ausdauertraining zur Erholung

Suchen Sie sich eine Ausdauersportart, die Ihnen Spaß macht. Denn nur dann werden Sie langfristig dranbleiben. Was kommt infrage? Eigentlich alles, was sich relativ unkompliziert durchführen lässt. Sie können mit Walken oder Joggen anfangen. Oder mal wieder ins Schwimmbad gehen. Auch Radfahren kann man sportlich betreiben. Das Mini-Trampolin im Wohnzimmer, der Tanzkurs mit dem Partner, Yoga in der Gruppe oder Bauch-Beine-Po als Mix aus Kardio- und Fitnesstraining – machen Sie Probestunden in einem Sportverein oder im Studio. Sie können natürlich auch zu Hause im Wohnzimmer das Herz-Kreislauf-System stärken. Steigen Sie regelmäßig zur Tagesschau auf den Hometrainer. Machen Sie Kniebeugen, wenn Werbung läuft. Tanzen Sie zu Ihrer Lieblingsmusik. Legen Sie zusätzlich zum Muskeltraining eine mindestens 15-minütige Ausdauereinheit ein. Das langfristige Ziel sind zwei bis drei Einsätze pro Woche.

Muskelaufbau für die Figur

Der wichtigste Punkt unseres Workouts ist Krafttraining in Form eines Intervalltrainings. Das klingt für viele Anfänger abschreckend. »Ich will doch kein Bodybuilder werden und keine Gewichte stemmen.« Das müssen Sie auch nicht. Die Vorstellung ist veraltet. Training an und mit schweren Geräten steht heute nicht mehr im Mittelpunkt. Das »Schlank-an-einem-Tag«-Workout setzt auf natürliche Bewegungsabläufe, die mit dem eigenen Körpergewicht, durch Wiederholungen und durch Tempo erschwert werden, um optimale Aufbau-Effekte zu erzielen. Sie werden fitter, straffer und trainierter – ganz ohne Geräte. Je mehr Sie sich anstrengen, desto schneller geht's.

Die Übungen aus diesem Buch können Sie zu Hause machen. Ohne aufwendiges Equipment, nur mit dem eigenen Körper. Da sie dort aber ohne Trainer arbeiten, besteht – anders als im

Fitnessstudio – die Gefahr, dass Sie sich falsche Abläufe angewöhnen. Achten Sie deshalb genau auf die richtige Ausführung. Wie das »Schlank-an-einem-Tag«-Training im Einzelnen aufgebaut ist, erfahren Sie ab Seite 147.

Muskeln machen schlank – sogar im Schlaf

Wichtig für die Motivation: Kraftsport ist nicht nur gesund, sondern auch ein prima Abnehmhelfer. Dass Sie fleißig Kalorien verbrauchen, wenn Sie trainieren, dürfte bekannt sein. Beim Muskeltraining passiert aber noch mehr. Denn während der Kalorienverbrauch beim Walken sofort heruntergeht, wenn Sie das heimische Sofa erreicht haben, arbeiten die Muckis von ganz alleine weiter. Sie verbrauchen sogar dann noch Energie, wenn Sie im Bett liegen und schlafen. Dabei gilt: Je mehr Masse, desto höher der Verbrauch. Muskelgewe-be ist stoffwechselaktiver als Fettgewebe – und zwar bis zu viermal. Es stimmt also, dass man sich schlank schlafen kann.

Das lässt sich sogar noch steigern. Lassen Sie das Schlafzimmer kalt, und der Körper kurbelt seinen Energieverbrauch noch mal an. Er ist ja darauf angelegt, seinen Menschen warm zu halten. Wenn Sie das hingegen Ihrer Zentralheizung überlassen, bleibt er untätig. Ist ja auch gar nicht nötig. Dieser Tipp ist natürlich mit Vorsicht zu genießen. Wenn Sie jetzt denken »Super, dann lass ich im Winter einfach Frost rein und werde schlank, ohne etwas dafür zu tun«, werden Sie vor lauter Zittern gar nicht erst einschlafen. Also bleiben Sie im Wohlfühlbereich: 16 °C bis 18 °C sind optimal.

Wer die eigene Muskulatur gut pflegt, schafft sich damit so etwas wie eine körpereigene Apotheke, die wohltuende, hormonähnliche Stoffe in den ganzen Körper schickt.

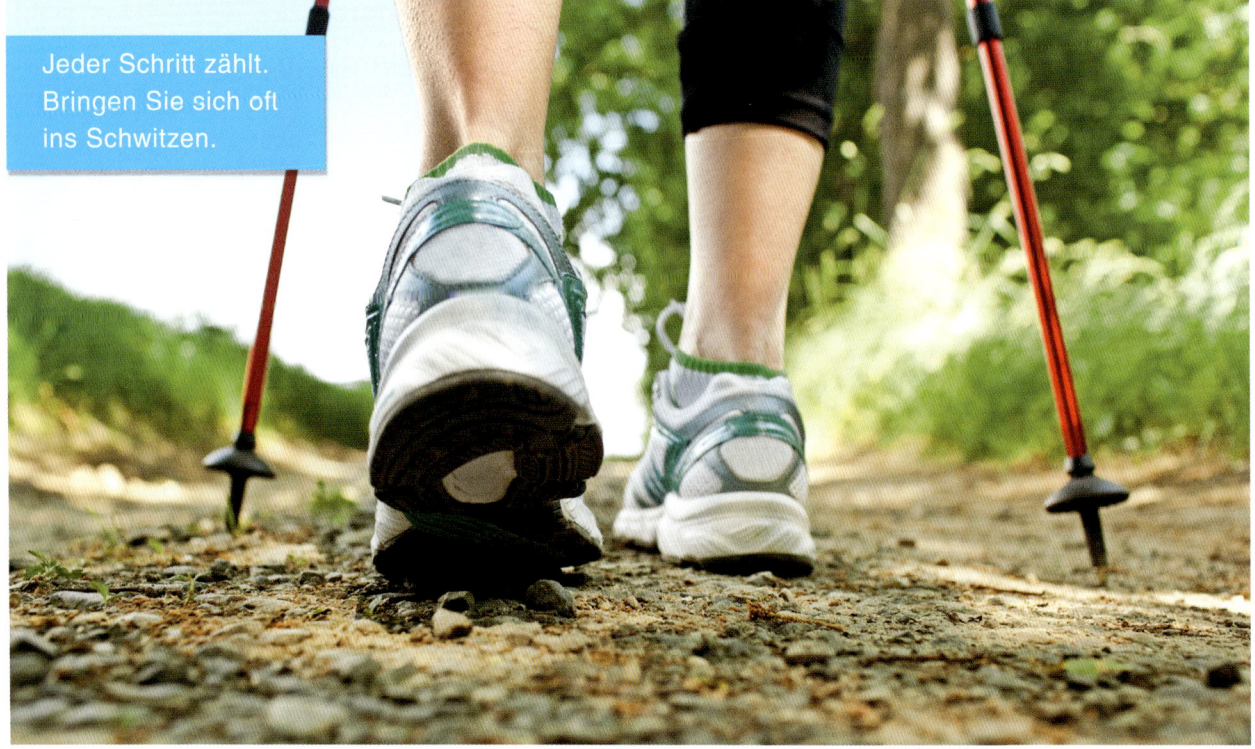

Jeder Schritt zählt. Bringen Sie sich oft ins Schwitzen.

Gute Gründe für mehr Muskelaufbau

- Gut für die Schönheit: Muckis straffen die Haut, weil die Kontraktionen die Produktion von Kollagen anregen.

- Sehnen, Bänder und Knochen werden gut geschützt, wenn sie von Muskeln umhüllt sind. Das beugt vor gegen Verletzungen, Beschwerden und Osteoporose.

- Bei Muskelkontraktionen werden Botenstoffe ausgesendet, die entzündungshemmend wirken.

- Auch Hirn und Nerven profitieren: Aktive Muckis schütten ein Eiweiß aus, das das Nervenwachstum im Gehirn fördert, was wiederum vor Alzheimer schützt. Dreimal in der Woche eine viertel Stunde Training soll das Alzheimerrisiko um 30 bis 40 Prozent senken.

- Moderates Muskeltraining lässt neue Blutgefäße entstehen und weitet ältere, sodass Bluthochdruckpatienten davon profitieren und ihren Blutdruck langfristig senken können.

- Experten schätzen, dass etwa die Hälfte aller Typ-2-Diabetiker beschwerdefrei sein könnten, wenn sie ihre Ernährung umstellen, überflüssige Pfunde verlieren und Muskeln aufbauen.

- Muskeln sind eine effektive Vorbeugemaßnahme gegen den gefürchteten Jo-Jo-Effekt. Denn wer Diät hält, verliert nicht nur Fett, sondern auch Muskeln, wenn er sie nicht trainiert. Sind die Muskeln dann weggehungert, braucht der Körper weniger Energie. Die Diät ist beendet, und das Gewicht springt regelrecht nach oben.

- Verlassen Sie sich nicht zu sehr auf die Waage. Wenn Sie Fett verlieren und Muskeln aufbauen, kann es sein, dass sich am Anfang kaum Erfolge in Form von weniger Kilos auf der Waage zeigen. Es ist nicht wichtig, dass Sie möglichst schnell zehn Kilo verlieren, sondern dass Fett in Muskeln verwandelt wird.

- Muskeln sind sehr nett zu Anfängern. Sie belohnen gleich die ersten Bemühungen mit schnellen Erfolgen, verbessern die Fähigkeit zur Kraftentwicklung und Leistungssteigerung. Einmal aufgeweckt, arbeiten einzelne Muskeln besser zusammen und reagieren schneller. Langfristige Erfolge erfordern mehr Geduld.

- Ohne neue Anreize treten Sie auf der Stelle. Muskeln brauchen Herausforderungen. Deshalb müssen Sie einzelne Übungen immer wiederholen, bis es richtig anstrengend wird. Sobald der Körper sich an ein bestimmtes Niveau gewöhnt hat, treten Sie auf der Stelle und müssen die Messlatte höher legen, damit es weitergeht.

- Gegen innere Widerstände zu kämpfen und zu gewinnen, das macht zufrieden. Genießen Sie den Stolz auf sich selbst.

Motivation – Kopfkino aktivieren

Ohne Motivation ein Ziel erreichen? Das klappt nicht. Um sich aufzuraffen, brauchen Sie Kraft und viele gute Vorsätze. Die haben Sie sicher auch: »Ich möchte fitter werden, schlanker sein, besser aussehen und mich wohler fühlen.« Sie wissen sehr wohl, was Sie dafür tun müssen – zumindest weiß Ihr schlauer Kopf das. Ob der Bauch dann auch mitspielt, hängt davon ab, wie Ihr Verstand Ihre Gefühle beeinflussen kann. Denn wenn Sie die beiden allein lassen, wird der Bauch sich durchsetzen. Er entscheidet – natürlich unbewusst – was wir tun. Emotionen sind nun einmal stärker als der Verstand. Also müssen wir den Bauch so hegen und pflegen, dass er sich wohlfühlt und genau das macht, was sein Mensch sich in den Kopf gesetzt hat. Das ist beim Abnehmen leider nicht so einfach, wie es auf den ersten Blick erscheint. Denn wenn der Bauch etwas zu essen verlangt, weil er hungrig ist, Appetit oder Langeweile verspürt oder einfach Lust auf einen Emotionskick hat, will er es sofort. Bevor wir dann nachgeben, müssen Bilder her, die emotional stärker ansprechen als die Lust auf Süßes oder Fettiges.

Kopfkino

Schalten Sie nicht nur in schwachen Momenten, sondern in Zeiten der Ernährungsumstellung und auch sonst so oft wie möglich Ihr Kopfkino an. Lassen Sie Ihre Träume wie auf einer Leinwand Wirklichkeit werden. Malen Sie sich aus, wie Sie leichtfüßig durch die Landschaft laufen. Wie das heißgeliebte Sommerkleid oder die alte Jeans wieder passen. Stellen Sie sich die Resultate Ihrer Bemühungen bildlich vor. Diese Bilder müssen stärker sein als die der süßen Verführer. Dann können Sie den Motivationskampf gewinnen. Achtung:

Es gibt ein paar wenige Menschen, bei denen haben abschreckende Bilder (»So dick will ich nie werden«) eine heilsame Wirkung. Motivation, die auf Angst oder negative Gefühle aufbaut, wirkt nur sehr kurzfristig. Wer langfristig durchhalten will, braucht positive Emotionen, die innerlich stärken.

Selbstbeschimpfungen helfen nicht weiter

Es ist erschreckend, wie schlecht viele Leute, die mit ihrer Figur unzufrieden sind, über sich selbst reden. Sie meinen, dass sie sich mit Selbstbeschimpfungen für übermäßiges Essen bestrafen müssen. Die Folge solcher Erziehungsmaßnahmen soll dann mehr Selbstdisziplin sein. Das klappt aber nicht. Falls Sie das von sich selbst kennen, bremsen Sie sich sofort, wenn Sie sich das nächste Mal dabei erwischen. Je mehr Sie mit Verboten, Selbstbestrafungen und strikten Regeln arbeiten, desto mehr Raum nimmt das Thema in Ihrem Leben ein.

Ein Beispiel gefällig? »Jetzt bloß nicht an Schokolade denken!« Bei diesem Kommando werden Sie an kaum etwas anderes denken können als an Schokolade. Da steuert das Gehirn das Verhalten automatisch. Die Konzentration auf eine Nicht-Strategie wirkt immer negativ. Geben Sie Ihrem Gehirn lieber die Chance, sich auf etwas Positives zu freuen. Überlegen Sie sich zum Beispiel, was Sie an einem perfekten Tag besonders gerne essen. Konditionieren Sie sich auf das Bild eines leckeren Gemüsetellers mit einem Schnitzel, das das Schokobild in den Hintergrund rückt. Mit der Zeit gewöhnt sich das Gehirn – das sehr lernfähig ist! – an diese neue Einstellung und reagiert mit Vorfreude.

Großes Ziel in kleine Teile zerlegen

Außerdem psychologisch wichtig: Setzen Sie sich realistische Ziele. Zerlegen Sie dafür Ihr großes Ziel in möglichst viele kleine Teile. Nehmen Sie sich also – vor allem am Anfang – nicht vor »Diese Woche will ich vier perfekte Tage schaffen«, sondern arbeiten Sie sich schrittweise vor. »Heute will ich Esspausen einhalten – Wasser statt Saft trinken – abends nicht mehr naschen.« Jede erledigte Aufgabe gibt ein befriedigendes Gefühl und beflügelt zur nächsten. Am Ende dieses Buches (siehe Seite 168) finden Sie eine Checkliste, die Sie als Motivationshilfe nutzen können. Suchen Sie sich einzelne Punkte aus, die Sie auch an Ihren unperfekten Tagen machen möchten, weil sie Ihnen gefallen haben oder wider Erwarten besonders leicht umsetzbar waren.

Gegen die Verschieberitis: Starten Sie schnell

Ein starker Feind der Motivation ist übrigens die weit verbreitete Prokrastination, so der Fachausdruck fürs ewige Aufschieben. Die Verschieberitis nervt vor allem bei Projekten, die noch viel Zeit haben. Warum heute anfangen, wenn morgen auch noch ein guter Tag dafür ist? Warum jetzt Dinge erledigen, die ich auch in zwei Jahren noch angehen kann? In der Tat ist das eine Frage, die sich nicht so leicht beantworten lässt. Dahinter steckt unter anderem unsere Neigung, Tätigkeiten zu vermeiden oder – wenn sie sich denn gar nicht vermeiden lassen – zu verschieben, die negative Gefühle oder Versagensängste hervorrufen. »Hilfe, ich werde Hunger leiden müssen – Ich werde das nicht schaffen – Ich werde mich deshalb schlecht fühlen.« Aber deshalb gar nicht erst starten? Geht auch nicht. Sie wollen ja etwas tun. Also müssen Sie Ihren guten Vorsätzen den Schrecken nehmen. Ein unverbindlicher perfekter Tag (oder vielleicht nur eine unverbindliche perfekte Tat?) erfordert keine Höchstleistungen. Verstehen Sie Ihren Einstieg erst einmal nur als Test. Gesund leben auf Probe. Jederzeit abbrechbar. Wenn Sie sich bewusst machen, dass die Hürde sehr niedrig ist, können Sie der Verschieberitis ein Schnippchen schlagen und gleich morgen, übermorgen oder spätestens am Wochenende loslegen.

Erfolgsbeschleuniger:
Machen Sie Ihre Leistung sichtbar

Sind Sie ein Listenfreund? Dann legen Sie sich als Erfolgsbeschleuniger ein individuelles System an, auf dem Sie jede gute Tat abhaken können. Gleichgültig, ob es ein Papier mit Kästen oder eine Liste mit Blümchen und Smileys ist – wer seine Erfolge sichtbar macht, kann sich öfter daran erfreuen.

Wenn Sie ein Mensch sind, der sich gerne an Vereinbarungen hält, sich mit Verträgen auf der sicheren Seite fühlt – dann ist auch ein Vertrag mit sich selbst sinnvoll. Aber seien Sie nicht zu streng mit sich. Sonst sind Vertragsbrüche vorprogrammiert. Vergessen Sie also nicht das Kleingedruckte (Ausnahmen sind erlaubt, Verbote verboten, nicht jeder Tag muss perfekt sein).

Der innere Schweinehund
lässt sich tatsächlich erziehen

Viele Leute, die gute Vorsätze haben und sich mehr bewegen wollen, schaffen es, die Verantwortung dafür jemand anderem zuzuschieben. Schuld ist dann ein Wesen, das sich nicht wehren kann: der innere Schweinehund. »Bei mir ist der so riesig, da kann ich gar nichts gegen tun«, lautet die Ausrede.

Was verbirgt sich hinter diesem merkwürdigen Wesen, das wir alle allzu gut kennen? Das uns quält und unserem Erfolg im Weg steht? Evolutionär gesehen, ist der riesengroße Hund durchaus sinnvoll. Denn er meint es tatsächlich gut mit seinen Herrchen und Frauchen. Er beschützt sie, weil er sie vor Unannehmlichkeiten bewahren will.

Warum hinausgehen in die gefährliche Welt, wenn es drinnen gemütlich und sicher ist? Warum verändern, wenn es doch eigentlich bisher gut gelaufen ist? Dieser Hund ist mit seinen Argumenten sehr stark. Denn die beruhen auf Erfahrung. Er will immer die leichteste, schnellste, angenehmste Lösung, die möglichst kein Risiko birgt. Also alles, was sich im bisherigen Leben als gut erwiesen hat. Der Schweinehund bleibt aber nur stark, wenn er entsprechend gefüttert wird. Also durchschauen Sie ihn. Hören Sie auf, ihn zu füttern, indem Sie ihm Recht geben. Fangen Sie an, ihn stattdessen zu erziehen. Denn er ist sehr lernfähig, wenn er erst einmal kapiert hat, was wirklich gut für Sie ist.

Haben Sie ihm ein paarmal gezeigt, dass es Ihnen besser geht, wenn Sie ihm Paroli bieten, wird er bald umschwenken und sich nicht mehr querstellen. Dann ist der erste Schritt gewonnen.

Er muss verstehen, dass eine Tüte Sahnebonbons auf dem Sofa eine größere Gefahr für seinen Menschen ist als eine Runde Sport. Dass es besser ist, einen Spaziergang zu machen, als zum dritten Bier zu greifen. Also beweisen Sie es ihm. Hören Sie auf, Ihren Schweinehund zu beschimpfen. Denken Sie daran: Er will nur Ihr Bestes. Und was das ist, das müssen Sie ihm beibringen. Dann wird er zum liebenswerten kleinen Begleiter, der vielleicht mal kläfft, um daran zu erinnern, dass er noch da ist, aber nicht mehr im Weg steht.

Aufraffen und sich auf die Dusche danach freuen

Beim Thema Bewegung ist Motivation zu einem anderen Zeitpunkt gefragt als beim Essen. Das Aufraffen zum Sport erfordert Willensstärke vor allem dann, wenn es losgehen soll. Sicher haben Sie die Erfahrung schon gemacht, dass es gar nicht mehr so schlimm ist, wenn man erst einmal im Sportzeug steckt und die ersten Bewegungen gemacht hat. Hier hilft die gedankliche Vorwegnahme der positiven Effekte ebenfalls. Denken Sie nicht ans Schwitzen und Schnaufen, wenn die Zeit zum Loslegen gekommen ist. Springen Sie eine Stufe weiter. Malen Sie sich aus, wie Sie danach unter der Dusche stehen, zufrieden (!) auf dem Sofa liegen (unzufrieden liegt man da ja oft genug). Wie gut das nächste gesunde Essen schmecken wird. Für manche Menschen sind die frühen Morgenstunden die beste Zeit, um sich zu bewegen. Darüber freut man sich dann den ganzen Tag.

Die Frage »Soll ich heute überhaupt etwas tun?« blenden Sie am besten gleich aus. Klar, tun Sie was. Nehmen Sie den Termin genauso ernst wie andere wichtige private oder geschäftliche Verabredungen. Die können Sie ja auch nicht mit der Begründung Aufraffungsschwäche, Motivationstief oder akute Lustlosigkeit streichen.

Tipp: Für einen Großteil aller Sportler ist Musikhören während des Trainings selbstverständlich. Die Kraft von Beats und Melodien ist enorm: Beschallung kann ablenken (»Ich merke dann gar nicht, dass ich mich anstrenge«), zu mehr Leistung treiben (im Durchschnitt spornt ein Song zu 15 Prozent mehr Leistung an), entspannen und motivieren. Die Art des Sounds ist natürlich Geschmacksache. Erlaubt ist, was gefällt. Also machen Sie sich auf die Suche nach Rhythmen, die Sie tragen.

Tipp: Gehen Sie behutsam mit dem Thema Waage um. Sie kann ein echter Motivationskiller sein. Für viele ist sie ein Schreckensgerät, das nichts anderes bewirkt als schlechte Laune zu verbreiten. Denn das, was für Sie ein Erfolg ist, schlägt sich leider nicht sofort in weniger Kilos nieder. Wenn sich Fett in Muskeln verwandelt, sind Sie zwar schlanker, aber nicht unbedingt leichter. Also nehmen Sie Ihr Gewicht nicht als Maßstab aller Dinge. Oder wiegen Sie sich nur selten – zum Beispiel einmal im Monat.

Schadenlöscher

Eine kleine Abweichung vom Plan, und die Motivation ist im Keller? Bloß nicht. Lassen Sie sich von Fehltritten nicht aus dem Konzept bringen. Sie werden dranbleiben, wenn Sie den Schaden löschen, indem Sie trotzdem weitermachen, und die Laune wird wieder steigen, wenn Sie den Ausrutscher wiedergutmachen. Diese Maßnahmen helfen:

• Die Sahnetorte schmeckte so fantastisch, dass es nicht beim geplanten einen Stück blieb? Schaffen Sie Ausgleich: Am Abend gibt's nur ein Süppchen, einen Salat oder einen Apfel.

• Das Training musste leider, leider zweimal hintereinander ausfallen. Nicht schlimm. Machen Sie an solchen Tagen 3000 Schritte extra. Das ersetzt zwar kein Krafttraining, ist aber gut für die Motivation. Denn Sie sind drangeblieben und dürfen stolz auf sich sein.

• Es ist Wochenende. Sie haben am Samstag lange geschlafen, das Frühstück war spät. Das üppige Mittagessen zog sich bis in den Nachmittag, und am Sonntag steht eine Einladung zum Brunch auf dem Programm? An solchen Tagen darf das Abendessen auch mal ganz ausfallen.

• Der perfekt geplante Tag läuft schon früh aus dem Ruder? Noch können Sie umschalten und stattdessen einen Heimwehtag einlegen. Dann bleiben Sie in der Spur. Aber Achtung: Diesen Joker bitte nicht zu oft einsetzen.

• Übermäßige Esssünden lassen sich auch mit einem Ausgleichstag aus der Welt schaffen – zum Beispiel mit einem Obst- oder Safttag. Das eignet sich natürlich nicht langfristig zum Abspecken, sondern wirklich nur zum Ausgleichen.

Sehen Sie bei all Ihren guten Vorsätzen nicht nur Ihre persönlichen Vorteile. Suchen Sie sich ruhig noch weitere Argumente, die Ihre Motivation verstärken. Hier ein paar Beispiele:

• Wenn ich weniger einkaufe, spare ich viel Geld, das ich anderweitig ausgeben kann – zum Beispiel für Belohnungen von mir für mich.

• Wenn ich keine Reste mehr produziere und kein Essen mehr wegwerfe, trage ich meinen Teil gegen den Verschwendungswahnsinn von Lebensmitteln bei.

• Wenn ich zu Fuß gehe oder mit dem Rad fahre, freut sich die Umwelt.

• Mit meiner wiederverwertbaren Stofftasche reduziere ich nicht nur die Lebensmittelmengen in meinem Haushalt, sondern helfe auch beim Vermeiden von Plastikmüll.

• Weniger Fleisch von glücklichen Tieren esse ich mit gutem Gewissen.

Tipp: Sie wissen nicht so recht, was Sie motiviert? Dann hilft vielleicht ein Tagebuch. Überlegen Sie, bei welchen Veränderungen es Ihnen besonders gut ging. Was hat Spaß gemacht? Was ist Ihnen leichtgefallen? Gehen Sie auch die Dinge in Gedanken durch, die Ihnen am Anfang besonders schwergefallen sind. Wie ging es Ihnen danach? Vielleicht sehr gut, weil Sie stolz auf sich waren und eine Portion Extramotivation spürten? Schreiben Sie auf, was genau dazu geführt hat, dass Sie weitergemacht haben. War es ein Kompliment von anderen? Ein zufriedener Blick in den Spiegel? Ein Gemeinschaftserlebnis? Wenn Sie wissen, was Sie motiviert, können Sie gezielt überlegen, was Sie tun müssen, um die Motivation zu finden.

Tipp: Für die Selbstanalyse trägt man heute kleine oder größere mobile Rechenzentren am Arm, die auf Wunsch alles messen und per App verraten, was man selbst über sich noch nicht so richtig weiß: Wie viele Stunden habe ich heute gesessen, gestanden, gelegen? Wie viel bin ich gegangen und gelaufen? Und wie viele Kalorien habe ich dabei verbraucht? So kommt gnadenlos an den Tag, was man sonst prima verdrängen kann. Die Erkenntnis (»Ups, ich sitze ja zehneinhalb Stunden am Tag«) ist, ausgedrückt in neutralen Zahlen, vielleicht ein Anstoß für Veränderungen. Wer die eigenen Verfehlungen dokumentiert (natürlich heimlich, muss ja keiner wissen), ist ein bisschen schlauer und motivierter. Denn er weiß zumindest, wo er anfangen muss.

Tipp: Wenn es um Veränderungen geht, können Sie sich freundliche Helferlein zulegen, die Einfluss auf Ihr Unterbewusstes haben. Das sind feste Rituale, die sich täglich wiederholen und Ihnen auf diese Weise Sicherheit geben. Rituale unterstützen, wenn man etwas Neues lernen möchte und sich auf ein Ziel konzentrieren will. Dafür müssen Sie nicht viel Zeit investieren. Wie wäre es, wenn Sie sich zum Beispiel am Morgen nach dem Frühstück fünf Minuten zurückziehen, entspannt hinsetzen, die Augen schließen und gedanklich Ihren perfekten Tag durchgehen? Wann will ich was erledigen? Mache ich die schwierigste Aufgabe zuerst, oder schiebe ich sie noch auf? Bei welcher Gelegenheit kann ich mich entspannen? Wie halte ich mir genug Zeit für Bewegung frei? Wie werde ich mich ernähren?

Oder Sie blicken einfach fünf Minuten lang aus dem Fenster, trinken einen Tee und genießen die Stille. Eventuell lesen Sie auch gerne etwas Inspirierendes. Das muss gar nicht lang sein. Wichtig ist nur, dass Sie sich bewusst aus dem Alltag ausklinken, um Kraft zu sammeln und die Seele aufzutanken. Solche Rituale geben Ihnen die Energie, die Sie brauchen, um durchzuhalten, wenn die Disziplin nachlässt.

Tipp: Unser Alltag besteht übrigens aus vielen Ritualen, die uns oft gar nicht mehr bewusst sind. Im Grunde sind alle Dinge Rituale, die wir immer wieder tun. Leider nicht immer positive. Denn zahlreiche Gewohnheiten, die uns gar nicht guttun, haben sich in vielen Jahren eingeschlichen, ohne dass wir sie jemals überprüft hätten. Der Belohnungskuchen nach einer schwierigen Aufgabe gehört ebenso dazu wie der Besuch an der Bratwurstbude, an der es immer so lecker riecht.

Denken Sie darüber nach, welche schlechten Gewohnheiten Sie gern loswerden würden. Versuchen Sie nicht, sich sofort alle gleichzeitig abzugewöhnen, sondern beginnen Sie erst einmal mit der, die Sie am dringendsten ändern wollen. Erst wenn Sie diese eine Veränderung geschafft haben, fangen Sie mit der nächsten an.

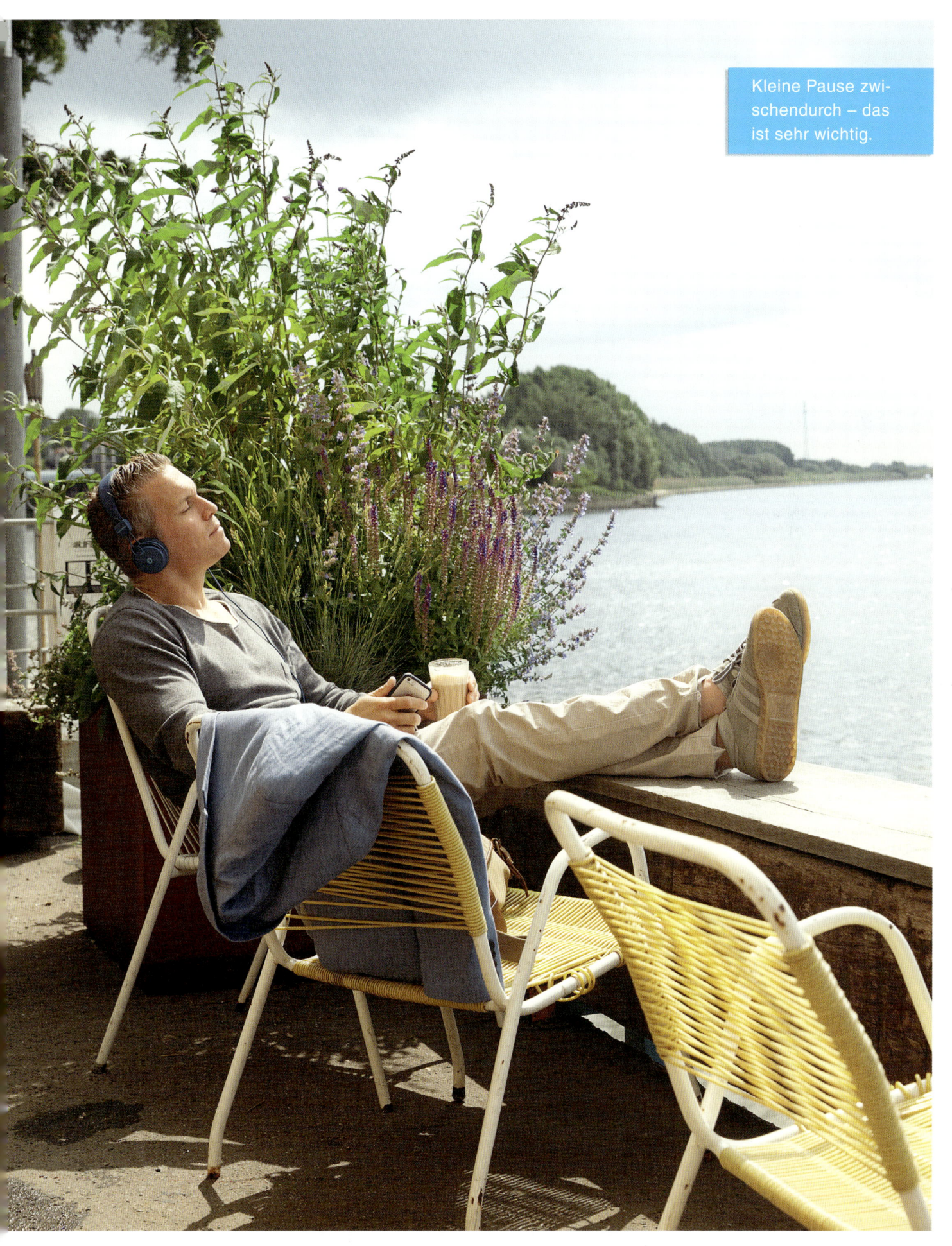

Kleine Pause zwischendurch – das ist sehr wichtig.

Umfeld stärken

»Ich ziehe das jetzt durch.« Das ist selbst für äußerst willensstarke Menschen leichter gesagt als getan, wenn das Umfeld nicht mitspielt. Ob störende Emotionen, gefährliche Vorräte in der Küche, Partner, Kinder, Freunde, Verwandte, Kollegen – alles, was uns umgibt, hat einen Einfluss darauf, wie und was wir wann essen. Niemand kann seine lieben Mitmenschen so verändern, wie es für ihn selbst am besten passt. Also müssen Lösungen her, die das Abnehmen möglich machen, aber nicht zur Vereinsamung führen dürfen.

Vielen ist es gar nicht bewusst, wie wir die emotionalen Dinge automatisch mit Essen kombinieren. Streit mit dem Partner, Ärger im Büro, das Bedürfnis nach Entspannung – da muss sich nur der Duft von Currywurst breit machen, und Trostgefühle sind sicher (»Das habe ich mir jetzt verdient«). Die Tafel Schokolade ist dann Nervennahrung (»Ich stehe das sonst nicht durch«). Leider sind vor allem fettig-süße Sachen die besten Seelentröster, Beruhigungs- oder Belohnungsmittel.

Ob aus Frust oder vor Freude – wir essen emotional

So etwas kann man über Jahre oder Jahrzehnte verinnerlichen. Um es zu verändern, muss es den Betroffenen aber erst einmal klar werden. Dabei hilft ein Ernährungstagebuch. Beobachten Sie sich selbst – und zwar ganz ehrlich (erfährt ja niemand), und schreiben Sie auf, in welchen Situationen die Seele Hunger hat, Sie also besonders anfällig für zuckersüße oder besonders fettige Kalorienbomben sind. Sie werden bald feststellen, dass das Bedürfnis danach besonders groß ist, wenn Sie unter Druck stehen oder auf andere Weise von Emotionen übermannt werden. Nicht vergessen: Es sind nicht nur die negativen Gefühle. Es gibt viele selbstbewusste, zufriedene Menschen, die aus Freude über besonders gelungene Dinge ihre Glücksgefühle mit einem Festessen toppen. Einfach, weil sie es sich einmal angewöhnt haben.

Um Abhilfe zu schaffen, bereiten Sie sich gedanklich genau auf diese Situationen vor. Was können Sie tun, statt zu essen, wenn die Gefühle Sie in Richtung Kühlschrank, Speisekammer oder Keksschublade treiben? Um auf kalorienfreie Belohnungs- oder Entspannungsideen zu kommen, sollten Sie überlegen, was Sie gerne tun und schon lange mal wieder (oder jetzt erstmalig) machen wollten. Häufig kommt dann so etwas wie »Ich würde gerne wieder mehr Musik hören – wie in meiner Jugend« oder »Mir selber Blumen schenken« oder »Zwischendurch die Augen schließen und die Welt um mich herum vergessen«. Nächste Frage: Was hindert Sie daran? Meist ist das nicht viel. »Ich habe mir das aus reiner Gewohnheit lange nicht mehr erlaubt.« Nun bilden Sie Wenn-dann-Sätze: »Wenn ich unbändige Lust auf Butterkuchen habe, dann ziehe ich mich zurück und höre mein Lieblingslied.« Oder Sie sehen sich ein lustiges Filmchen im Internet an (hebt die Stimmung!), trinken einen Kaffee ohne Ablenkung und ohne Zucker (gibt neuen Schwung). Sie können sich auch ein kurzes Computerspielchen nur zum Vergnügen gönnen. Wenn Sie gut auf kritische Situationen vorbereitet sind, werden Sie sich besser ernähren und mit weniger auskommen.

Tipp: Wenn Ihnen das (noch) unmöglich erscheint, können Sie die Kuchengelüste auch erst einmal mit etwas anderem Essbaren stillen. Eine Birne statt Butterkuchen. Das sollte aber nur ein Plan für den Übergang sein. Das Ziel ist und bleibt es, Gefühle gar nicht mehr mit Essbarem zu verbinden.

Konfliktträchtig: Männer nehmen leichter ab als Frauen

Schön, wenn die Liebsten in Sachen Ernährung an einem Strang ziehen. Doch leider ist es nicht so einfach, wenn Mann und Frau zusammen abnehmen. Denn auch wenn sie ein gemeinsames großes Ziel haben, verlaufen die Wege dorthin oft unterschiedlich. Verschiedene Vorlieben bestimmen das Ernährungsverhalten und führen fast automatisch zu Konflikten. Allen Klischees zum Trotz reicht ein Blick auf die Teller der meisten Paare: Männer mögen's deftig, essen gerne viel Fleisch zum Bier. Frauen lieben Törtchen und Schokolade, kommen aber auch mit einem Gemüseteller zurecht. Sie sind im Durchschnitt schlanker als Männer, trotzdem aber unzufriedener mit ihrer Figur. Wenn beide Geschlechter ihre Ernährung umstellen, purzeln die ersten Pfunde bei den Männern im Nu, während die Frauen frustriert beobachten, dass sich bei ihnen auf der Waage kaum etwas tut. »Ungerecht«, sagt die Frau. »Ich muss mich viel mehr anstrengen als du.« Das ist keineswegs Einbildung. Es ist tatsächlich genetisch vorgegeben und hatte – wie so vieles, was uns heute rätselhaft erscheint, – in Urzeiten seinen Sinn. Es diente einst der Arterhaltung. Als die Menschen noch in Höhlen lebten, waren Fettpolster für harte Zeiten überlebenswichtig. Wer am meisten speichern konnte, war in der Lage, auch eine Hungersnot durchzustehen. Folgerichtig legte Mutter Natur die körpereigenen Speicher da an, wo sie am wichtigsten waren: bei Männern im Bauch (an den Beinen hätten sie beim Jagen ja gestört) und bei

Frauen zusätzlich an den Beinen und rund um den Po (als Reserven für Schwangerschaft und Stillen). Das macht uns bis heute zu schaffen: Wenn die Herren der Schöpfung sich zu viel erlauben, wölbt sich zuerst ein Bauch über dem Gürtel. Die Damen werden Fettdepots an Po und Oberschenkeln nur mit großer Mühe los.

Sich gegenseitig stärken statt zu sabotieren

Wie können beide Geschlechter zusammen erfolgreich sein? Indem sie sich vor allem nicht gegenseitig sabotieren, sondern von den Stärken des anderen profitieren. Er kann von ihr lernen, wie man Gesundes auf den Tisch bringt. Sie kann sich von seiner Gelassenheit eine Scheibe abschneiden. Männer machen sich selten verrückt in Figurfragen. Sie übertreiben es nicht mit Crash-Diäten und lassen sich nicht so schnell frustrieren, wenn sie ihr Ziel nicht auf Anhieb erreichen. Beim Sport können Partner sich gegenseitig kontrollieren und motivieren, selbst wenn sie in unterschiedlichen Schwierigkeitsstufen trainieren. Unser »Schlank-an-einem-Tag«-Workout lässt das zu. Dass Männer mehr Muckis haben und ihre Partnerin beim Liegestütz locker abhängen, sollte die Frauen nicht frustrieren. Sie dürfen dafür die Liegestütz-Variante machen, bei der die Knie auf dem Boden bleiben. Auch beim Tempo sollte jeder seinen eigenen Fähigkeiten entsprechend arbeiten. Hauptsache, Sie treten überhaupt an. Denn: Erfolge lassen sich natürlich zu zweit viel schöner feiern als alleine.

Miteinader reden

Wenn Sie Ihren Partner oder Ihre Partnerin nicht zum Mitmachen überreden können oder wollen, sollten Sie trotzdem eines vorher klären: »Wie gehen wir mit Fehltritten um?«

Mit Fehltritten umgehen

Ein Paar hockt gemeinsam vorm Bildschirm. Einer wollte eigentlich naschfrei den Spielfilm genießen und holt jetzt doch die Lakritztüte aus der Schublade. Klären Sie vorher: »Soll mein Liebster oder meine Liebste mich in einer solchen Situation ermahnen?« Das kann wehtun, zu Trotzreaktionen oder Beleidigtsein führen. Oder soll man einfach darüber hinwegsehen und sich darauf verlassen, dass der andere erwachsen ist und weiß, was er tut? Klare Worte vorab verhindern Schmollabende.

Keine Sabotage!

Erwarten Sie nicht, dass Ihre Liebsten auf Anhieb begeistert von Ihrem Vorhaben sind. Schnell kommen Eifersüchteleien ins Spiel. Auch Sprüche wie »War doch immer so schön, wenn wir gemeinsam gegessen haben« oder »Dein ewiges Verzichten macht mir ein schlechtes Gewissen« oder »Es stört die Stimmung, wenn du nichts isst« machen es doppelt schwer, die guten Vorsätze durchzuhalten. Auch hier helfen ehrliche Ansagen: »Für mich ist das schon schwer genug, bitte sabotiere mein Vorhaben nicht noch.«

Bloß nicht vereinsamen

Nicht nur die eigene Familie kann Gesundessern das Leben schwer machen. Auch Freunde und Kollegen reagieren manchmal verschnupft, wenn aus dem guten Esskumpel plötzlich ein Gesundheitsstreber wird (»Schade, dass wir nicht mehr unbeschwert zusammen ausgehen können«). Das muss nicht sein.

Machen Sie Ihren Freunden klar, wie wichtig Ihnen die Ernährungsumstellung ist und dass Sie trotzdem nicht einsam werden wollen. Wenn das nicht wirkt, nutzen Sie erst einmal Ihre Heimwehtage für gemeinsame Rituale, die sich nicht so einfach ändern lassen. Auf die Dauer wäre es aber wirklich schade, wenn Sie anderen zuliebe etwas essen, auf das Sie eigentlich gerne verzichten würden. Vielleicht gelingt es Ihnen ja, auch andere vom »Schlank-an-einem-Tag«-Prinzip zu überzeugen, damit auch sie abnehmen. Gemeinsam geht's schließlich besser.

Der äußere Rahmen: Räumen Sie Küche und Speisekammer auf

Die Ernährungsumstellung wird Ihnen leichter fallen, wenn Sie auch den äußeren Rahmen verändern. Das heißt, dass Sie wahrscheinlich anders einkaufen, Ihre Vorratshaltung anders betreiben und sorgsamer darauf achten, dass Sie keine oder zumindest weniger Reste produzieren. Starten Sie am besten, indem Sie erst einmal die Küche und die Speisekammer entrümpeln. Was hat sich da nicht alles angesammelt! Trennen Sie zwischen dem, was Sie weiterhin verwerten wollen, und dem, was künftig verbannt werden soll. Je nachdem, wie konsequent Sie starten wollen, entscheiden Sie dann, ob die XXL-Packung Kekse als Geschenk zu den Nachbarn, in den Müll (schwer für Leute, die nichts wegwerfen können) oder erst einmal in ein Sonderlager für unperfekte Tage soll. Da dürfen Sie dann noch dran, aber nicht an Ihren perfekten Tagen. Es gibt Menschen, die schaffen es locker, die Existenz der Kekse für einen Tag zu verdrängen. Andere sind anfällig für Verführungen (»Wenn ich weiß, dass was da ist, muss ich es haben. Wenn mich die Lust darauf überkommt, mache ich keine halben Sachen«).

Tipp: Wer nichts wegwerfen mag, sich aber auch nicht auf sich selbst verlassen möchte, legt Kekse und Co. so ab, dass man nur ganz schwer drankommt – zum Beispiel im Keller oder auf einem Hochschrank, der nur mit einer Leiter erreichbar ist. Vor allzu schnellem Zugriff schützt auch die Tiefkühltruhe. Süßes reinpacken und einfrieren. Wenn Heißhunger oder plötzlicher Appetit aufkommen, können Sie notfalls die Auftauzeit nutzen, um darüber nachzudenken, ob Sie den Zuckerkram jetzt wirklich essen wollen oder nicht.

Versuchen Sie, leere Lager nicht mehr automatisch nachzufüllen. Je mehr perfekte Tage Sie schaffen, desto weniger Dickmacher brauchen

Sie. Wichtig: Um ohne auszukommen, sollte immer genug Gesundes im Kühlschrank sein, das im Notfall auch schnelle erste Hilfe leistet. Ein Becher Naturjoghurt, ein Stück Käse, ein Apfel oder ein paar Nüsse sind gute Retter in der Not.

Tipp: Wenn schon Süßes, dann soll es auch satt machen. In solchen Fällen sind Sie mit einem Proteinriegel oder einem kleinen Eiweißshake als Snack gut bedient.

Kinder sind keine Ausrede für schlechte Ernährung

»Ich würde ja gerne was tun, aber bei uns geht das erst, wenn die Kinder groß sind.« Zwingen Sie sich zum Gedankenstopp, wenn Sie sich dabei erwischen, dass Sie Ihren Nachwuchs als Ausrede für ungesundes Essen nutzen. Gerade in Haushalten mit Kindern lässt sich fast alles umsetzen, was zu einem perfekten Tag gehört.

Vermeiden Sie Psychofallen beim Abnehmen

Hier gibt's ein paar Tricks, mit denen Sie unnötige Kalorien verhindern:

- Gefährliche Vielfalt: Je unterschiedlicher die Gerichte, desto mehr geht in den Magen. Der sogenannte Desserteffekt tritt dann ein, wenn es nach dem Essen noch einen zweiten Gang gibt. Forscher stellten fest: Ist der so ähnlich wie der erste, heißt es schneller: »Danke, ich bin satt.« Enthält er aber ganz andere Speisen, wird weitergefuttert.

- Schlankes Glas: Es soll ein Süßgetränk oder Alkoholisches sein? Dann servieren Sie sich das in langen, hohen statt in breiten, tiefen Gläsern. Der Selbstbeschummelungstrick bewirkt, dass Sie weniger trinken. Funktioniert natürlich auch mit Pudding oder Eis.

- Außer Sichtweite: Zu viel gebacken? Versehentlich oder bewusst Reste produziert? Dann schnell außer Sichtweite damit. Vor allem Männer greifen gerne mehrfach zu, wenn sie sehen können, dass noch etwas da ist – selbst dann, wenn sie eigentlich prima satt sind.

- Kleine Teller, kleine Gefäße: Das Mittagessen auf den Frühstücksteller, die Kekse auf eine Mini-Untertasse – und schon sind Sie mit weniger zufrieden. Dabei geht es nicht in erster Linie ums Sattwerden. Glücksgefühle sind stärker, weil kleine Portionen automatisch dazu führen, dass man intensiver genießen kann.

- Nachschlag außer Reichweite: Wer den Nudeltopf oder den Fleischteller auf den Esstisch stellt, langt auch dann noch beherzt zu, wenn das Sättigungsgefühl sich schon breit machen will. Sobald Töpfe und Teller mit potenziellen Nachschlägen ein paar Meter weiter in der Küche stehen, wird weniger gegessen.

Der richtige Umgang mit Kindern

Sie müssen nur das richtige Umfeld dazu schaffen und kleine Abweichungen für die Kinder mit einplanen. In einer Familie, in der es Obst, Gemüse, naturbelassene Gerichte, Vollkorn statt Weißmehl, Milchprodukte, wenig Zucker und wenig Süßigkeiten gibt, kommen auch Kinder prima zurecht.

Snacks genehmigen

Kinder können nicht so viel auf einmal aufnehmen wie Erwachsene. Sie brauchen mehr kleine Mahlzeiten und öfter mal einen Snack. Achten Sie darauf, dass für den Imbiss zwischendurch immer etwas Gesundes im Kühlschrank ist.

Vorbild sein

Kinder brauchen Vorbilder. Wenn die Eltern sich selbst gut ernähren, halten die Kinder sich auch an die Regeln der gesunden Küche. Der Gedanke daran sollte auch für die Großen motivierend sein.

Naschen in Maßen

Verbieten Sie Süßigkeiten nicht grundsätzlich. Denn dann finden Kinder andere Wege, sich genau das zu beschaffen, was sie zu Hause nicht dürfen. Achten Sie aber darauf, dass das Naschen Ausnahme bleibt. Süßes sollte nie eine Mahlzeit ersetzen oder echten Hunger stillen. Es kann aber zum Beispiel als Nachtisch erlaubt sein.

Nicht der Werbung nachgeben

Verzichten Sie auf spezielle Kinderlebensmittel und erklären Sie den Kleinen auch warum. Hier werden Schokoriegel, Softdrinks oder Zuckerjoghurt mit dreisten Versprechen beworben (»Vitamine drin, die Extraportion Milch«). Sammelsternchen oder Spielfiguren sollen zum Kauf verführen.

Mit Kindern kochen

Beziehen Sie die Kinder beim Kochen und Zubereiten mit ein. Sie können beim Einkaufen, Tischdecken, Gemüseschneiden oder Abwaschen helfen.

Bei der Frage »Was wollen wir denn heute essen?« sollten sie mitreden dürfen. Wer entscheiden darf, meckert nämlich hinterher weniger.

Nicht mit Essen belohnen

Ein Schokocroissants, weil das Kleine beim Kinderturnen war? Eine Extraportion Kekse zur Belohnung fürs Fußballtraining? Cola gegen den Durst nach der Hockeystunde? Viele Eltern haben sich angewöhnt, Bewegung mit Leckereien zu belohnen. Das muss gar nicht sein, denn Kinder finden es normalerweise toll, wenn sie sich austoben dürfen. So werden nur schlechte Gewohnheiten »gezüchtet«.

Kinder brauchen gute Kohlenhydrate

Wenn Sie für sich selbst nach dem »Schlank-an-einem-Tag«-Programm kohlenhydratarm kochen, können Sie Ihre Gerichte mit Nudeln, Reis oder Kartoffeln für die Kinder ergänzen. Das gilt natürlich auch für andere Familienmitglieder, die nicht abnehmen müssen.

Kreativ sein mit Gemüse

Ihr Kind steckt gerade in der »Ihhh-was-Grünes«-Phase und weigert sich, Gemüse zu essen? Probieren Sie es mal mit einem Rohkostteller. Viele Kinder sind durchaus bereit, rohe Möhren zu knabbern, wenn sie sie gekocht verweigern. Ansonsten weichen Sie auf Obst aus, bis die Gemüsemuffelphase vorbei ist.

Als Ausnahme

Natürlich dürfen es auch mal die echten Highlight-Kindergerichte sein: Pommes mit Bratwurst, Pfannkuchen mit Apfelmus, Milchreis mit Zimt und Zucker. Solange es die Ausnahme und nicht die Regel ist, liegt alles im grünen Bereich. Vielleicht lässt sich auch das Angenehme mit dem Nützlichen verbinden: Am Sonntag geht's sportlich mit dem Rad durchs Gelände – mit der heiß begehrten Pommesbude als Ziel.

Der perfekte Start: Legen Sie in den nächsten Tagen los

Gibt es den richtigen Zeitpunkt? Brauche ich eine längere Vorbereitungsphase, um alles optimal zu gestalten? Diese Frage beschäftigt jeden Diätfreund aufs Neue, wenn mal wieder fix ein paar Pfunde herunter sollen. Natürlich ist es grundsätzlich sinnvoll, darüber nachzudenken. Wenn Sie sich viel vornehmen, sollte das in eine Zeit fallen, in der der Stress auf anderen Gebieten nicht allzu groß ist. Denn Diäten im traditionellen Sinne werden sehr schnell zur Belastung. Hunger macht meistens schlechte Laune und bringt mehr Frust als Lust – da dürfen nicht noch andere Stimmungskiller dazukommen.

Beim »Schlank-an-einem-Tag«-Programm ist das anders. Warten Sie nicht länger als eine Woche auf den optimalen Zeitpunkt. Sie haben ja nichts Gigantisches vor. Ein perfekter Tag ist keine große Hürde, die wochenlanges Nachdenken erfordert. Solange Sie noch viele Gewohnheiten ändern müssen, ist es ratsam, an einem Samstag oder Sonntag anzufangen, weil Sie dann mehr Zeit und Muße haben, sich auf neue Verhaltensweisen zu konzentrieren, bevor die in Fleisch und Blut übergehen. Vielleicht haben Sie auch gleich Lust auf ein perfektes Wochenende? Dagegen spricht nichts. Auch von einer Einladung oder einem Essen außer Haus mit Freunden sollten Sie sich nicht irritieren lassen. Es gibt genug Möglichkeiten, so etwas auch am perfekten Tag zu machen.

Also machen Sie es sich nicht zu schwer. Legen Sie so bald wie möglich los. Sie haben nichts zu verlieren. Wie wäre es gleich am nächsten Sonntag? Bis dahin haben Sie Zeit, dieses Buch in Ruhe durchzulesen und sich mit dem Gedanken vertraut zu machen, dass es gar nicht so schwer ist, seine Gewohnheiten zu ändern. Je bewusster man sich das macht, desto einfacher wird es.

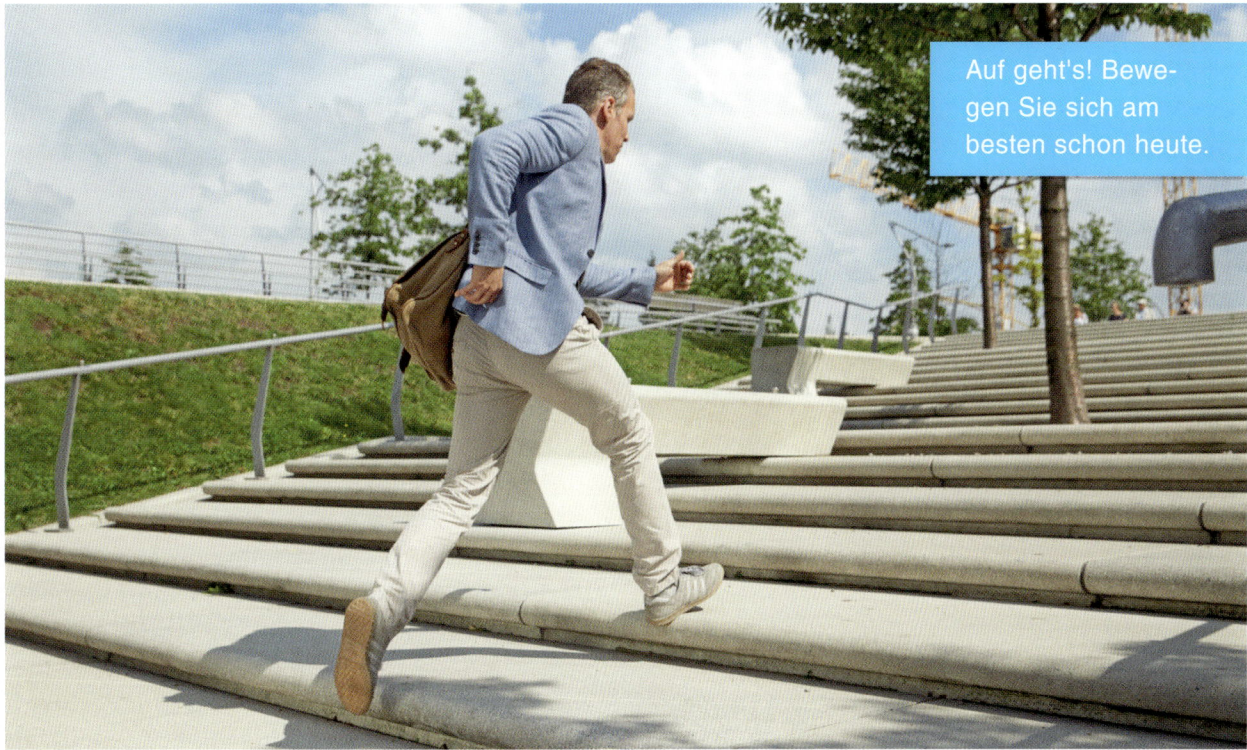

Auf geht's! Bewegen Sie sich am besten schon heute.

Ausnahmesituationen meistern

Gleichgültig, ob Sie einen, drei oder sechs perfekte Tage in der Woche machen – es kann passieren, dass Sie an Ihrem Schlanktag mit Ausnahmesituationen konfrontiert werden. Am Anfang – also, wenn Sie noch wenige perfekte Tage machen, – lösen Sie das ganz einfach: Sie verschieben die guten Vorsätze auf den nächsten Tag. So lässt sich ein Familienfest, eine Einladung zum Essen oder eine Party, auf der Sie Ihre bisherigen Gewohnheiten (noch) nicht verändern wollen, erst einmal absolvieren wie bisher. Doch spätestens wenn der Urlaub ansteht, brauchen Sie Pläne für Tage außerhalb des Alltags. Sie wollen Ihre schönen Erfolge ja schließlich nicht aufs Spiel setzen.

Urlaub? »Da will ich jeden Tag genießen und auf nichts verzichten«, sagen viele und lassen mit der Abreise die guten Vorsätze zu Hause. Abstand vom Alltag bedeutet dann, dass regelmäßig mehr Essen auf den Tisch kommt, als guttut. Dass Pizza, Eis oder Kuchen überall da mitgenommen werden müssen, wo sie zur Verfügung stehen. Dass ohne Alkohol am Abend keine rechte Stimmung aufkommt und dass Bewegung den erholsamen Ferientag nur stört. Kein Wunder, wenn man dann mit drei Kilo mehr nach Hause kommt.

Im Urlaub haben Sie endlich Zeit für sich selbst

Ändern Sie auch hier Ihre Einstellung. Nehmen Sie die Ernährungsumstellung nicht als Strafe, sondern betrachten Sie sie als Gewinn. Denn sie lässt sich überall durchhalten. Motivieren Sie sich mit dem Gedanken, dass Sie nicht nur erholt, sondern auch fit und schlank zurückkommen, wenn Sie nicht in alte Gewohnheiten verfallen. Denn gerade in den schönsten Wochen des Jahres haben Sie Zeit, sich um sich selbst zu kümmern. Sie müssen nur wollen.

Am besten kommen Sie am Urlaubsort natürlich als Selbstversorger durch. Sie können einkaufen und kochen wie zu Hause und haben sogar mehr Zeit und Muße dafür. Vielleicht lernen Sie auch Neues kennen? Setzen in südlichen Ländern auf die mediterrane Küche mit viel Obst und Salat? Dann ist schon viel gewonnen. Solange Sie Ihren Speiseplan selbst zusammenstellen, haben Sie es in der Hand.

Bei einem All-inclusive-Urlaub ist die gute Figur naturgemäß gefährdet. Das Motto »Ich habe bezahlt, also muss ich auch essen«, fördert nicht gerade die Zurückhaltung. Wenn Sie schon vorher wissen, dass Sie an keinem Buffet vorbeigehen können, ohne sich zu bedienen, ist es ratsam, über andere Urlaubsformen nachzudenken. Aber nicht vergessen, dass auch bei Halb- odor Voll pension meist übervolle Teller auf den Tisch kommen. Da haben Sie am Buffet noch mehr Mitspracherecht. Am besten entwickeln Sie Pläne, wie es trotzdem geht. Denn beim Selbstbedienen haben Sie eine Auswahl, von der Sie zu Hause nur träumen können.

Am Buffet essen Sie nach der Ernährungsuhr
Seien Sie darauf gefasst, dass alte Gewohnheiten Sie zwischendurch immer mal wieder anspringen werden. Da ist der Kiosk am Strand, wo es so leckeres Eis und erfrischende Limo gibt. Das

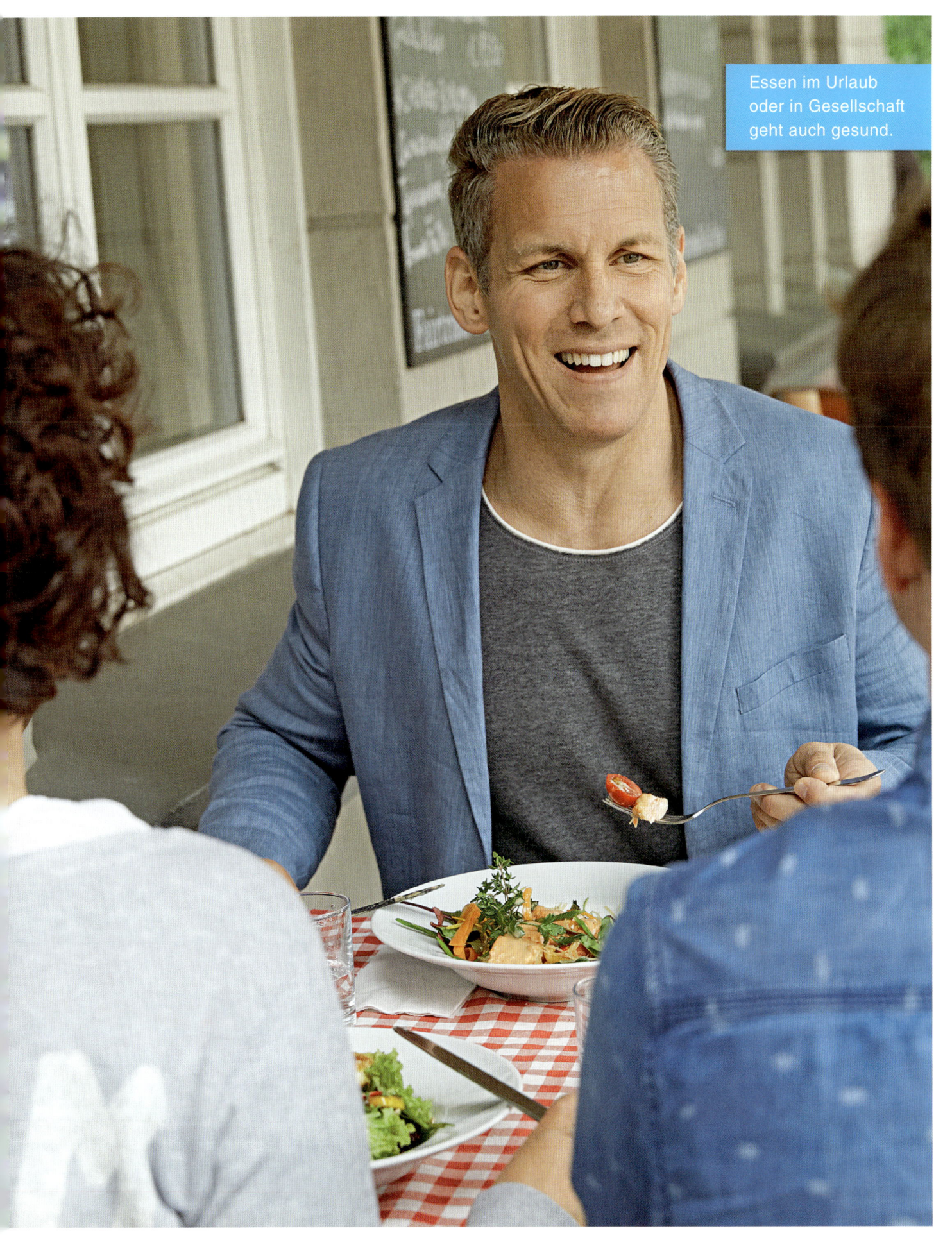

Café an der Promenade, wo man so einen schönen Blick hat, deshalb dort sitzen möchte und das leider, leider nur mit Verzehr geht. Überlegen Sie in solchen Fällen, was am wichtigsten ist. Sie dürfen sich ja ruhig mal etwas gönnen – nur nicht an jeder Ecke. Wie wäre es, wenn Sie zum Beispiel auf der Promenade nur einen Kaffee trinken und sich am Strand mit Mineralwasser erfrischen? »Ist ja langweilig«, wenden Sie ein? Mag sein, aber machen Sie sich klar, dass Sie sich am Meer eigentlich erholen und im Café nur die Aussicht genießen wollten. Konzentrieren Sie sich darauf. Sie müssen nicht jede ohnehin schon angenehme Tätigkeit mit Essen noch schöner machen. Das Bedürfnis danach ist in der Regel nichts anderes als Gewohnheit.

Verteilen Sie die Extraportionen Genuss auf verschiedene Tage. Ein Glas Rotwein zum Sonnenuntergang darf sein. Aber ein alkoholfreier Abend ist auch erlaubt. Finden Sie Ihre Balance. Wenn im Urlaub ein perfekter Tag gelingt und Sie merken, dass die Urlaubsfreude dadurch nicht so eingeschränkt ist, wie Sie erwartet haben, werden Sie sich freuen und – genauso wie im Alltag – vielleicht auch noch einen zweiten und dritten einlegen. Das hat auch einen Mehrwert: Sie nehmen die Zeit zwischen den Mahlzeiten bewusster wahr, können sich auf Ausflugsziele, Landschaften und Naturerlebnisse besser einlassen, wenn Sie sich nicht so oft mit der Suche nach dem nächsten Imbiss befassen müssen. Auch die Urlaubskasse profitiert davon.

Ein schnelles Workout klappt auch im Hotelzimmer

Natürlich muss ein Urlaub Erholung sein. Faulenzen und Genießen ist in dieser Zeit erlaubt, schließt aber ein bisschen Bewegung keineswegs aus. Im Gegenteil: Das Essen schmeckt noch besser, wenn man vorher ordentlich Kalorien abgebaut hat. Das Nichtstun wird noch süßer, wenn vorher viel getan wurde. Auch für Sport haben Sie nie wieder so viel Zeit wie im Urlaub. Warum die Chance nicht nutzen? Das »Schlank-an-einem-Tag«-Workout können Sie in jedem Zimmer machen. Ob auf Kreuzfahrtschiffen, im Hotel oder im Ferienpark – häufig steht Ihnen ein Fitnessstudio zur Verfügung, das nicht allzu viel benutzt wird. Es ist eben tief in unseren Köpfen verankert, dass Ferien machen und Anstrengung einander ausschließen. Nutzen Sie das für Ihren Erfolg, und bringen Sie sich in Form, während die anderen sich im Liegestuhl Drinks anreichen lassen, um die Wartezeit bis zur nächsten Mahlzeit zu überbrücken.

Tipp: Gleichgültig, wie Sie Urlaub machen: Vergessen Sie nicht, dass auch in dieser Zeit jeder Schritt zählt. Wenn die perfekten Tage nicht so gelingen wie geplant, können Sie trotzdem immer wieder einzelne Tipps umsetzen. So haben Sie nicht das Gefühl, gescheitert zu sein.

Geschäftsessen – neue Speisekarte

Machen Sie sich keine Sorgen, dass Sie nie wieder mit Freunden ins Restaurant gehen können oder Geschäftsessen mit vorgeschobener Begründung absagen müssen. Selbst an Ihren perfekten Tagen ist das erlaubt. Betrachten Sie die Speisekarte unter neuem Blickwinkel: Was enthält Eiweiß? Zu welchen Gerichten gehört viel Gemüse? Was gibt's dazu, damit ich auch satt werde? Kann ich auf eventuelle Beilagen wie Weißbrot, Nudeln, Reis oder Bratkartoffeln verzichten? Kombinationen aus Salat und Geflügel oder Gemüse und Fleisch gehen immer. Auch überbackenes Gemüse ist eine gute Wahl. Vorspeisen und süße Desserts müssen nicht sein. Wenn Sie nach dem Essen noch einen Grund brauchen, um etwas länger zu sitzen, bestellen Sie einen Kaffee und lassen den mitgelieferten Keks gleich wieder zurückgehen.

Familienfest und Weihnachten: Wie komme ich da durch?

Schwierigkeiten bekommen Gesundesser häufig, wenn mit dem Essen auch noch wichtige Beziehungen und Emotionen verbunden sind. Ein Familienfest, die Betriebsfeier mit Kollegen, Weihnachten und die ganze Adventszeit, Ostern mit einer geballten Anzahl von Feiertagen – wer da am großen Festschmaus nicht teilnimmt und auch noch den kleinen Versuchungen widersteht, wird oft behandelt wie ein Störenfried. Er führt den anderen vor, was sie selbst wahrscheinlich gerne schaffen würden, aber auch in diesem Jahr wieder nicht hinkriegen: vernünftig essen auch in Ausnahmesituationen. Nur weil die Familie zusammenkommt, weil Freunde sich wiedersehen, weil es Winter, Sommer oder Ostern ist, weil Kerzen scheinen oder Kinder auf den Osterhasen spechten, muss eigentlich niemand weit über den normalen Hunger hinausfuttern. Wer nicht mitmacht, riskiert Strafen. Die reichen von Liebesentzug (»Sonst hast du meinen Stollen doch immer so gerne gegessen«) bis zu Vorwürfen (»Macht gar keinen Spaß mehr mit dir«). Jetzt gilt es abzuwägen: Soll ich ausnahmsweise um des lieben Friedens willen mitmachen? Kann ich mich durchschummeln? Will ich standhaft bleiben? Oder entscheide ich mich für eine Zwischenlösung (siehe Kasten)?

Zwischenlösungen: Was tun, wenn mein Umfeld etwas erwartet?

- Machen Sie einen Festtag zum Heimwehtag und feiern Sie Ihr Kalorieninferno. Ein einziger Tag hat keine dramatischen Folgen. Schwieriger wird's, wenn Sie eine ganze Adventszeit lang keine perfekten Tage schaffen. Dann fallen Sie leicht in alte Gewohnheiten zurück.

- Durchschummeln ist auch eine Lösung: Sie machen in Gesellschaft mit, erzählen niemandem von Ihrer Ernährungsumstellung und schaffen Ausgleich, sobald Sie wieder allein sind.

- Super, wenn Sie schon so weit sind, dass Sie gar kein großes Bedürfnis mehr auf Kuchenschlachten & Co. haben. Seien Sie mutig und erzählen Sie Ihren Liebsten davon. Wenn Sie Ihr Anliegen ernsthaft erklären und darum bitten, es während der Feierlichkeiten nicht zu thematisieren, stoßen Sie hoffentlich auf Verständnis.

- Machen Sie Kompromisse, wo immer es geht: Beim Osterbrunch mit Zuckereiern sind Sie dabei, am Abend danach begnügen Sie sich mit einer Gemüsesuppe. In der Adventszeit verzichten Sie nicht völlig auf Vanillekipferl und Zimtsterne, genießen aber immer nur am Wochenende eine Weihnachtsration, die Sie sich im Laufe der Woche zusammengesammelt haben. Bei der Betriebsfeier fallen Sie nicht als Schlankesser auf, weil Sie danach zwei perfekte Tage hintereinander einlegen. Zu Omas Apfelkuchen sagen Sie nicht Nein, denn Sie wissen: Beim nächsten Workout mache ich dann noch eine Extrarunde.

Zurück in den Rhythmus, wenn etwas dazwischenkommt

Im Alltag, auf Reisen und zuweilen auch im Urlaub kommt es öfter mal vor, dass geplante Mahlzeiten ausfallen müssen. Eine Besprechung hat etwas länger gedauert. Ein Projekt muss fertig werden. Sie haben im Stau gestanden und müssen Verspätungen wieder einholen. Das kann den Essensrhythmus durcheinanderbringen. Entweder führt es dazu, dass eine Mahlzeit ganz ausfällt, der Heißhunger später die normalen Kontrollmechanismen außer Kraft setzt und man alles in sich hineinstopft, was irgendwie erreichbar ist. Oder man futtert sich so durch. Hier schnell ein Keks, da eine Banane, dann noch einen Schokoriegel mit anschließendem Ausgleichsapfel. Dieses »Nichts Halbes und nichts Ganzes« hat keinen richtigen Anfang, kein richtiges Ende, macht nicht richtig satt, aber man bleibt auch nicht hungrig. Achten Sie in solchen Fällen darauf, dass Sie spätestens zur nächsten Mahlzeit wieder in Ihren festen Rhythmus zurückkehren. Oder decken Sie sich ein, wenn die Ausfallgefahr besteht. Ein hart gekochtes Ei, ein Vollkornbrot mit Käse, eine Handvoll Nüsse oder ein Proteinriegel lassen sich notfalls sogar im Auto sauber essen.

Schichtdienst – so halten Sie durch

Wie funktionieren das »Schlank-an-einem-Tag«-Programm und die Ernährungsuhr im Schichtdienst? Ganz einfach: Verschieben Sie Ihre Mahlzeiten genauso wie Ihren Lebensrhythmus. Gleichgültig, ob Sie morgens oder mittags aufstehen – Ihr Arbeitstag beginnt mit einem kohlenhydrathaltigen Frühstück, wie Sie es im gelben Bereich der Uhr sehen. Die anderen Mahlzeiten verlegen Sie entsprechend nach hinten. Abends gibt es dann das, was sonst für den Mittag vorgesehen ist: einen Mix aus Salat oder Gemüse zu proteinreichen Nahrungsmitteln. Müssen Sie die Nacht durcharbeiten, essen Sie spät in der Nacht noch einen proteinreichen Imbiss. Die erste Mahlzeit des nächsten Tages machen Sie davon abhängig, wie Ihr Rhythmus weitergeht. Frühstücken Sie, wenn Sie in den normalen Ablauf zurückkehren wollen. Wählen Sie ein Abendessen, wenn Sie danach wieder ins Bett müssen, um abends die nächste Schicht anzutreten. So hilft die Ernährungsuhr auch bei Schichtdienst.

Eine leichte Krankheit ist keine Ausrede

Auch wer krank wird, gerät in einen Ausnahmezustand. Sie liegen mit Fieber im Bett, husten und schnupfen vor sich hin, und es geht Ihnen so richtig schlecht? Dann fährt der Körper automatisch das Essbedürfnis herunter. Er hat nämlich jetzt genug damit zu tun, die Attacken abzuwehren, die die Krankheit mit sich bringt. Da bleibt kaum Energie übrig, um schwere Speisen zu verarbeiten. Sie müssen gar nichts tun und stellen schnell fest: »Ich habe keinen Appetit.« Für kurze Zeit macht das nichts. Achten Sie darauf, dass Sie trotzdem genug Flüssigkeit zu sich nehmen. Essen Sie Leichtverdauliches. Sobald es Ihnen besser geht, kehrt auch der Hunger zurück. Ein leichter Schnupfen oder ein verknickter Fuß sind allerdings kein Grund, die guten Vorsätze mit dem Argument »Ich bin ja krank« abzubrechen. Gerade wenn Sie sich gesundheitsbedingt weniger bewegen können als sonst, sollten Sie auf die Ernährung achten. Versuchen Sie genauso wie in gesunden Zeiten, Ihre perfekten Tage durchzuhalten.

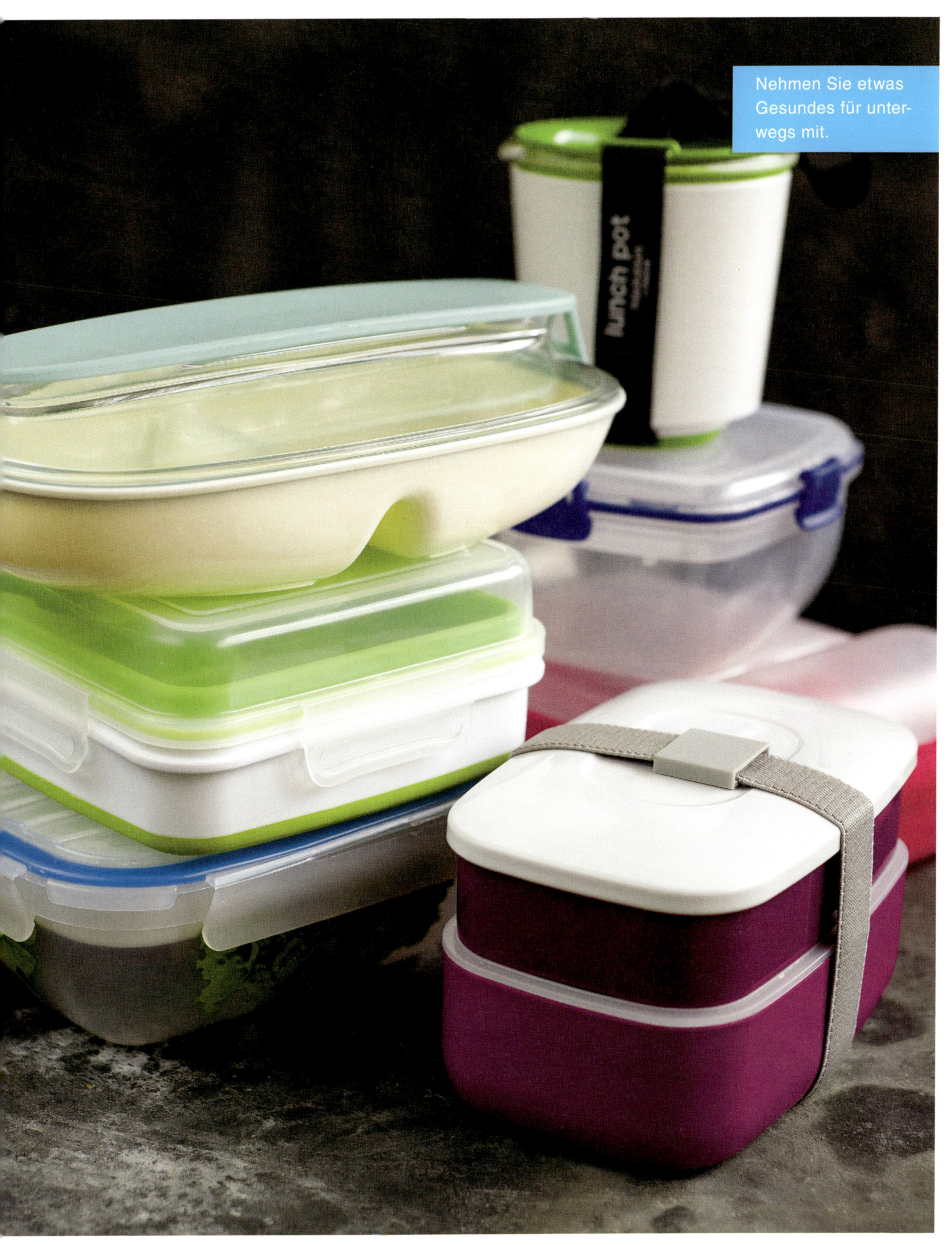

Stress reduzieren

»Jetzt brauche ich erstmal was für die Nerven.« Dieser Satz führt nicht unbedingt zum Salatteller, sondern meistens zu Fettigem, Süßem oder einer Kombination aus beidem. Die Folge: Stress kann dick machen. 80 Prozent der Menschen verändern ihr Essverhalten, wenn sie unter Druck stehen. Dabei sind Stressgefühle erst einmal etwas Natürliches. Der Körper reagiert damit auf Herausforderungen, die er bewältigen muss. Weil es die besonderen Kräfte erfordert, sendet er Botenstoffe aus, die zu Höchstleistungen anspornen, was evolutionär sinnvoll ist. Drohte in grauer Vorzeit Gefahr in Form von wilden Tieren, musste der Urmensch Gas geben – in kürzester Zeit von null auf hundert. Hunger? Schmerzen? Müdigkeit? Spielte alles keine Rolle. Adrenalin schoss durch die Blutbahnen und machte ihn im Handumdrehen topfit. Nach dem Jagen oder Gejagtwerden war der Urmensch (wenn er überlebte) völlig fertig, hatte alle Stresshormone abgebaut und konnte sich erst einmal ausruhen. Das kennen wir auch heute noch. Wenn es emotional richtig hoch hergeht (statt des Mammuts greift der Chef mit Gebrüll an), kriegen einige eine Zeit lang kaum noch etwas herunter. Andere aber reagieren in emotionalen Notständen mit einem Riesenbedürfnis nach essbaren Stärkungen. Oft wird die Grundlage dafür schon in der Kindheit gelegt. Eltern verteilen Süßigkeiten zum Trost oder entziehen sie zur Strafe. Kinder lernen, dass Essen helfen kann, wenn man sich einsam oder schlecht behandelt fühlt. Sie versuchen dann, ihren Kummer wegzuessen. Vor allem, wenn dieses Verhalten schon lange eingefahren ist, lässt es sich nur schwer ändern. Hier sind andere Entspannungsmöglichkeiten gefragt – und zwar solche, die frei von Kalorien sind.

Das Ziel: ein gesunder Wechsel aus An- und Entspannung

Wichtig: Verbannen Sie nicht jeden Stress aus Ihrem Leben, um schlank zu werden. Denn der Druck hat auch seine guten Seiten. Er macht uns fit und leistungsfähig, sorgt dafür, dass das Leben interessant ist und Spaß macht. Guter Stress erzeugt eine angenehme Spannung. Stehen Anspannung und Entspannung in einem ausgeglichenen Verhältnis zueinander, fühlen wir uns richtig wohl. Problematisch wird es nur, wenn Aufgaben sich nicht bewältigen lassen, wenn Druck nicht mehr aufhört oder zu oft auftritt. Das führt zu Angst, Überforderung, Unzufriedenheit oder dem Gefühl von Hilflosigkeit, aus dem negativer Stress entsteht. Der ist dann keine tolle Herausforderung mehr, sondern ein echtes Problem. Abhilfe muss her.

Rituale

Entwickeln Sie kleine Rituale, die Ihnen in der Zeit der Ernährungsumstellung Sicherheit bieten und Zeiten für Entspannung festlegen. Das kann ein kurzes Innehalten mit einer Tasse Tee am Morgen oder ein bisschen Musik bei Kerzenschein sein. Es ist auch schon erholsam, wenn Sie zwischendurch mal kurz die Augen schließen und bewusst tief ein- und ausatmen. Wichtig ist, dass diese feierlichen Momente regelmäßig wiederholt werden. So lässt sich das Auf und Ab der Gefühle besser aushalten. Das Wissen um die Wiederkehr versetzt Sie in eine angenehme Stimmung. Rituale helfen, Veränderungen bewusst wahrzunehmen und sich auf das Eigentliche zu besinnen. Zum Beispiel:

Ab ins Grüne: Der Wald tut gut

Diese Entstressungsmaßnahme ist von zeitlosem Zauber. Gehen Sie einfach nach draußen, wenn Ihnen alles zu viel wird. Selbst wenn der Wald nicht gleich vorm Haus beginnt, kann ein kleiner Park in der Nähe oder ein kleiner Garten zur ganz natürlichen Erholungsstätte werden. Schon seit Jahrhunderten fühlen Menschen sich in der Umgebung von Bäumen wohl. Ein Spaziergang durch den Wald hat therapeutische Wirkung für Gestresste. Grüne Bäume vermitteln Ruhe, Glück und Zufriedenheit. Unsere Wälder sind in der Lage, Stress zu lindern und unsere körperliche und seelische Gesundheit zu fördern. Unter den Wipfeln sinkt der Blutdruck, das Herz schlägt ruhiger, gute Gefühle steigern sich, das Immunsystem wird gestärkt. Und das schon in sehr kurzer Zeit: Bereits nach fünf Minuten im Garten, im Park oder im tiefen Wald steigt die Stimmung. Eine Stunde in der Natur ist ein Segen.

Forscher fanden heraus, dass der menschliche Körper fast doppelt so viele gute »Killerzellen« bildet, wenn er zwölf Stunden unter Bäumen sein darf. Diese Zellen gehören zum Immunsystem und zerstören kranke Körperzellen. Sie werden von sogenannten Phytonziden dazu angeregt. Das sind Substanzen, mit denen die Bäume sich vor Krankheitserregern schützen. Der Erholungseffekt eines Spaziergangs im Grünen ist auch psychologisch erklärbar: Der Mensch ist in der modernen Welt ständig abgelenkt, Geräuschen ausgesetzt, seinen digitalen Geräten ausgeliefert. Unbewusst fühlt er sich in diesem Zustand angreifbar und geht in Abwehrhaltung. Das ist anstrengend und macht auf die Dauer müde. Ein Aufenthalt in der Natur hingegen schafft Ausgleich zur Reizüberflutung.

Tipp: Wenn Sie leichtes Ausdauertraining (Walken oder Laufen) im Grünen machen, haben Sie an Ihrem perfekten Tag gleich zwei tolle Taten in einer Zeiteinheit erledigt.

Mach doch mal das Handy aus!

Leichter gesagt als getan. Die digitale Welt dringt immer tiefer in die reale Welt ein. Zwei von drei Berufstätigen sind auch im Urlaub erreichbar. Ein Drittel der Deutschen greift reflexartig zum Smartphone, wenn sich eine freie Minute ergibt. »Ich weiß, dass das nervt, aber ich kann nicht anders.« Wer seinen PC, das Tablet oder das Handy anschaltet, um abzuschalten, weiß in der Regel, dass das nicht gut ist, tut's aber trotzdem (»ich muss ja nur mal eben was gucken«). Das ist ein bisschen wie mit Süßigkeiten. Besser wäre es ohne, aber wenn sie schon mal da sind, müssen sie auch schnell weg, damit Ruhe herrscht.

Dass die ständigen Blicke auf Bildschirme stressen, ist erwiesen. Empfehlungen wie »Bleib doch einfach mal zwei Wochen offline« helfen nicht weiter, weil die Umsetzung unrealistisch ist – selbst wenn die digitale Abstinenz dringend nötig wäre. Die Angst, etwas zu verpassen, macht dann so nervös, dass ans Runterkommen gar nicht zu denken ist. Deshalb sollten Sie es mit ein paar Befreiungsmaßnahmen versuchen, die zu schaffen sind. Legen Sie feste Zeiten als persönliche Online-Sprechstunden fest, sodass Sie sich ansonsten jeweils auf die Dinge konzentrieren können, die Sie gerade tun. Nachrichtenjunkies können mit zwei Offline-Stunden am Stück anfangen und dann versuchen drei daraus zu machen. Erholsam wird's, wenn Sie zum Beispiel nur je einmal morgens, mittags und abends abarbeiten, was aufgelaufen ist. Niemand braucht beim Training schnellen Zugriff ins Internet. Wer an einem Projekt arbeitet, sollte sich nicht durch ständiges Piepsen ablenken lassen. Während einer Hauptmahlzeit muss nicht auf der Tastatur herumgetippt werden. Studien konnten belegen, dass schon diese kleine Form der digitalen Enthaltsamkeit dazu führt, dass man besser abschalten kann. Geradezu tröstlich ist die Erkenntnis danach: Es fehlt mir eigentlich nichts, wenn ich nicht ständig klicke.

Konzentration auf die eigene Atmung

Sie wissen nicht so recht, wie echte Entspannung eigentlich geht? Dann versuchen Sie es mal mit professionellen Methoden aus den Bereichen Atemtechnik oder Meditation. Hier gibt's kurze Einführungen. Wenn Sie mehr machen möchten, sollten Sie einen Kurs besuchen, in dem Sie genau angeleitet werden.

Wenn es richtig rundgeht um uns herum, wissen wir manchmal nicht mehr, wo uns der Kopf steht. Sieben Aufgaben schreien gleichzeitig, dass sie erledigt werden wollen. Wo soll ich bloß anfangen, geschweige denn aufhören? Vor lauter Aufregung geht gar nichts mehr. Jetzt heißt es: »Stopp!«

Gleichgültig, an welcher Aufgabe Sie gerade sind, lassen Sie alles stehen und liegen, was Sie umgibt. Suchen Sie sich einen ruhigen Ort, an dem Sie allein sind. Setzen oder – wenn es geht – legen Sie sich hin. Schließen Sie die Augen. Um den Druck von außen auszuschalten, müssten Sie jetzt eigentlich bewusst an nichts denken. Das ist aber schwer, weil allein die Gedanken darüber, was »nichts« sein könnte, schon wieder zu neuen Grübeleien führen. Also konzentrieren Sie sich auf etwas wenig Spannendes: auf Ihre Atmung. Das führt tatsächlich in einen Zustand, den man mit Gedankenleere vergleichen kann. Zusätzlich lösen sich verspannte Muskeln.

Atmen Sie bewusst tief und langsam ein und aus. Machen Sie zwischen den einzelnen Zügen eine kurze Pause. Dann geht's weiter. Dabei hebt und senkt sich der Bauch mit jedem Atemzug. Spüren Sie, wie die Luft Ihren Körper durchströmt und wieder verlässt. Durch den Ortswechsel und die veränderte Haltung wird es zusätzlich leichter, sich von quälenden Gedanken und stressauslösenden Gefühlen zu verabschieden. Machen Sie das Ganze zehn Minuten lang, und Sie werden sich besser fühlen. Auch zum Einschlafen kann dies helfen.

Tipp: Sie haben nicht mal zehn Minuten? Dann versuchen Sie es mit einer erfrischenden Blitzentspannung: Augen zu, jetzt fünf Sekunden langsam durch die Nase ein- und genauso lange durch den Mund wieder ausatmen. Holen Sie tief Luft und pusten Sie die Luft beim Ausatmen so fest wieder heraus, dass Sie damit eine Kerze löschen könnten. Die Aktion wirkt schon nach ein paar Atemzügen entspannend.

Tipp: Wenn Sie auch dem Körper etwas Gutes tun wollen, erholen Sie sich, indem Sie Ihre Muskeln abwechselnd an- und entspannen. Das klappt am besten im Liegen, geht aber auch im Sitzen oder Stehen.

Sie beginnen mit ein paar tiefen Atemzügen. Danach wird der ganze Körper mit allen Muskeln, die Sie beeinflussen können, fest angespannt. Eine halbe Minute halten. Dann wieder entspannen. Das Gleiche machen Sie ein zweites Mal, bevor Sie zum Abschluss erneut tief durchatmen. Wenn Sie es richtig machen, werden Sie eine wohlige Wärme spüren. Der Körper fühlt sich auf angenehme Weise schwer an. Der Trick dahinter: Zuerst wird Blut in die Gefäße gepumpt. Die erweitern sich dadurch. Wenn die Muskeln dann nicht mehr angespannt sind, können die Gefäße mehr Blut aufnehmen. Sie fühlen sich wie frisch aufgetankt mit Energie.

Tipp: Auch Massagen wirken gegen zu viel Druck. Typische Stressanzeichen wie Brummschädel oder verspannter Nacken lassen sich mit leichten Kopfmassagen lindern. Massieren Sie die Kopfhaut mit Öl und bewegen Sie sie etwa fünf Minuten lang hin und her. Zum Abschluss die Ohrläppchen zwischen Daumen und Zeigefinger nehmen und durchkneten. Wer mehr will, nimmt sich gleich den ganzen Körper etwa zehn Minuten lang für eine entspannende Ölung vor – am besten in der Badewanne. Da darf's ruhig kleckern.

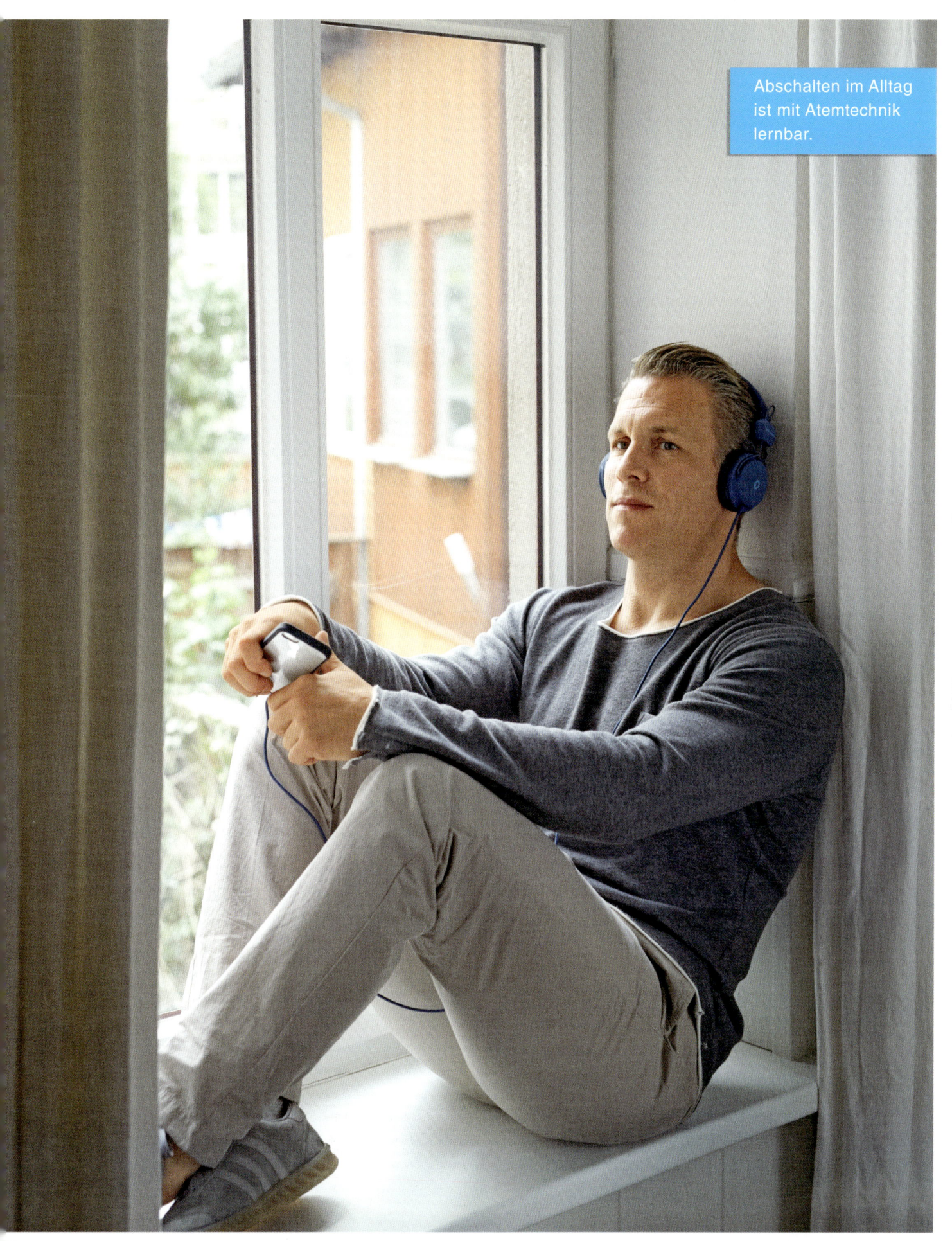

Abschalten im Alltag ist mit Atemtechnik lernbar.

Richtig einkaufen

Sie sind überzeugt, dass Sie selbst bestimmen, was in Ihrem Einkaufskorb landet? Dann achten Sie im Supermarkt mal genau auf all die Verführungen, die Sie umgeben. Sie werden schnell feststellen: Hier wird fast nichts dem Zufall überlassen. Licht, Geräusche, Bilder, Düfte, die Temperatur – die Einkaufsparadiese sind so eingerichtet, dass ihre Kunden sich darin wohlfühlen. Wenn Sie mit dem guten Vorsatz antreten, nur das zu kaufen, was Sie brauchen, was gesund ist und schmeckt, müssen Sie ständig gegen Widerstände kämpfen. Die Schokolade ist heute Sonderangebot. »Wenn ich drei kaufe, ist die einzelne Tafel billiger. Ein bisschen Vorrat kann nicht schaden. Ich muss ja was haben, wenn Besuch kommt.« Erklärungen finden sich im Nu. Und die Werbebilder versprechen noch viel mehr als Sattwerden. Mit dem richtigen Bier finde ich Freunde. Mit der Lolli-Tüte mache ich die Kinder glücklich. Der teure Kaffee wird für Harmonie beim Sonntagsfrühstück sorgen. Solche Entscheidungen sind schnell gefällt, wenn es den Marktbetreibern gelingt, die Verbraucher über die Emotionen anzusprechen. Da ist die Liste mit den Basics schnell vergessen. Die Hälfte aller Kaufentscheidungen wird spontan gefällt. Der einkaufende Mensch ist manipulierbar.

Besonders trickreich: Die ungesunden Lebensmittel machen am lautesten auf sich aufmerksam. Schließlich muss der Kunde ja überzeugt werden, etwas zu kaufen, was er eigentlich gar nicht will und nicht braucht. Wer das durchschaut, hat den ersten Schritt zum besseren Einkaufen schon gemacht. Ein guter Einkauf muss geplant werden (das ist nicht schwer), und dann muss man sich auch an den Plan halten (das ist die Kunst).

Den Einkauf planen

Ob ein Papierzettel oder die digitale Variante auf dem Smartphone – machen Sie sich zu Hause eine Einkaufsliste, die sich an der Ernährungsuhr orientiert. Hier hilft die »80-Prozent-Regel«.

Die 80-Prozent-Regel

Das heißt, dass 80 Prozent des Einkaufs unbearbeitete Lebensmittel sein sollten, die ohne Zusatzstoffe, ohne lange Zutatenlisten und ohne Werbeverpackungen mit zweifelhaften Gesundversprechen auskommen. Mit einem Korb voll Obst oder Gemüse verpflichten Sie sich, zu Hause selbst etwas daraus zu machen. Wenn dann keine Fertigpizza im Tiefkühlfach ist, kommen Sie gar nicht drum herum. Ein bisschen Druck von außen fördert die Selbstdisziplin.

Durchschauen Sie die Verführungstricks

Selbst die Einteilung der einzelnen Supermarktabteilungen ist psychologisch durchdacht. Was liegt wo? Warum werden wir links herum durchgeführt? Wonach greifen wir zuerst? Und was darf weiter hinten liegen? Tests haben gezeigt, dass Kunden sich wohler fühlen (also mehr kaufen), wenn der Supermarkt »linksdrehend« eingerichtet ist. Die Umsätze sind bei diesem Modell höher. Vermutlich liegt es daran, dass der rechte Arm in der Linkskurve frei bleibt, um ins Regal zu greifen. Dass die Einkaufswagen oft überdimensioniert sind, hat Folgen für das eigene Verhalten. Wer eine Tüte Äpfel und zwei Liter Milch im »Großraumwagen« zur Kasse schiebt, hat das Gefühl, die Kapazitäten nicht richtig auszunutzen, wenn er unterwegs nicht noch etwas dazupackt. Also wird mehr gekauft.

Beim Rundgang durch den Supermarkt die Ernährungsuhr im Kopf haben

Ein guter Start findet in der Abteilung Obst und Gemüse statt. Als Erstes geht's also beim Rundgang in die Frischeabteilung. Die liegt direkt am Eingang. Sie soll unbedingt einen guten Eindruck machen und beim Anblick von gesundem, knackigem Obst und Gemüse das Gefühl vermitteln: Hier bin ich richtig. Hier sieht alles appetitlich aus. Hier stimmt die Qualität. Das fängt ja gut an. Sehr praktisch, dass Sie gleich am Anfang in der Abteilung sind, die ohnehin die wichtigste für eine gesunde Ernährung ist. Hier dürfen Sie kaufen, was und wie viel Sie wollen. Selbst Discounter bieten mittlerweile viel Auswahl. Halten Sie Ausschau nach regionalem Obst und Gemüse. Achten Sie darauf, was gerade Saison hat (siehe auch Seite 47), und bevorzugen Sie die Biovarianten.

Stolperfallen

Auch zum Kühlregal zieht es fast jeden Kunden. Das liegt meist am Ende des Ladens, damit die Verbraucher auf dem Weg dorthin an Regalen vorbei müssen, die nicht unbedingt Pflicht sind, aber gerne mitgenommen werden: Kaffee, Marmelade, Nudeln, Mehl, Müsli und Co. regen zu ungeplanten Zwischenstopps an. Arbeiten Sie Ihren Einkaufszettel zwischen diesen Regalen gezielt ab. Sie brauchen nur das, was zu Hause gerade fehlt, und nicht die Sonderangebote des Händlers.

Kühltheke

Die Kühltheke ist der nächste Bereich, in dem Sie gezielt zugreifen sollten. Eiweißlieferanten wie Milchprodukte, Fisch und Fleisch machen ebenso wie Obst und Gemüse einen Großteil Ihres Einkaufs aus. Ob Joghurt, Kefir, Milch, Molke, Dickmilch, Quark (alles in der Naturvariante ohne Zucker, Streusel, Früchte, Pudding, Schoko & Co.) und Käse in vielen verschiedenen Sorten – im Kühlregal hocken die proteinreichen gesunden Sattmacher.

Fleisch

Wenn Sie kein Vegetarier oder Veganer sind und nicht beim Schlachter um die Ecke, auf dem nächsten Biohof oder im Biohandel einkaufen, werden Sie auch an der Fleischtheke stehen bleiben. Hier gilt: Klasse statt Masse. Kaufen Sie kein abgepacktes Pfund Hack, das billiger ist als eine Dose Katzenfutter. Fragen Sie nach, woher das Fleisch kommt. Auch in Supermärkten gibt es mittlerweile Biofleisch. Naturschutzverbände appellieren immer wieder an die Verbraucher, Wurst, Fleisch und Fisch im Fachhandel und in Bioläden zu kaufen, um ein Zeichen zu setzen gegen Fleischüberfluss, Preisdruck und Massentierhaltung.

Fisch

Fisch ist ebenfalls eine hochwertige Eiweißquelle – vor allem fettreicher. An der Frischetheke kaufen Sie den nicht als Fischstäbchen oder dick ummantelt mit Knusperpanade, sondern so, wie die Natur ihn schuf – zum Backen, Braten, Grillen oder Kochen zu Hause. Lachs, Makrele oder Hering haben zwar mehr Kalorien, aber dafür besonders wichtige Fettsäuren. Setzen Sie auch auf Qualität statt auf Schnäppchenpreise. Zu den wichtigsten Umwelt- und Nachhaltigkeits-Siegeln für frische Fische gehören MSC-Siegel, ASC-Siegel, der Anbauverband von Biofisch aus Aquakulturen »Naturland Aquakultur« und das Bioland-Siegel.

Tiefkühltruhe = Schatzkiste

An der Tiefkühltruhe sollten Sie nicht vorbeimarschieren. Hier frieren ungeahnte Schätze für eine sinnvolle Vorratshaltung. Gemüse, Kräuter, Obst, Fleisch und Fisch bleiben im Froster frisch und gesund, solange es sich um Tiefkühlprodukte ohne Zusätze handelt. Ob Erbsen oder Himbeeren: Wird Obst und Gemüse nach dem Ernten sofort gefroren, bleiben Vitamine und Mineralstoffe erhalten. Tiefgekühlt eignet sich Frisches auch zum Lagern. Im Winter ersetzt es Obst aus dem Süden, das

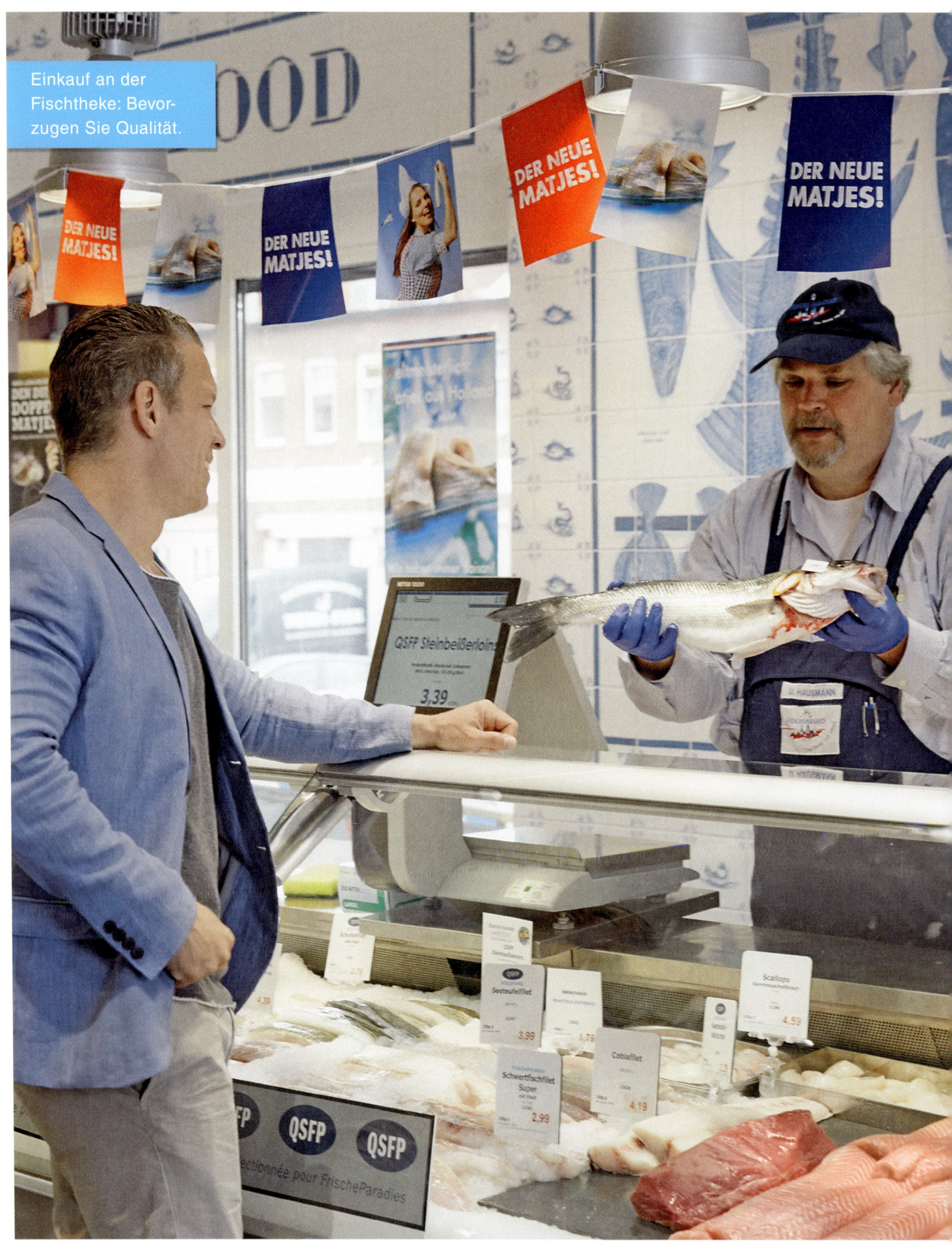

Einkauf an der Fischtheke: Bevorzugen Sie Qualität.

sonst lange Transportwege hinter sich bringen müsste. Wichtig: Um besonders viele Nährstoffe beim Auftauen zu erhalten, kommt TK-Gemüse direkt in den Kochtopf und wird nur gedünstet. Andere Lebensmittel (zum Beispiel Fleisch oder Fisch) sollten langsam – am besten über Nacht – im Kühlschrank auftauen und der abtropfende Saft sollte sofort separat aufgefangen werden.

Süßigkeiten mit Vorsicht genießen

Ob Sie die Abteilung Kekse, Kuchen, Süßigkeiten überhaupt noch betreten, ist Ihre Entscheidung. Wer seine perfekten Tage besser ohne Naschvorräte durchhält, sollte einfach einen weiten Bogen um die Regale mit den Zuckersachen machen. Wer es schafft, die Leckereien zu lagern, ohne dass sie zu Fressattacken führen, darf den Einkaufswagen vorfahren und gemäßigt befüllen. Am besten nur für kleine Imbisse nach dem Frühstück oder Mittagessen. Und nicht vergessen: Gesunde Bonbons gibt es nicht. Aber es gibt ungesunde und sehr ungesunde. Behalten Sie diese Abstufung bei der Auswahl im Kopf.

Knabbereien nicht beachten

Auch die Knabberabteilungen sind mit Vorsicht zu genießen. Die Tatsache, dass Nüsse gesund sind, sollte nicht zu gesalzenen und gerösteten Erdnüssen führen. Das Wort Paprika auf der Paprikachipstüte ist keine Rechtfertigung zum Kaufen. Und Nüsse, die sich in Nussschokolade verstecken, zählen auch nicht zu den gesunden Snacks. Die guten Nüsse liegen meist woanders: Bei den Backzutaten, an Snackständen in der Frischeabteilung oder zwischen Konserven und Fertigsuppen. Sie sind unbehandelt, bestehen zum größten Teil aus einfach und mehrfach ungesättigten Fettsäuren, enthalten Vitamine, Ballast- und Mineralstoffe, Spurenelemente und Eiweiß. Besonders empfehlenswert sind Walnüsse. Wegen des hohen Kaloriengehalts gilt auch hier: Genießen Sie in Maßen.

Tipp: Nüsse sollten frisch auf den Tisch. Achten Sie aufs Haltbarkeitsdatum. Gut zu wissen, wenn Sie sich Vorräte anlegen wollen: Nüsse kann man einfrieren.

Tipps für besseres Einkaufen

Auch wenn Sie es fast täglich machen: Überdenken Sie Ihr Verhalten, das Sie an den Tag legen, wenn Sie Ihren Kühlschrank und Ihre Vorratskammer wieder auffüllen wollen und sich auf den Weg zum nächsten Wochenmarkt oder Supermarkt machen. Dazu sollten Sie natürlich als Erstes wissen, was Sie noch zu Hause haben und wie lange es haltbar ist. Eine gewisse Ordnung im Vorratsschrank ist durchaus zu empfehlen, kann man doch sofort sehen, was noch da ist. So vermeidet man unnötige Doppeleinkäufe.

Planung

Planen Sie den Einkauf passgenau. Überlegen Sie sich die Speisen, die Sie zubereiten wollen, und kaufen Sie dafür gezielt ein.

Einkaufstaschen richtig auswählen

Nehmen Sie also nur so viele Taschen oder Körbe mit, dass Sie darin alles unterbringen können, was auf Ihrer Liste steht. Verzichten Sie auf Plastiktüten. Nicht nur, damit Sie nicht zu viel kaufen, sondern auch der Umwelt zuliebe. Wenn es im Sommer sehr heiß ist, können Sie auch eine kleine Kühltasche mit zum Einkaufen nehmen, um darin dann die frischen Produkte aus den Kühlregalen und der Tiefkühltruhe zu transportieren.

Bar bezahlen

Das gilt auch fürs Geld: Wenn Sie es in passender Menge mitnehmen und bar aus dem Portemonnaie ziehen müssen, gehen Sie achtsamer damit um. Studien belegen, dass Kartenzahler mehr kaufen, weil das Bezahlen mit Plastikgeld nicht so wehtut. Sie können auch ein Haushaltsbuch führen, damit Sie die monatlichen Ausgaben im Blick behalten.

Ohne Auto

Erledigen Sie Ihre Einkäufe zu Fuß oder mit dem Fahrrad. Das ist einerseits ein bisschen Ausdauer- und Muskeltraining nebenbei, andererseits begrenzt es die Kauflust. Wer will schon unnötig viel schleppen?

Satt sein

Gehen Sie nicht hungrig zum Einkaufen. Ein Loch im Bauch führt zu unbedachten Käufen, die Sie später bereuen. Wenn es Ihnen möglich ist, gehen Sie gleich nach dem Mittagessen einkaufen und bringen Sie die Ware sofort nach Hause zur richtigen Lagerung.

Keine Hamsterkäufe

Machen Sie Schluss mit Hamsterkäufen. Zugegeben, es kann ökonomisch sein, viel zu kaufen, wenn große Mengen vergleichsweise billiger sind. Aber brauchen Sie wirklich große Mengen an Chipstüten oder Fertigkuchen? Denken Sie daran: Wenn das Zeug erst einmal im Haus ist, wird es auch gegessen. Das Argument »Ich muss ja was haben, wenn überraschend Besuch kommt« ist meist vorgeschoben. Die Besuchervorräte landen dann in schwachen Momenten doch im eigenen Magen. Oder werden – wenn Sie tatsächlich standhaft bleiben – irgendwann von ihrem Verfallsdatum eingeholt. Und weil Sie nichts wegwerfen wollen, müssen sie durch rechtzeitiges Aufessen davor gerettet werden.

Kleingedrucktes lesen

Achten Sie auf die Zutatenliste. Sie müssen nicht jeden komplizierten Begriff verstehen, der klitzeklein aufs Etikett gedruckt ist. Häufig sind das nichts anderes als Tarnnamen für Zucker, schlechte Kohlenhydrate oder Konservierungsmittel. Je kürzer die Liste, desto besser. Bis zu fünf Bestandteile sind okay. Steht mehr drauf, sollten Sie das Produkt im Regal stehen lassen. Auch sollten Sie wissen, dass die Zutatenliste alle Zutaten in absteigender Reihenfolge ihres Gewichtsanteiles aufführt. Wenn also Zucker an erster Stelle steht, dann wissen Sie, dass das entsprechende Produkt vor allem aus Zucker besteht.

Wachsam sein

Lassen Sie sich nicht verwirren. Immer mehr Nahrungsmittel werden mit Aufschriften wie »glutenfrei« oder »vegan« beworben, weil die Verbraucher glauben, dass sie damit die gesündere Variante kaufen. Glutenfreie Lebensmittel sind eigentlich für Menschen mit Magen-Darm-Beschwerden gedacht. Wer keine Unverträglichkeiten hat, braucht sie nicht. Werbestrategen suggerieren damit, dass ein Produkt mit Glutenfrei-Button besonders gesund und wertvoll ist. Glutenfreies Mineralwasser, laktosefreier Tee oder vegane Äpfel sind genauso absurd wie eine Gurke mit Fettfrei-Stempel.

Kräuter

Keine Angst vor Kräutern. Sie peppen vor allem Gemüse sehr gut auf und sind vielseitig einsetzbar. Wichtig zu wissen: Harte Kräuter wie zum Beispiel Rosmarin, Thymian oder Salbei werden in Saucen mitgekocht, um ihr Aroma abzugeben, und danach wieder rausgefischt. Weiche Kräuter wie Basilikum, Estragon, Petersilie oder Minze streuen Sie nach dem Kochen übers Essen. Sie würden ihr feines Aroma bei Hitze verlieren.

Müsli

Vorsicht beim Müslikauf. Da wird Ihnen häufig ganz viel Zucker untergejubelt, der dann in dem Irrglauben »Müsli ist ja gesund« durchrauscht wie Süßigkeiten. Glaubt man der Werbung, ist jeder Mix leicht, ausgewogen, ballaststoffreich, voller Vitamine und verspricht einen tollen Start in den Tag. Doch vor allem Fertigmischungen können echte Kalorienbomben sein. Bezeichnungen wie Crunchy, Crispies oder Loop sind verdächtig. Wenn Sie Schokostreusel, Nougatflakes oder gefüllte Getreidekissen mit Puderzucker erkennen, lassen Sie die Packung besser liegen. Faustregel: Je lauter es beim Kauen knirscht und cruncht, desto mehr Kalorien hat das Müsli. Wer sicher sein will, was drin ist, macht sein Müsli am besten selbst. Ein Mix aus Vollkorngetreideflocken (zum Beispiel Haferflocken), frischem Obst und Joghurt oder Milch ist perfekt.

Das tägliche Brot

Auch beim Brot ist der kleine Ernährungsdetektiv in Ihnen gefragt. Lassen Sie sich nicht verunsichern, wenn Brothersteller ihr abgepacktes Weißbrot als »Fitmacher« verkleiden, indem sie das einfach draufschreiben. Es ist auch nicht so, dass dunkles Brot gesünder ist als helles. Das wahre Gesundheitsgeheimnis verrät die Zutatenliste. Steht dort »Vollkorn« ganz oben, sind Sie auf der sicheren Seite. Echtes Vollkornbrot muss mindestens zu 90 Prozent aus Vollkornmehl bestehen. Scheuen Sie sich nicht, bei unverpackten Produkten den Verkäufer danach zu fragen. Oder Sie machen einen schnellen Test: Wenn Sie in Vollkornbrot drücken, federt der Teig sofort zurück. Bei Weiß- oder Mischbroten bleibt er eingedrückt.

Zu guter Letzt

Übrigens: Es gibt auch leicht verpackte Produkte, die Sie ruhig in größeren Mengen kaufen können. Denn sie sind nicht so schlecht wie ihr Ruf. Dazu gehören zum Beispiel Gemüse- und Fleischfonds im Glas für schnelle Saucen oder Suppen. Sie können einfach frisches Gemüse hineinschnippeln. Tomaten aus der Dose enthalten mehr gesundes Lycopin als frisch geerntete. Ein paar Tomatenbüchsen sollten Sie deshalb immer auf Lager haben. Auch Dosen mit Hülsenfrüchten passen in die Schlankküche. Erbsen, Linsen oder Bohnen müssen dann nicht mehr lange gekocht oder eingeweicht werden, enthalten aber trotzdem noch genug Eiweiß und Ballaststoffe. Außerdem sind sie eine gute Basis für schnelle Eintöpfe mit frischen Zutaten.

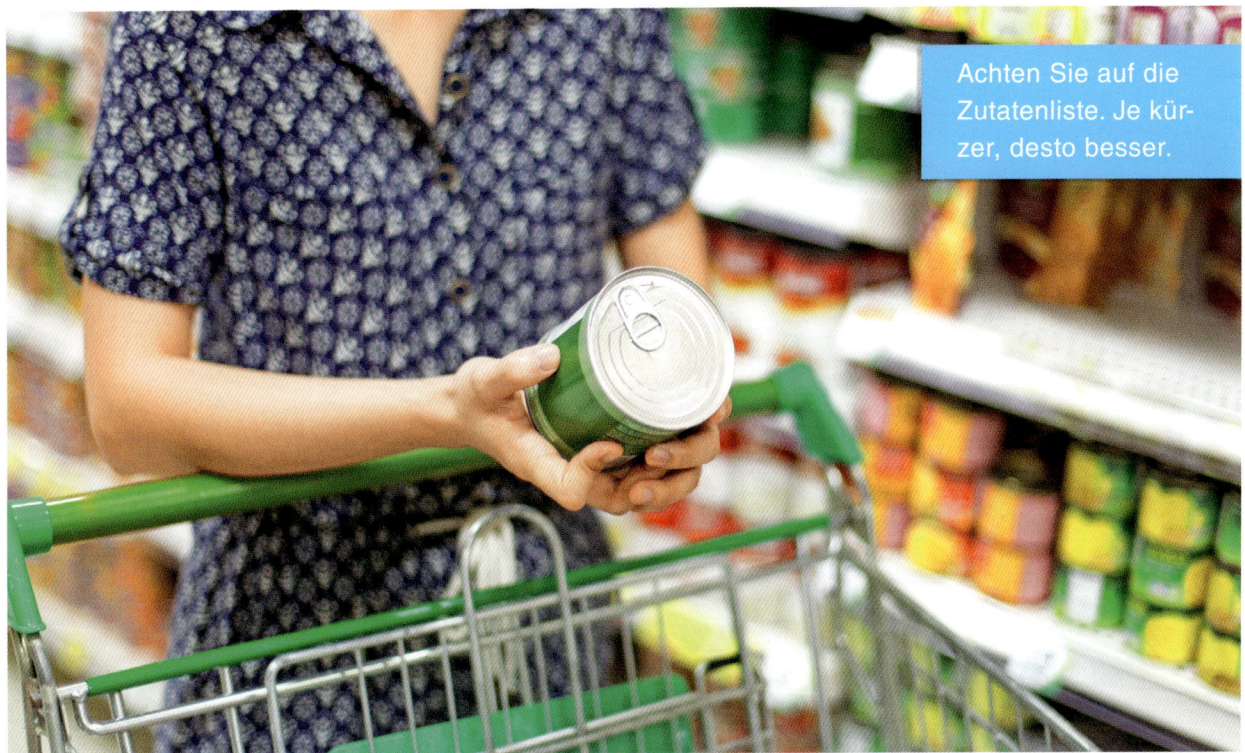

Achten Sie auf die Zutatenliste. Je kürzer, desto besser.

Über Nacht regenerieren

Ganz natürlich zu neuen Kräften: Während wir schlafen, regenerieren sich Körper und Seele. Nur wer gut schlummert, kann auch gute Leistungen vollbringen – und sogar über Nacht ein bisschen schlanker werden. Ein Drittel unseres Lebens verbringen wir im Schlaf. Klingt nicht besonders spannend, ist es aber. Denn in der nächtlichen Ruhephase passieren viele tolle Dinge in unserem Körper, ohne dass wir es merken. Der Organismus baut Stoffwechselprodukte ab. Das Immunsystem läuft auf Hochtouren und stärkt die Abwehrkräfte. Wir verbrennen Fett – und zwar besonders viel, wenn wir viele Muskeln haben. Denn die Muckis arbeiten durch. Verzichten wir abends auf Kohlenhydrate, beschleunigt das die Fettverbrennung. Der Organismus baut schneller Fett ab, wenn er sich nicht erst mit den Kohlenhydraten befassen muss, die sonst immer zuerst verbrannt werden.

Hormone reduzieren Hungergefühl

In der Nacht geschieht aber noch mehr: Es werden wichtige Hormone produziert, die für Nachtruhe sorgen, indem sie zum Beispiel das Hunger- und Durstgefühl herunterfahren. Andere Hormone lassen Wunden heilen und Gewebe wachsen. Nicht nur der Körper ruft nach einem langen Tag nach Erholung. Auch der Kopf braucht eine ausreichende nächtliche Pause, um am nächsten Tag wieder konzentriert, gut gelaunt und voller Ideen zu sein. Gut zu wissen, dass Schlaf auch schlau macht. Unbemerkt wiederholen wir in der Nacht alles, was am Tag gelernt wurde. Hat man richtig ausgeschlafen, sitzt das neu erworbene Wissen am nächsten Morgen viel besser.

Ein schlauer Schachzug der Natur: Wenn wir krank sind, können wir viel mehr schlafen als sonst. Der Körper gibt uns eine Extraportion zur Regeneration. Er hat dann mehr Zeit und Kraft, gegen die Krankheit zu kämpfen. Geht's wieder besser, steigt man automatisch aus dem Bett.

Wenn wir nicht regelmäßig schlummern, droht Ungemach: Schläft jemand zu wenig, gerät der Stoffwechsel aus dem Takt. Schlafmangel macht auf die Dauer krank – und hungrig. Denn wenn die Regenerationszeit nicht ausreicht, zieht der Hormonhaushalt seine Konsequenzen. Es werden mehr appetitanregende Hormone produziert, die dazu führen, dass wir mehr essen.

Sieben bis acht Stunden Schlaf sind optimal

Wie viel Schlaf ist optimal für die Gesundheit? Weniger als fünf Stunden sollten es nur in Ausnahmefällen sein. Langfristig reicht das nicht. Erwachsene brauchen regelmäßig sieben bis acht Stunden. Die Idee »Je mehr, desto besser« oder »Super, dann schlafe ich länger und werde noch gesünder, fitter und schlanker« wäre zwar logisch, funktioniert aber nicht. Zumindest statistisch gesehen, verkürzt das sogar die Lebenserwartung.

Tipps für gesunden Schlaf

Um den nächtlichen Frieden ist es bei uns nicht gut bestellt. Fast die Hälfte aller Deutschen kann sich nicht einfach hinlegen und in den Schlaf versinken. Die Betroffenen fühlen sich morgens wie gerädert. Für 20 Prozent der Bevölkerung sind schlaflose Nächte sogar normal. Doch bevor Sie zu Tabletten greifen, sollten Sie es mit natürlichen Mitteln versuchen. Damit Sie gut in den Schlaf und schlank durch die Nacht kommen, können Sie einiges mehr tun, als sich nur eine Wärmflasche auf den Bauch zu legen.

Essen Sie nicht direkt vorm Einschlafen

Mit vollem Magen schläft es sich schlecht. Legen Sie die letzte Mahlzeit so, dass Sie weder vollgestopft noch mit knurrendem Magen ins Bett gehen. Optimal: Drei bis vier Stunden vor dem Zubettgehen nicht mehr essen.

Aufstehen bitte

Bevor Sie sich gequält lange hin- und herwerfen, weil das Einschlafen einfach nicht klappen will, sollten Sie aufstehen und etwas zur Ablenkung tun. Das darf ruhig langweilig sein, damit es schön müde macht. Legen Sie sich erst in die Federn, wenn der Körper danach verlangt.

Low Carb mit Betthupferl

Wer ohne Kohlenhydrate nicht einschlafen kann, entscheidet sich für low carb statt no carb am Abend und gönnt sich noch ein kleines (!) Betthupferl als Schlummerhilfe. Eine Tasse Milch mit Honig, ein Vollkornkeks oder eine halbe Banane reichen aus.

Glauben Sie nicht an den Alkoholtrick

Sie hätten Lust, ins Bett zu gehen, aber die nötige Bettschwere lässt noch auf sich warten? Dann bekommen Sie häufig einen vermeintlich guten Tipp: »Trink doch noch ein Glas. Danach geht's besser.« Das stimmt leider nicht, beziehungsweise nur bei sehr geringen Mengen. Vielleicht fällt das Einschlafen nach zwei Gläsern Bier leichter, doch Sie werden schlechter durchschlafen, öfter aufwachen – und der Alkohol bremst die Fettverbrennung aus. Der Körper kommt kaum zur Ruhe, weil er den Alkohol abbauen muss. Außerdem kommen die Tiefschlaf- und Traumphasen durcheinander, wenn

man benebelt einschläft. Das macht die Nacht sehr ungemütlich. Schweißausbrüche, Herzklopfen und nervendes Wachwerden sind die Folgen.

Licht aus, Handy raus

Das Smartphone ist mittlerweile ein beliebter Begleiter rund um die Uhr. Bei vielen findet der letzte Online-Check im Bett kurz vorm Einschlafen statt. Ausgeschaltet wird das Gerät gar nicht mehr (»Ich brauche es ja morgens als Wecker«). Wer das macht, stört sich selbst beim Schlafen. Das Gehirn bringt da nämlich etwas durcheinander. Es hält das Licht des Displays für Sonnenlicht und schickt Hormone los, die wach machen. Auch sonst sollte es nachts möglichst dunkel im Zimmer sein, damit die Produktion des Schlafhormons Melatonin ausgeglichen bleibt. Zur Not hilft eine Schlafmaske, wenn sich die Fenster im Raum nicht durch Gardinen oder Jalousien abdunkeln lassen.

Training mit zeitlichem Abstand

Sport ist ein guter Schlafförderer. Doch es kommt dabei auf den richtigen Zeitpunkt an. Wenn der Körper sich richtig schön müde geturnt hat, braucht er noch ein paar Stunden zum Herunterkommen. Deshalb sollte die letzte große Trainingsanstrengung lange genug zurückliegen.

Rechtzeitig herunterkommen

Hier was erledigen, da ein Konfliktgespräch, und dann noch schnell den Flur durchsaugen? Das ist Stress bis zum Einschlafen, den Sie besser vermeiden. Denn mindestens eine Stunde vorm großen Schlummern sollten Sie sich nicht mehr aufregen. Abspannen bei Musik oder ein leichter Spaziergang helfen beim Herunterkommen.

Ruhe bitte

Ein schnarchender Partner verbraucht über Nacht zwar mehr Kalorien als ein Leiseschläfer (die Sägerei ist nun mal anstrengend). Aber er stört die Liebsten genauso wie die eigene Gesundheit.

Denn in Verbindung mit Atemaussetzern kann es gefährlich werden. Damit Frieden im Schlafzimmer herrscht, helfen in hartnäckigen Fällen von nervtötendem Partnerröcheln Ohrstöpsel. Für die eigene Gesundheit sollten Schnarcher sich vom Arzt beraten lassen.

Keine unnötigen Wachmacher

Sie suchen noch nach guten Argumenten, mit dem Rauchen aufzuhören oder den Kaffeekonsum einzuschränken? Dann denken Sie an Ihren guten Schlaf. Genießen Sie den letzten Kaffee spätestens am frühen Nachmittag, wenn das sonst zu Einschlafproblemen führt. Auch Nikotin macht auf unerwünschte Weise nachtaktiv. Raucher wachen viermal müder auf als Nichtraucher.

Im Rhythmus bleiben

Was beim Essen guttut, gilt auch fürs Schlafen. Gehen Sie nicht ständig zu einer anderen Zeit ins Bett und wieder heraus, wenn keine Notwendigkeit dafür besteht, weil Sie zum Beispiel im Schichtdienst arbeiten. Halten Sie einen festen Rhythmus ein (möglichst auch am Wochenende).

Zimmer lüften

Sorgen Sie vor dem Schlafengehen noch für eine Extraportion Sauerstoff und öffnen Sie das Fenster Ihres Schlafzimmers so lange, bis Sie frische Luft im Zimmer haben. Lassen Sie im Winter das Zimmer dabei jedoch nicht unnötig auskühlen, da reichen 10 Minuten aus.

Kleine Rituale

Kleine Rituale erhalten die Freude am Zubettgehen. Vielleicht schreiben Sie am Ende des Tages auf, was Sie bewegt (das hilft, mit schlafverhindernden Gedanken abzuschließen). Was Kindern guttut, mögen auch Erwachsene: Ein Schlaflied oder ein kurzes Musikstück begleitet ins Land der Träume. Das darf aber nicht zu laut und nicht aufwühlend sein. Sanfte Klänge sind am besten geeignet – aus der Klassik oder der Loungemusik. Oder Sie legen sich auf den Rücken und entspannen durch tiefes Atmen nacheinander ganz gezielt Schultern, Brustkorb, Arme und Beine.

Schäfchenzählen zeitgemäß

Statt Schäfchen zu zählen, bringt diese Atemtechnik das vegetative Nervensystem ins Gleichgewicht, sodass das Einschlafen leichter wird: Legen Sie sich auf den Rücken und atmen Sie drei Sekunden lang ein und danach sechs wieder aus. Also doppelt so lange aus- wie einatmen. Die Konzentration aufs Zählen hält Stressgedanken fern.

Kein Grund zur Sorge

»Mist, ich bin ja schon wieder wach.« Wenn Sie mit solchen Gedanken mitten in der Nacht aufwachen, sollten Sie sich nicht unnötig aufregen. In einem Schlafzyklus durchleben wir verschiedene Phasen – vom leichten über den Tief- bis zum Traumschlaf. Alle Menschen wachen etwa alle eineinhalb Stunden kurz auf. Manche dösen sofort wieder ein und merken nichts davon. Andere erwachen für längere Zeit. Das ist kein Grund zur Sorge, die dann schlimmstenfalls schlaflos macht. Bleiben Sie also gelassen und denken Sie daran, dass das Aufwachen ganz normal ist.

Für Kaltfüßler

Für schlankmachenden Schlaf sollte das Zimmer nicht zu warm sein. Damit das nicht zu kalten Füßen führt, die die Nachtruhe empfindlich stören, einfach in kuschelige Schlafsocken schlüpfen.

Begeben Sie sich auf Traumreise

Verdrängen Sie lästige Gedanken an Probleme oder ungelöste Konflikte, indem Sie schöne Bilder visualisieren oder sich gute Erinnerungen ins Kopfkino holen. Malen Sie sich dafür zum Beispiel eine beruhigende Landschaft aus. Oder denken Sie an etwas, das Sie wirklich gerne tun, sodass gar kein Platz für störende Bilder bleibt.

Wohlige Wärme für die Nacht

Wärme wirkt wunderbar einschläfernd. Ein Bad in der heißen Wanne oder der Gang unter die warme Dusche bringt den Körper in einen entspannten Zustand. Man fühlt sich angenehm müde. Das Gehirn bereitet den Körper aufs Eindösen vor. Der Schlaf kommt dadurch nicht nur schneller, er wird auch besser.

Matratzenauswahl

Jeder hat nachts andere Bedürfnisse. Paare sollten sich deshalb nicht scheuen, auf getrennten Matratzen zu schlafen. Beim Kauf auf die Qualität achten. Auf einer guten Unterlage sinken Sie im Bereich der Hüften und Schultern so tief ein, dass die Wirbelsäule gerade liegt. Das entlastet den Rücken und verhilft zu besserem Schlaf.

Pflanzen raus

Sie sind zwar beliebt und schön anzusehen, doch in Räumen, in denen geschlafen wird, haben Topfpflanzen und Schnittblumen nichts zu suchen. Bei Tageslicht produzieren sie Sauerstoff, im Dunkeln hören sie damit auf und verströmen stattdessen Kohlendioxid, das für Schläfer ungesund ist.

Nur eine kurze Siesta

Ein Mittagsschlaf tut gut und entstresst zwischendurch. Er kann aber für Schlafsensible auch kontraproduktiv sein. Gegen eine halbstündige Siesta am Ende der ersten Tageshälfte ist nichts einzuwenden. Wer aber zu lange liegen bleibt, bringt den eigenen Rhythmus durcheinander und findet abends nicht darein zurück. Wer im Büro arbeitet, kann sich nicht hinlegen, doch oft hilft es, die Arme zu überkreuzen und den Kopf darauf auszuruhen.

Therapie beim Spezialisten

Wenn alle diese Maßnahmen nichts bringen und Sie unter ernsthaften Schlafstörungen leiden, sollten Sie sich wirklich nicht scheuen, einen Therapeuten aufzusuchen, der sich auf Schlafanalysen spezialisiert hat.

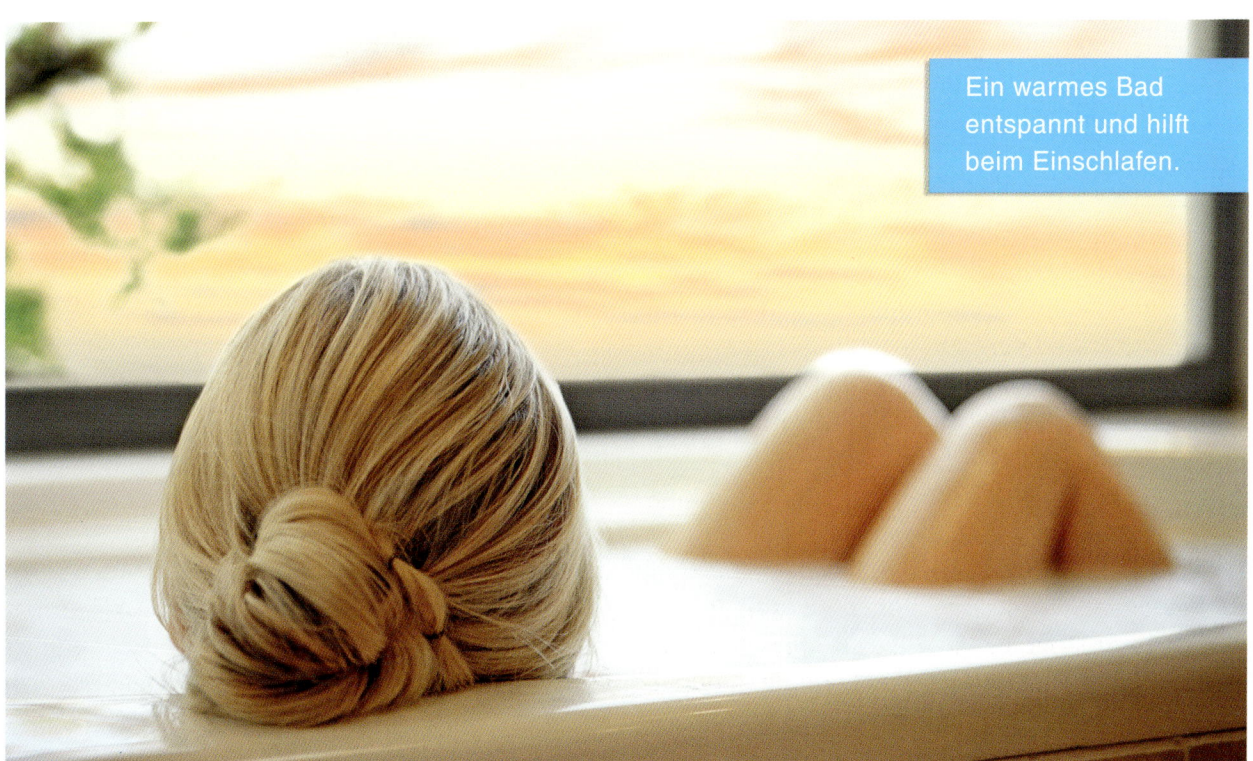

Ein warmes Bad entspannt und hilft beim Einschlafen.

Nicht aufgeben

Einsteigen ist einfach, aber was kommt dann? Neunzig Prozent aller guten Vorsätze werden langfristig nicht umgesetzt. Die Kunst dranzubleiben, besteht darin, Fehler zu erkennen und weiterzumachen, wenn es mal nicht so gut läuft. Bereiten Sie sich von Anfang an darauf vor: Auch wenn Sie super gestartet sind, schnell von Erfolgen beflügelt wurden und sich sicher fühlen, den richtigen Weg gefunden zu haben, wird es nach der ersten Euphorie Rückschläge geben.

Vielleicht waren Sie mal Anfang Januar im Fitnessstudio? Da wimmelt es plötzlich von hoffnungsvollen Menschen mit ganz vielen und ganz großen guten Vorsätzen, die Silvester (sehr beliebter Zeitpunkt, um Besserung zu geloben) getroffen wurden. Mehr Sport, weniger essen, tollen Körper, weniger Gewicht und endlich Zufriedenheit. Spätestens im März sind die meisten wieder verschwunden. In der Regel ist das der Zeitpunkt, wo die anfängliche Euphorie nachlässt.

Anfangseuphorie ist bald vorbei

Veränderungen laufen in verschiedenen Phasen ab. Am Anfang steht die Erkenntnis »Es muss etwas passieren«. Ein Ziel wird definiert und ein Umsetzungsplan gefunden. Die Lust auf Neues und die Aussicht auf Verbesserungen setzt Energien

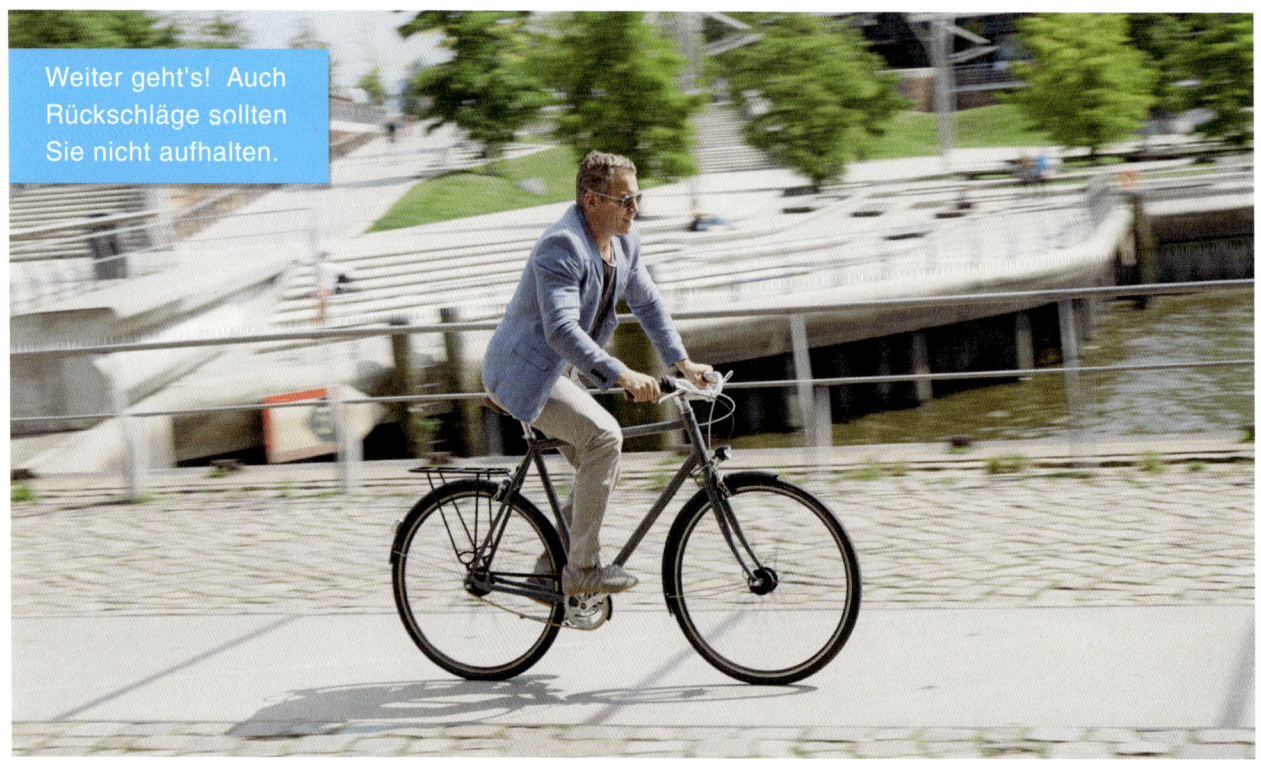

Weiter geht's! Auch Rückschläge sollten Sie nicht aufhalten.

frei, die den Start mit positiven Gefühlen unterstützen. Das ist ein bisschen wie beim Verliebtsein. Am Anfang ist alles ganz toll. Doch der große Jubel ist irgendwann vorbei. Es wäre eine Illusion zu erwarten, dass es ewig so weitergeht. Man muss in den Alltag zurück und landet in der nächsten Phase, in der nicht mehr alles nach Plan läuft. Es gibt Rückschritte und Widerstände. Die Sicherheit gerät ins Wanken. Wer jetzt frustriert aufgibt, hat den Sinn dieser Phase falsch verstanden. Denn man kann auch negative Erlebnisse positiv nutzen.

Ein Rückschlag kann ein Zeichen sein, das Sie weiterbringt. Also nicht gleich ärgern, sondern nachdenken: Was ist passiert, damit es so weit kam? Ein Stolperstein ist kein persönlicher Misserfolg. Veränderungen verlaufen nicht immer in einer geraden Linie. Vielleicht müssen Sie ein bisschen vom Weg abweichen. Wenn Sie nicht weiterkommen oder rückwärts gehen, heißt das nicht, dass Sie nicht in der Lage sind, Ihr Ziel zu erreichen. Wenn Sie merken, dass Sie in bestimmten Situationen immer wieder scheitern, können Sie überlegen, was Sie genau in diesem Moment meiden oder zum Besseren verändern sollten.

Beispiele gibt es viele

Jeder kennt solche Situationen, in denen der eigene Wille ins Wanken kommt. Zum Beispiel: Spätabends, bevor Sie ins Bett gehen, überkommt Sie ein beunruhigendes Hungergefühl. Sie geben dem nach, essen mehr als geplant und gehen frustriert ins Bett. Statt Ihr ganzes Vorhaben wegen Erfolglosigkeit aufzugeben, gehen Sie Ihren Tagesablauf noch einmal genau in Gedanken durch. Möglicherweise haben Sie Ihr Abendessen zu früh zu sich genommen, sodass die Zeitspanne bis zum Schlafengehen zu lang war? Also essen Sie an Ihrem nächsten perfekten Tag erst einmal probeweise eine Stunde später. Wenn das hilft, wissen Sie, wie Sie die nächtlichen Besuche am Kühlschrank vermeiden.

Anderes Beispiel: Sie wollen jeden zweiten Tag am frühen Abend zu Hause trainieren? Beim ersten Versuch klingelt das Telefon, beim zweiten steht ein Paketbote an der Tür. Einmal rausgerissen, machen Sie nicht weiter. Verändern Sie lieber die Rahmenbedingungen, als jetzt aufzugeben und sich zu sagen »Schade, bei mir klappt das nicht mit dem Training«. Wie wäre es, wenn Sie in einem Verein trainieren? Oder bewusst eine Auszeit von Telefon und Tür nehmen und sich nicht stören lassen?

Oder: Sie kochen eigentlich ganz gerne, aber nicht, wenn Sie richtig hungrig sind. Dann muss schnell etwas her, sonst vergeht Ihnen die Lust am Selbermachen und Sie greifen zu Schokolade, die – heißhungrig verputzt – dann leider gleich den Appetit auf Salat und Gemüse nimmt. Wenn Ihnen das öfter passiert, kochen Sie vor, und die Schokolade ist vor Ihnen sicher. Und natürlich: Kaufen Sie erst keine Schokolade. Denn wenn sie nicht im Haus ist, kann sie nicht gegessen werden.

Offen für neue Anpassungen sein

Erst in der dritten Phase, die sich an die Versuch-und-Irrtum-Phase anschließt, stabilisiert sich das neue Essverhalten. Störfaktoren konnten ausgeschaltet und Probleme gelöst werden. Wenn Sie diese Phase erreichen, haben Sie schon ein großes und sehr wichtiges Stück hinter sich. Trotzdem sollten Sie sich nicht darauf ausruhen. Auch dieses Gleichgewicht kann wackeln. Bleiben Sie also weiterhin offen, um neue Anpassungen vorzunehmen. Jeder neue perfekte Tag bietet neue Chancen. Vielleicht fehlen frische Impulse? Sie können dann neue Rezepte probieren, die Ausdauersportart wechseln oder auch in anderen Bereichen des Lebens etwas verändern, um wieder in euphorische Stimmung zu kommen. Besuchen Sie zum Beispiel einen Tanzkurs.

Lebensweisheiten

Manchmal sind auch Lebensweisheiten sehr motivierend, um aus einem Tief herauszukommen und mit neuem Mut weiterzumachen. Zum Beispiel:

- »Wer langsam geht, kommt auch zum Ziel.«

- »Oft überschätzen wir, was wir in ein paar Tagen erreichen können, aber wir unterschätzen, was wir in einem Jahr erreichen können.«

- »Ungeduld ist einer der größten Verhinderer von Erfolg. Sie verhindert Durchhalten.«

- »Manchmal erkennt man erst am Ende des Weges, warum man ihn gehen musste.«

- »Wenn der Wind weht, baut der eine ein Segel und der andere einen Windschutz.«

Verantwortung übernehmen

Viele Menschen glauben, ihr Wille sei nicht stark genug, um dranzubleiben. Ihnen mangele es an Disziplin. Und dagegen sei leider nichts zu machen. Doch da täuschen sie sich gewaltig. Wenn man einmal verstanden hat, wie es laufen muss, geht es langfristig nur ums Dranbleiben. Einfach weitermachen, auch wenn die Lust nachlässt oder der Erfolg stagniert. Schließlich ist das eigene Leben der beste Beweis dafür. Sie haben als Kind laufen gelernt, obwohl Sie immer wieder hingefallen sind. Warum? Weil Sie einfach wieder aufstanden sind, die Technik schrittweise verbessert und konsequent weitergemacht haben. Oder: Wie oft hatten Sie keine Lust, in die Schule zu gehen oder später ins Büro? Sie sind trotzdem hingegangen – und weitergekommen. »Das ist ja auch keine Kunst. Das muss ja sein«, wenden Sie jetzt vielleicht ein. Stimmt natürlich, aber wenn Sie gesunde Ernährung zu Ihrem persönlichen Muss machen, werden Sie es schaffen.

Gesundheit, Schönheit und ein langes Leben

Wenn man auf der Stelle tritt und eine Zeitlang nicht viel passiert, lässt die Motivation zum Weitermachen oft nach. Denken Sie trotzdem positiv. Die nächsten Erfolge werden sich einstellen, wenn Sie jetzt nicht aufhören. Fürs Weitermachen gibt es nämlich viele Argumente, die sich nicht nur auf der Waage bemerkbar machen. Ein fitter Körper ...

... bringt auch das Gehirn auf Trab. Körperliches Training (es muss nicht besonders anstrengend sein) tut den grauen Zellen genauso gut wie geistiges. Denn jede Bewegung regt die Durchblutung an und versorgt unsere Denkzentrale mit Sauerstoff. Sie können besser und konzentrierter denken. Vielleicht kommt es beim Laufen sogar zu einem Geistesblitz, auf den Sie schon lange gewartet haben.

... hat Anti-Aging-Effekte. Bewegung schützt nicht nur vor altersbedingten Krankheiten, sondern hilft auch allen, die gerne ein bisschen jünger aussehen möchten als sie sind. Eine Studie des Universitätsklinikums des Saarlandes bestätigt, dass Sport die Körperzellen jung hält und dafür sorgt, dass sie lange funktionieren. Ausdauer- und Muskeltraining aktiviert ein Enzym namens Telomerase, das den Abbau und den Alterungsprozess der Zellen verlangsamt. Das Fazit der Mediziner: Wer mit 50 anfängt, regelmäßig Sport zu treiben, kann – mit ein bisschen Glück – mit 80 noch das Herz und die Gefäße eines 50-Jährigen haben.

... beugt vor gegen Diabetes. Vor allem in der Anfangsphase lässt sich die Volkskrankheit Diabetes Typ 2 mit Sport aufhalten und eine beginnende Insulinresistenz umkehren. Bei Menschen, die sich bewegen, sinkt der Blutzuckerspiegel und damit der Insulinbedarf. Wo Muskeln statt Fett sind, wird ebenfalls weniger Insulin benötigt. Die Bauchspeicheldrüse darf mal Pause machen.

... macht attraktiv und sexy. Selbst wenn Sie nur spazieren gehen oder walken, kommen die sogenannten Glückshorme Endorphin und Serotonin zur Ausschüttung. Das hat Folgen fürs Liebesleben. Man fühlt sich begehrt, hat mehr Lust auf Sex.

... stärkt das Immunsystem. Zusammen mit Ihnen kommen auch die körpereigenen Abwehrzellen in Fahrt. Das bedeutet, dass Sportler seltener krank werden. Und wenn doch, verläuft es bei ihnen nicht so dramatisch. Sie müssen kürzer das Bett hüten und sind schneller wieder auf den Beinen als Bewegungsmuffel. Nur wenn man es übertreibt, kann das nach hinten losgehen. Wer sich übernimmt und bis zur Erschöpfung ackert, schwächt die Abwehrkräfte.

... senkt das Risiko für Herzinfarkt und Schlaganfall. In unseren Gefäßen lagern sich an den Wänden Blutfette ab, die die Gefäße auf Dauer verstopfen können. Dann sprechen wir von Arterienverkalkung. Kommt es zu einem Stau oder sogar zu einem kompletten Verschluss, drohen Herzinfarkt oder Schlaganfall. Wer sich regelmäßig bewegt, kann die gefährlichen Gefäßverstopfungen verhindern, weil der Körper beim Sport Substanzen freisetzt, die bewirken, dass sich zum Beispiel Fettsäuren abspalten und in den Zellen verwertet werden, sodass sie sich gar nicht erst an den Gefäßwänden festsetzen können. Das Infarkt- und Schlaganfallrisiko wird damit geringer. Auch der Blutdruck sinkt.

... hilft beim Stressabbau. Arbeiten unter Druck, ständig erreichbar sein, Streit mit dem Partner, immer im Einsatz in der Rushhour des Lebens? Das kann in gesundheitsschädlichen Stress ausarten. Wer sich überfordert fühlt, schüttet die Stresshormone Adrenalin und Cortisol im Übermaß aus und hat kein Ventil, um sie wieder loszuwerden. Die Hormone zirkulieren im Körper und belasten den Organismus. Dagegen hilft Bewegung. Denn die bringt die Gegenspieler auf Trab und sorgt dafür, dass Stimmungsaufhellerhormone wie Dopamin ausgeschüttet werden. Regelmäßiges Training macht widerstandsfähig gegen Stressattacken.

Der Blick voraus

Ein anderer Trick: Der Gedanke an vollbrachte Leistungen hilft über Durststrecken hinweg. Erinnern Sie sich an die Anfangszeit, wenn Sie einen Durchhänger haben. Was Sie vor ein paar Wochen locker hingekriegt haben, wird ja wohl jetzt auch noch machbar sein! Das Gute ist, dass Sie beim Abnehmen ganz allein für Ihr Projekt verantwortlich sind. Jeden Erfolg können Sie auf Ihr eigenes Konto verbuchen, und niemand kann Ihnen den nehmen. Im Umkehrschluss bedeutet das aber auch: Sie können die Verantwortung nicht auf andere abschieben. Wenn es nicht läuft wie geplant, sind nicht die Chefs, die Kollegen oder die Familienmitglieder schuld. Sondern Sie selbst. Wo sonst können Sie sich beweisen, dass Sie Ihr persönliches Ziel erreichen? Also: Bleiben Sie dran.

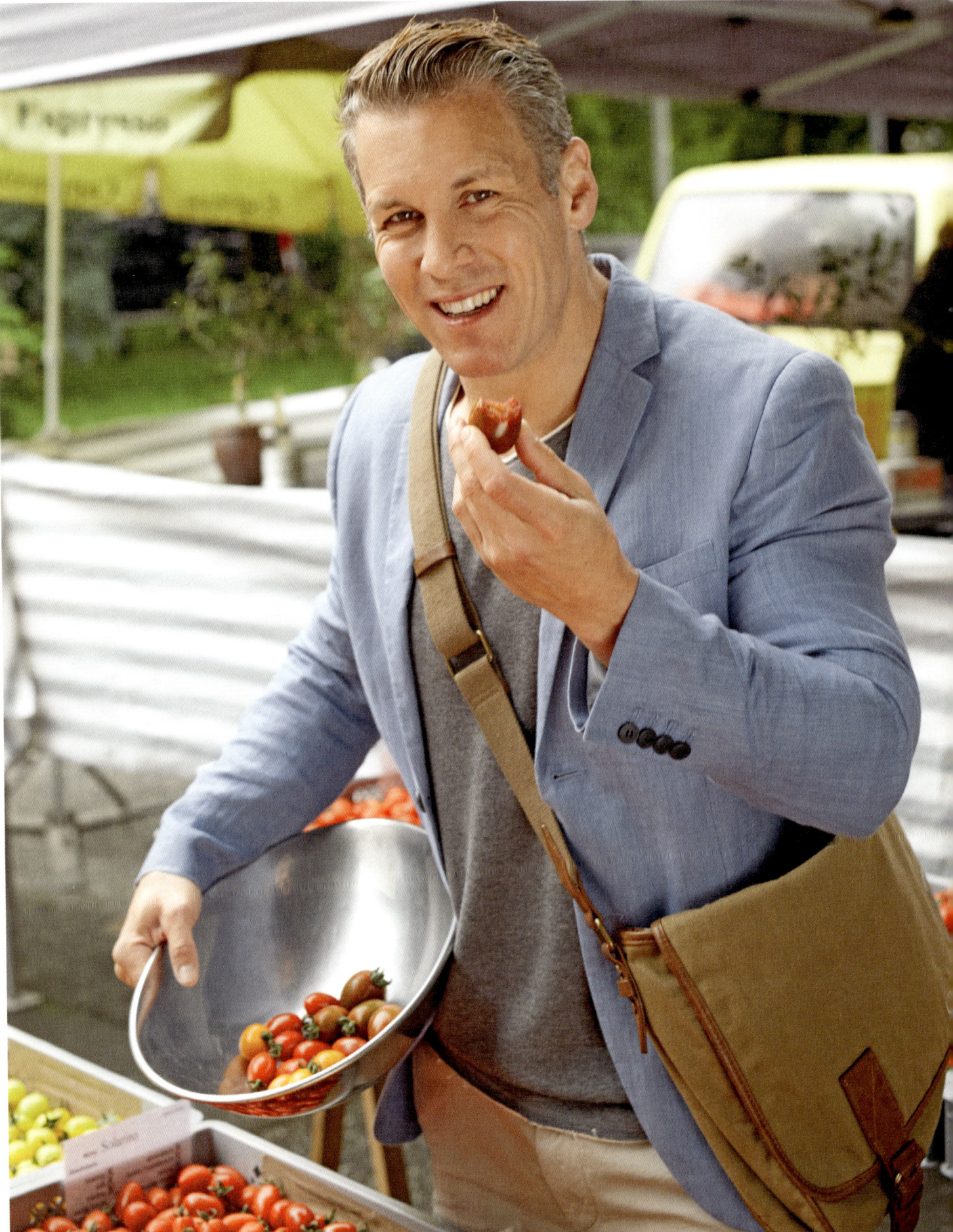

REZEPTE

AUF DER BASIS DER ERNÄHRUNGSUHR.
NATÜRLICHE ZUTATEN, EINFACHE
ZUBEREITUNGEN, LECKERE GERICHTE.

Keine Angst vorm Kochen

Werden Sie Ihr eigener Küchenchef

Selbst wenn Sie noch Anfänger am Herd sind, werden Sie mit den Rezepten in diesem Buch gut zurechtkommen. Sie sind einfach und schnell fertig. Falls Sie bisher einen weiten Bogen ums Kochen und Zubereiten gemacht haben, nehmen Sie dieses Buch ruhig als Anlass zum Einsteigen. Denn Selbstbestimmung in der Küche sorgt nicht nur für Gesundes im Magen, sondern macht auch schlank. Wer sein eigener Koch ist, hat in der Hand, was auf den Teller kommt. Lernen Sie den Umgang mit natürlichen Lebensmitteln – mit Obst, Gemüse, Kräutern, mit allem, was im Original verspeist werden kann. Ohne künstliche Zusatzstoffe und ohne geschmackliches Aufpimpen mit Zucker – dafür aber mit allem in der richtigen Menge, die Sie brauchen, um gesund schlank zu werden.

Gute Tipps für Kochanfänger

Die richtige Reihenfolge: Damit möglichst viele Vitalstoffe erhalten bleiben, schneiden Sie Obst, Salate und Gemüse erst nach dem Waschen in kleine Stücke.

Resteverwertung: Ein dicker Strunk, Schalen oder andere Gemüsereste müssen nicht in den Müll. Wenn Sie die kochen, wird daraus ein Gemüsefond, der sich einfrieren lässt. Am besten portionsweise in einer Eiswürfelform.

Täuschungsmanöver: Saucen sind bei vielen Gerichten das A und O. Damit nicht zu viel aufs Essen kommt, können Sie cremige Saucen mit dem Pürierstab aufschäumen. So sieht's nach mehr aus, auch wenn weniger auf dem Teller ist.

In die Schleuder: Werden Salatblätter trocken geschleudert, lässt sich das Dressing besser verteilen und der Salat wird nicht so leicht matschig.

So gelingt das Spiegelei: Ein Spiegelei ist leicht zu machen und passt hervorragend zur »Schlank an einem Tag«-Küche. Weil Eiweiß und Eigelb unterschiedliche Garzeiten haben, gelingt es oft nicht. Geben Sie einen Esslöffel Wasser auf das Eiweiß, nachdem Sie das Ei in die Pfanne geschlagen haben. So bleibt es weicher und wird nicht so schnell dunkel.

Schummeln erlaubt: Wenn's etwas Süßes zum Nachtisch sein soll, ist Schummeln für die Figur erlaubt. Bei Sahnetorten & Co. ersetzen Sie die Hälfte der Sahne mit Joghurt light. Das spart Kalorien und schmeckt frisch.

Schneller gar: Allzu lange Garzeiten verderben den Spaß am Kochen. Mit einem Schnellkochtopf lässt sich die Wartezeit abkürzen. Das Garen geht dann fast doppelt so fix. Außerdem sind die Töpfe auch zum schnellen Auftauen von Tiefkühlware geeignet.

Schön knackig: Damit Gemüse besonders knackig wird und das Aroma nicht verwässert, lässt es sich prima in Dampf garen. Dafür gibt es spezielle Dampfgarer; für Einsteiger reicht aber auch ein Siebeinsatz im Schnellkochtopf.

Der Käsetrick: Sie werden von Gemüse nicht so richtig satt? Oder schaffen es nicht, Gemüse so zu kochen, dass es richtig schmeckt? Dann hilft Käse. Der enthält zwar mehr Kalorien als Gemüse, ist aber ein guter Eiweißlieferant und Sattmacher. Ob Bohnen, Kohlrabi oder Möhren – überbacken sie die einfach mit leichtem Frischkäse.

Satt ohne Kochen?: Ihnen fehlt es an Zeit, Lust und Zutaten zum Kochen? Dann ist Quark in der Naturvariante (also nicht als süßer Früchtequark) besonders gut geeignet. Er hat einen hohen Eiweißanteil. Einfach mit etwas Wasser oder Milch verrühren, damit er glatter wird und sich besser essen lässt.

Bitte mit Deckel: Niemand muss in der Küche unnötig Energie verbrauchen. Wenn Sie in Pfannen und Töpfen braten und kochen, achten Sie darauf, dass es zu jedem Gefäß einen passenden Deckel gibt. Gut, wenn der aus Glas ist, denn dann können Sie ohne Energieverlust beobachten, was sich im Topf so tut.

Das sollten Sie in der Küche haben

Bereits mit einer kleinen Ausstattung können Sie beim Kochen viel erreichen. Hier eine Übersicht mit den wichtigsten Basics:

Töpfe: Zwei Töpfe reichen für einen Ein-Personen-Haushalt (einer mit 15 Zentimetern Durchmesser und einer mit etwa 20 Zentimetern).

Wasserkocher: Ein Wasserkocher, um Wasser zu erhitzen (das ist energiesparender als im Kochtopf).

Pfanne: Eine große und eine kleinere Pfanne, je nach Bedarf beschichtet oder aus Edelstahl.

Schüsseln: Drei Schüsseln (eine zum Rühren, eine becherhohe zum Mixen und eine als Vorratsschüssel).

Messer: Fünf Messer sind ideal. Dazu gehört ein gerades Gemüsemesser, ein gebogenes Schälmesser, ein großes Brotmesser mit gewelltem Schliff und ein breites Kochmesser. Zum Schälen eignet sich ein Sparschäler.

Löffel: Ein bis zwei Kochlöffel, ein Schneebesen, eine Schöpfkelle, einen Schaumlöffel und einen Pfannenwender.

Hilfsmittel: Außerdem wichtig und nützlich sind ein Küchensieb, ein Dosenöffner, ein Messbecher, ein Mixer, eine Reibe, ein Flaschenöffner, ein Korkenzieher, eine Küchenwaage, eine Schere und mehrere Schneidebretter.

Eiweißpulver

In einigen unserer Rezepte wird Eiweißpulver empfohlen. Das dient als hochwertige Proteinquelle und sorgt dafür, dass auch kleine Mahlzeiten gut sättigen. Außerdem hilft es bei der Umstellung auf Low Carb. Denn viele klassische Lieblingsgerichte enthalten einen hohen Anteil an Kohlenhydraten. Wer gerne kocht und backt und nicht auf Pizza, Pasta, Saucen, Kekse oder Kuchen verzichten möchte, kann mit Koch- und Backeiweiß den Kohlenhydratanteil reduzieren und den Eiweißanteil erhöhen. Koch- und Backeiweiß finden Sie in Apotheken oder übers Internet.

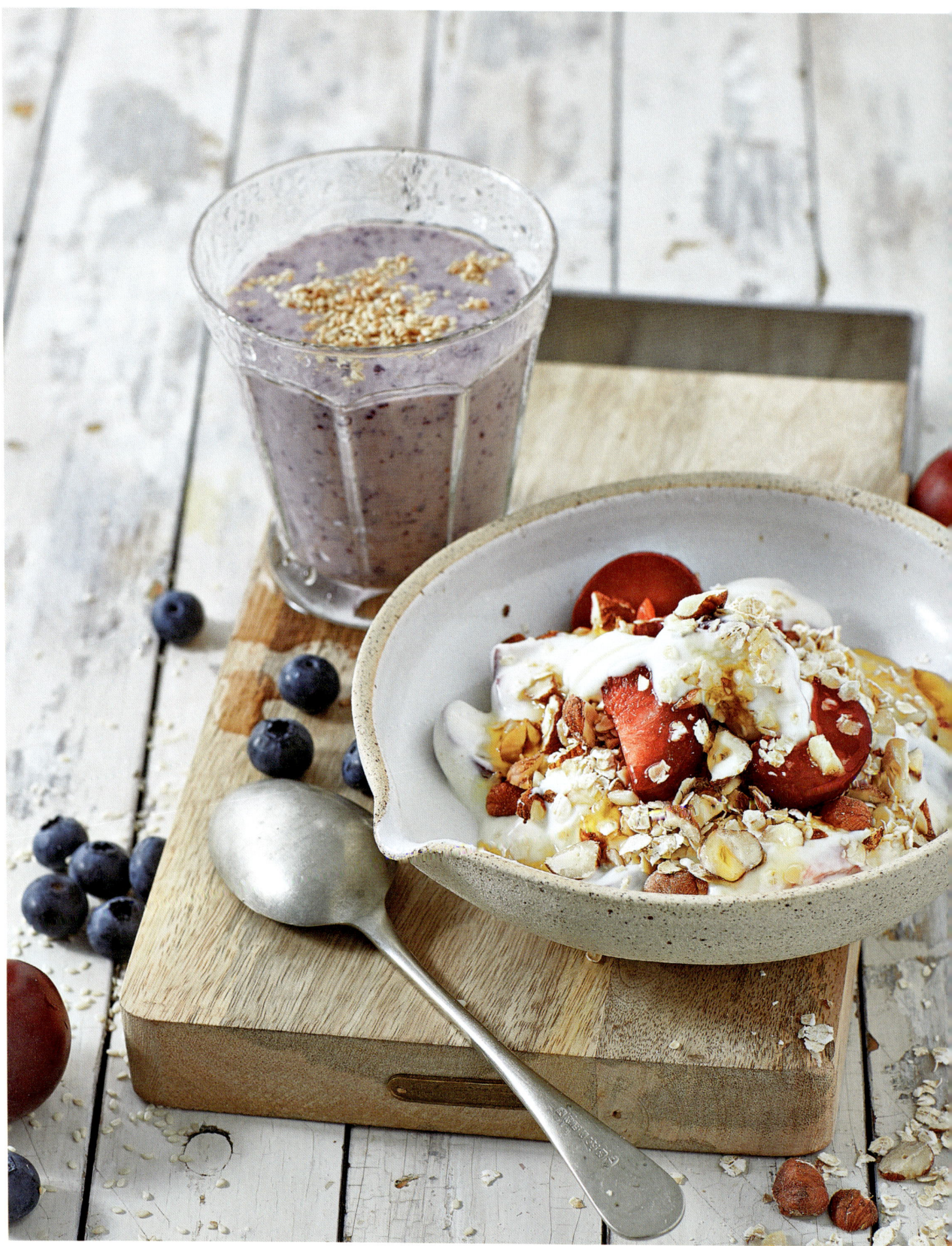

Frühstück • vegetarisch • glutenfrei

Zwetschgenmüsli

Zutaten für 2 Portionen

– 300 g Zwetschgen
– 50 g Haselnusskerne
– 100 g Magerquark
– 100 g Vanillejoghurt
– 50 g Haferflocken
– 2 TL Honig

Zubereitungszeit:
ca. 5 Minuten

– Die Zwetschgen waschen, entkernen, vierteln. Die Haselnusskerne hacken. Den Magerquark mit dem Vanillejoghurt verrühren und die Hälfte der Zwetschgen unterheben.

– Die Masse in zwei Schalen geben. Die restlichen Zwetschgen, die Haferflocken und die Haselnusskerne gleichmäßig darauf verteilen und je 1 Teelöffel Honig darübergeben.

Nährwerte (pro Portion)
435 kcal – 17 g EW – 19 g F – 43 g KH

Frühstück • vegetarisch • glutenfrei

Blaubeer-Sesam-Smoothie

Zutaten für 2 Portionen

– 1 EL Sesamsamen
– 200 g Blaubeeren
– 250 g Buttermilch
– 50 g Koch- und Backeiweiß
  Nuss-Nougat
– 1 TL Sonnenblumenöl

Zubereitungszeit:
ca. 5 Minuten

– Die Sesamsamen in einer beschichteten Pfanne leicht bräunlich rösten und zur Seite stellen. Die Blaubeeren waschen und trockentupfen.

– Blaubeeren, Buttermilch, Eiweißpulver und Öl in einen Mixbecher geben und fein pürieren.

– Die Mischung in zwei große Gläser füllen und mit den gerösteten Sesamsamen bestreuen.

Nährwerte (pro Portion)
614 kcal – 34 g EW – 34 g F – 32 g KH

Frühstück • vegetarisch • glutenfrei

Kiwi-Mango-Shake

Zutaten für 2 Portionen

– 3 Kiwis
– 1 Mango
– 1 Limette
– 50 g Koch- und Backeiweiß Vanille
– 300 ml Dickmilch

Zubereitungszeit:
ca. 5 Minuten

– Kiwis und Mango schälen und das Fruchtfleisch in Würfel schneiden. Limette halbieren und den Saft herauspressen.

– Limettensaft und Eiweißpulver in einer Schüssel miteinander verrühren. Dickmilch und Obstwürfel dazugeben und alles fein pürieren. Zum Anrichten auf zwei Gläser aufteilen.

Nährwerte (pro Portion)
427 kcal – 37 g EW – 8 g F – 45 g KH

Frühstück

Ananas-Macadamia-Mix auf Brot

Zutaten für 2 Portionen

– 1 Scheibe Ananas (30 g), ungezuckert (Dose)
– 1 Handvoll gesalzene Macadamianüsse (30 g)
– 3 EL fettarmer Frischkäse (< 10 % Fett i. Tr.)
– weißer Pfeffer
– 2 TL Worcestersauce
– 4 Scheiben Roggenknäckebrot
– 4 Scheiben Schweinebratenaufschnitt (à 12 g)

Zubereitungszeit:
ca. 10 Minuten

– Ananasscheibe aus der Dose nehmen, mit Küchenpapier abtupfen und in sehr kleine Stücke schneiden. Macadamianüsse mit einem Messer oder Mörser zerkleinern.

– Frischkäse mit der Ananas und den Nüssen verrühren. Mit Pfeffer und Worcestersauce würzen. Den Ananas-Macadamia-Mix auf das Knäckebrot streichen, mit dem Bratenaufschnitt belegen.

– **Tipp:** Der Ananas-Macadamia-Mix eignet sich auch gut »to go«: Den Aufstrich einfach in ein Glas oder eine Plastikdose geben und das Knäckebrot und den Aufschnitt separat dazu in Frischhaltefolie wickeln.

Nährwerte (pro Portion)
264 kcal – 10 g EW – 16 g F – 18 g KH

Frühstück • vegetarisch • glutenfrei

Sesam-Himbeeren auf cremigem Frischkäse

Zutaten für 2 Portionen

– 300 g körniger Frischkäse
– 2 EL saure Sahne
– 2 EL Sesamsamen
– 2 TL Agavendicksaft
– 200 g TK-Himbeeren

Zubereitungszeit:
ca. 10 Minuten

– Den Frischkäse mit der sauren Sahne in einer Schüssel glatt rühren. Die Sesamsamen in einer heißen Pfanne ohne Fett rösten. Anschließend den Agavendicksaft zugeben und unter Rühren zum Schmelzen bringen.

– Die gefrorenen Himbeeren zur Sesammischung geben und das Ganze etwa 2 bis 3 Minuten bei mittlerer Hitze dünsten. Die Frischkäsemischung in eine Schale füllen, die Himbeeren darübergeben und servieren.

– **Tipps:** Dieses Rezept eignet sich bestens zum Improvisieren: Statt saure Sahne einfach Dickmilch, Kefir oder Schmand verwenden, die Sesamsamen können auch durch Mandelblättchen ersetzt werden und statt Himbeeren schmecken auch andere Beeren, z.B. Brom-, Heidel-, Erd- oder Johannisbeeren.

Nährwerte (pro Portion)
298 kcal – 22 g EW – 13 g F – 15 g KH

Frühstück • vegetarisch • glutenfrei

Power-Bananen-Smoothie

Zutaten für 2 Portionen

– 1 reife Banane
– 200 g Magerquark
– 2 EL Dickmilch oder Buttermilch
– 200 ml Wasser
– 1 EL Erdnussmus
– Zimtpulver

Zubereitungszeit:
ca. 5 Minuten

– Die Banane schälen und in Stücke schneiden

– Bananenstücke, Quark, Dickmilch, Wasser und Erdnussmus in einen Mixer geben und pürieren.

– Den Bananensmoothie mit Zimt würzen.

Nährwerte (pro Portion)
175 kcal – 16 g EW – 3 g F – 20 g KH

Eiersalat mit frischer Petersilie

Zutaten für 2 Portionen

– Salz
– 5 Eier
– 200 g Hüttenkäse oder
  körniger Frischkäse
– 1 EL Schmand
– 2 TL mittelscharfer Senf
– ½ Bund Petersilie
– weißer Pfeffer
– Currypulver
– 2 große Scheiben Vollkornbrot

Zubereitungszeit:
ca. 5 Minuten +
8 Minuten Kochzeit

– Wasser in einen Topf geben, salzen und zum Kochen bringen. Wenn das Wasser kocht, die Eier hineingeben und in 8 Minuten hart kochen.

– In der Zwischenzeit den Hüttenkäse mit Schmand und Senf in einer Schüssel glatt rühren. Die Petersilie waschen, trockenschleudern und klein hacken.

– Die hart gekochten Eier aus dem Kochwasser nehmen, unter fließendem kaltem Wasser abschrecken und dann pellen. Die Eier in einer Schüssel mit einer Gabel zerdrücken.

– Die Eierstückchen und die gehackte Petersilie unter die Hüttenkäsemischung rühren und mit Salz, Pfeffer und Currypulver abschmecken. Das Vollkornbrot zusammen mit dem Eiersalat servieren.

– **Tipps:** Dieser Eiersalat eignet sich bestens zum »Pimpen«: Mit etwas Honig, Meerrettich oder Worcestersauce bekommt er noch eine feine Würze. Trauben- oder Birnenstückchen geben dem Salat eine fruchtige Note. Oder einfach mal Champignon- oder Radieschenstückchen unter den Eiersalat heben. Wer Kohlenhydrate sparen will, isst statt Brot Kochschinken oder Räucherlachs dazu.

Nährwerte (pro Portion)
175 kcal – 18 g EW – 3 g F – 20 g KH

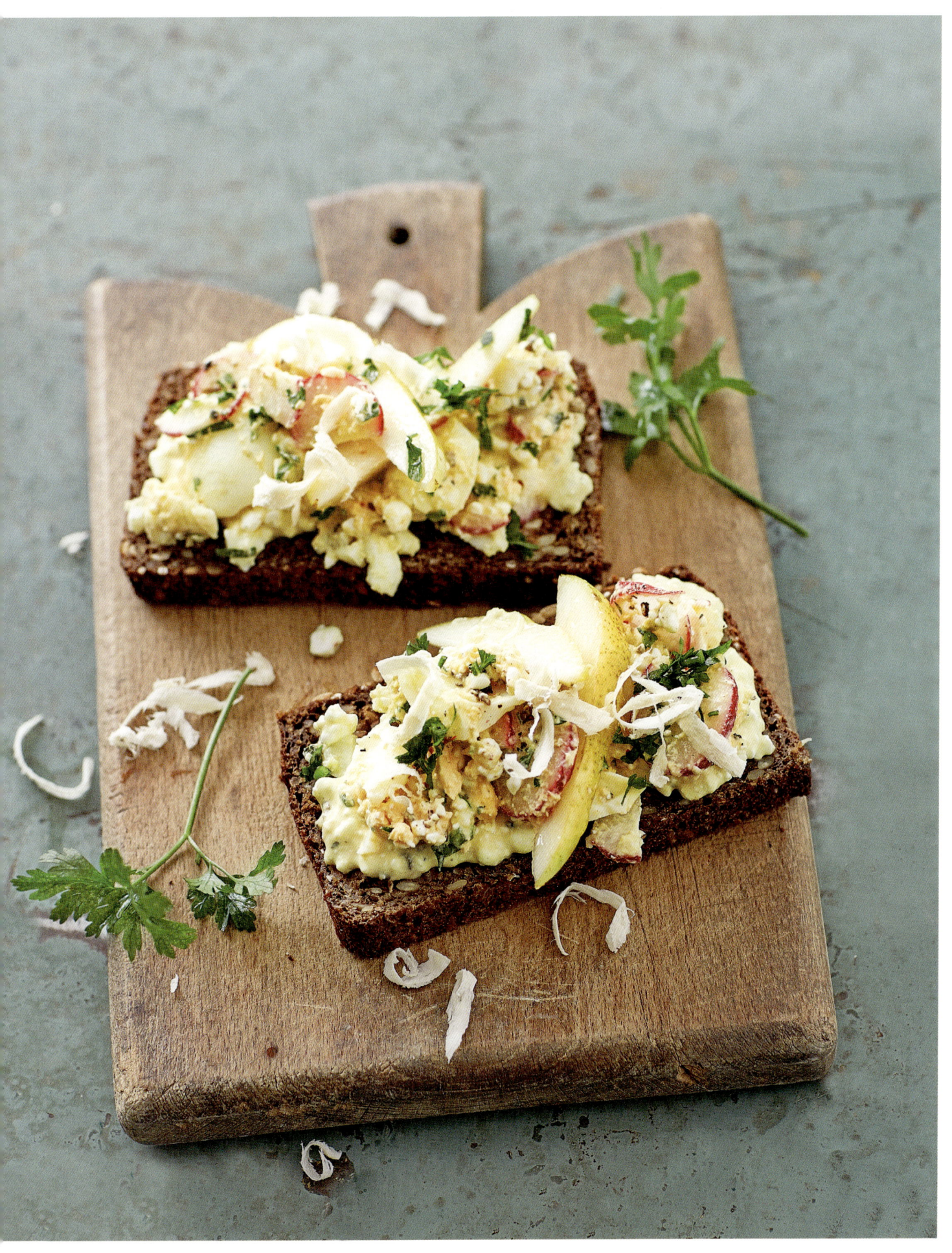

Hähnchenbruststreifen auf Granatapfel-Mango-Salat

Zutaten für 2 Portionen

– 50 g Koch- und Backeiweiß Vanille
– 50 g Naturjoghurt (1,5 % Fett)
– 2 EL Orangensaft
– Salz
– Pfeffer
– 1 reife Mango
– 1 Granatapfel
– 2 Hähnchenbrustfilets (250 g)
– 1 Knoblauchzehe
– Olivenöl
– ½ Radicchio

Zubereitungszeit:
ca. 15 Minuten

– Das Eiweißpulver mit dem Naturjoghurt und dem Orangensaft in einer Schüssel zu einem Dressing glatt rühren, salzen und pfeffern.

– Die Mango schälen, das Fruchtfleisch vom Kern lösen und in kleine Würfel schneiden. Den Granatapfel halbieren und die Kerne mit einem Löffel herauslösen. Das Obst unter das Dressing rühren.

– Die Hähnchenbrustfilets waschen, trockentupfen, von Sehnen befreien, in Streifen schneiden und mit Salz und Pfeffer würzen. Knoblauch abziehen und klein hacken.

– Olivenöl in einer Pfanne erhitzen und das Fleisch mit dem Knoblauch darin scharf anbraten und bei schwacher Hitze in ca. 2 Minuten zu Ende garen.

– Den Radicchio putzen, in feine Streifen schneiden, mit dem Granatapfelsalat vermengen, auf zwei Tellern anrichten und die Hähnchenbruststreifen daraufsetzen.

Nährwerte (pro Portion)
520 kcal – 48 g EW – 14 g F – 44 g KH

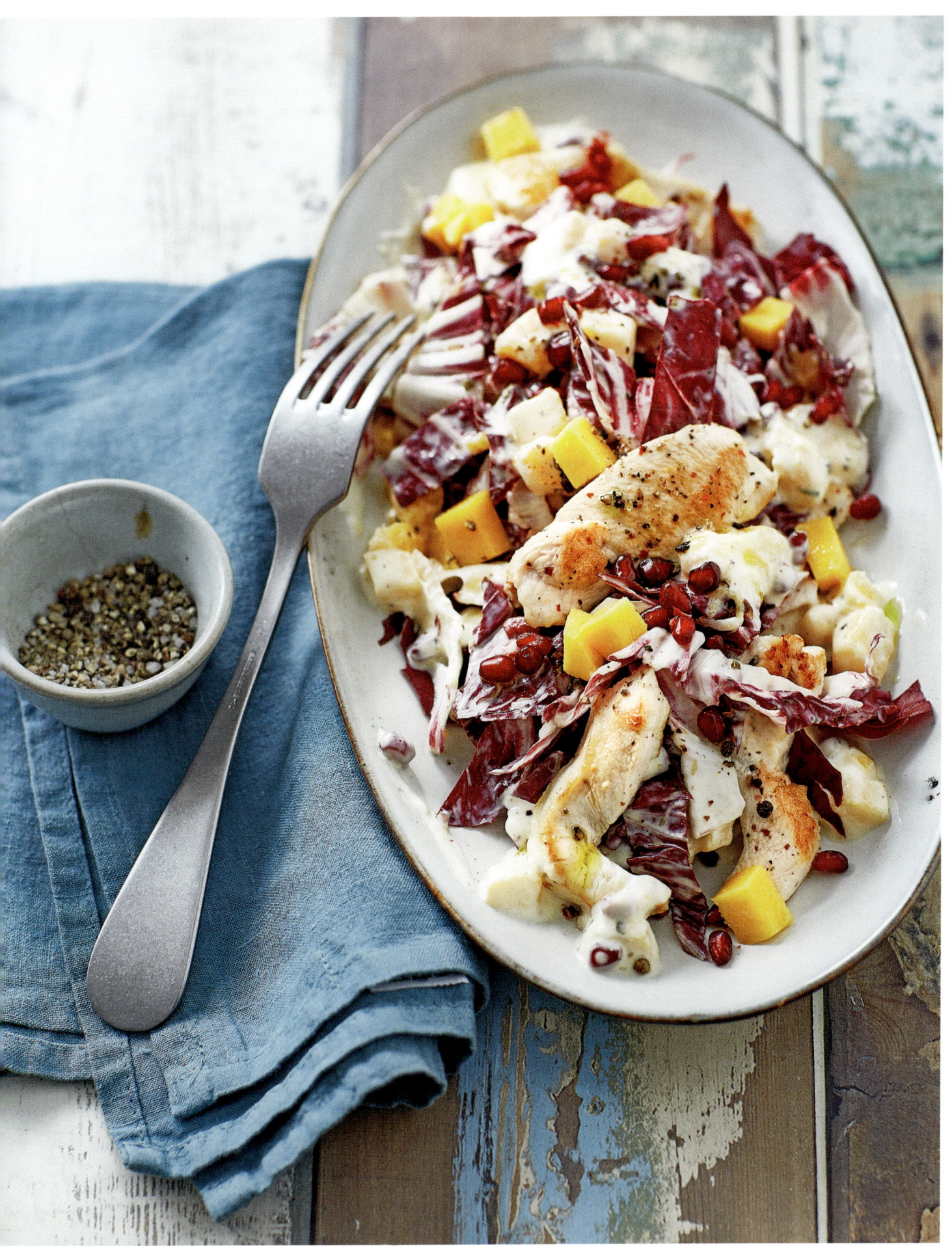

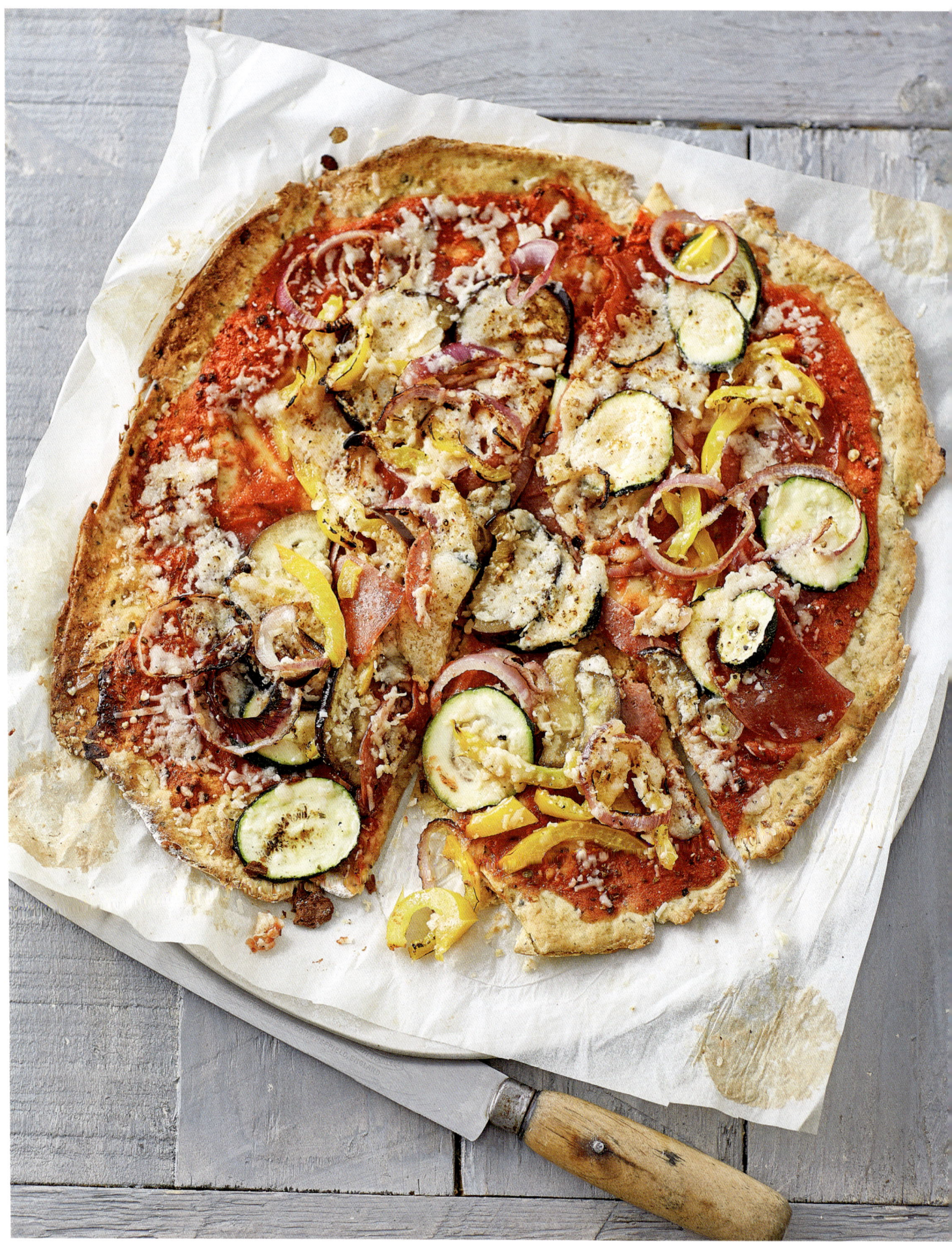

Salami-Gemüse-Pizza

Zutaten für 2 Portionen

– 1 kleine Dose Kichererbsen
  (400 g)
– 1 Ei
– 2 gehäufte EL Vollkornmehl
– 1 TL Backpulver
– Salz
– schwarzer Pfeffer
– frisch geriebene Muskatnuss
– gemahlener Kreuzkümmel
– 1 kleine Dose geschälte
  Tomaten (400 g)
– ½ TL Basilikum
– ½ TL Oregano
– ½ TL Gemüsebrühepulver
  (Instant)
– ½ Zwiebel
– ½ kleine Aubergine
– 1 Tomate
– ½ gelbe Paprikaschote
– 8 kleine Scheiben Geflügel-
  salami
– ½ Tüte geriebener Parmesan
  (50 g)

Zubereitungszeit:
ca. 15 Minuten +
17 Minuten Backzeit

– Den Backofen auf 240 °C (Umluft 220 °C, Gas Stufe 5–6) vorheizen. Ein Backblech mit Backpapier auslegen.

– Die Kichererbsen in einem Sieb abtropfen lassen und dann
  zusammen mit dem Ei mit einem Pürierstab zerkleinern. Mehl
  und Backpulver hinzugeben. Mit Salz, Pfeffer, Muskatnuss und
  Kreuzkümmel würzen, alles gut vermengen.

– Den Teig auf dem Backblech mit einem Esslöffel kreisförmig
  zu einem dünnen Boden ausstreichen und im Backofen auf
  der mittleren Schiene etwa 10 Minuten vorbacken.

– Die geschälten Tomaten mit einem Pürierstab zerkleinern,
  Basilikum, Oregano und Gemüsebrühepulver unterrühren.

– Die Zwiebel abziehen und vierteln. Das Gemüse waschen und
  putzen. Die Aubergine vierteln und in Scheiben schneiden. Die
  Tomate in Scheiben schneiden. Die Paprikaschote in dünne
  Streifen schneiden.

– Den Teig aus dem Backofen nehmen und mit der gewürzten
  Tomatensauce bestreichen. Gemüse, Salami und Parmesan
  darübergeben und die Pizza in etwa 7 Minuten fertig backen.

Nährwerte (pro Portion)
374 kcal – 29 g EW – 10 g F – 34 g KH

Pastinakengemüse mit Putenfleisch

Zutaten für 2 Portionen

– 2 Putenbrustfilets (ca. 400 g)
– 1 Zwiebel
– ½ Bund Koriandergrün
– 4 Pastinaken
– 2 EL Erdnussöl
– Salz
– schwarzer Pfeffer
– gemahlener Koriander
– gemahlener Ingwer
– 40 g gesalzene Erdnüsse
– ½ TL Hühnerbrühepulver
  (Instant)
– 100 ml lieblicher Weißwein
– 1–2 EL Sojasauce

Zubereitungszeit:
ca. 10 Minuten

– Putenbrustfilets kalt abspülen, trockentupfen und in feine Streifen schneiden. Zwiebel abziehen und würfeln. Koriandergrün waschen, trocken schütteln und hacken. Pastinaken waschen, putzen und in Würfel schneiden.

– 1 Esslöffel Öl in einer Pfanne erhitzen und das Putenfleisch darin etwa 2 Minuten bei starker Hitze anbraten. Mit Salz, Pfeffer, Koriander und Ingwer würzen. Auf Küchenpapier zum Abtropfen geben. In derselben Pfanne die Pastinaken im restlichen Öl etwa 2 Minuten braten und würzen.

– Zwiebeln, Erdnüsse und Hühnerbrühepulver hinzugeben und 1 weitere Minute braten. Mit Weißwein auffüllen, Putenfleisch dazugeben und etwa 2 Minuten bei starker Hitze kochen lassen. Koriandergrün und Sojasauce unterrühren.

Nährwerte (pro Portion)
620 kcal – 58 g EW – 22 g F – 26 g KH

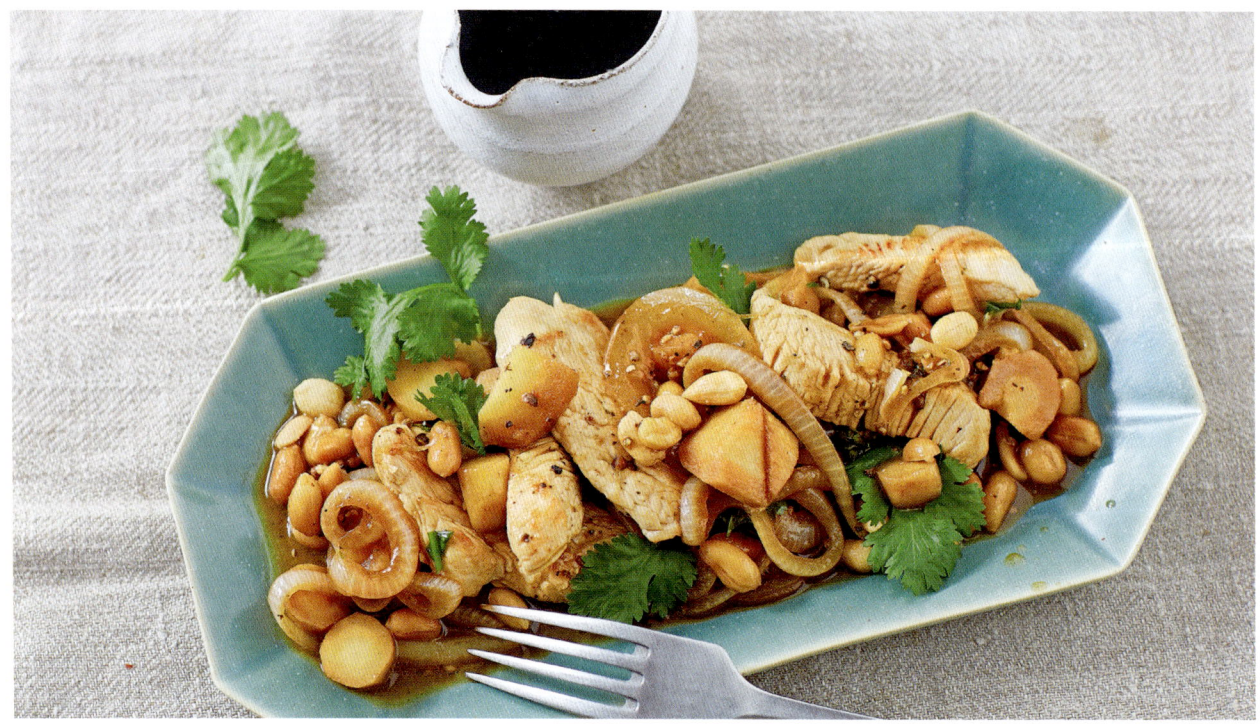

Mittagessen • glutenfrei

Kasseler-Gemüse-Ragout

Zutaten für 2 Portionen

- 500 g Brokkoli
- 12 große Champignons
- 1 Zwiebel
- 1 Knoblauchzehe
- 250 g Kasseler ohne Knochen
- 2 EL Olivenöl
- frisch geriebene Muskatnuss
- schwarzer Pfeffer
- Majoran
- 200 ml Gemüsebrühe
- 2 EL fettarmer Frischkäse

Zubereitungszeit:
ca. 15 Minuten

– Die Röschen vom Brokkolistrunk abschneiden und kurz unter kaltem Wasser abspülen. Champignons mit einem feuchten Küchentuch säubern und vierteln. Zwiebel und Knoblauch abziehen und in Würfel schneiden. Kasseler in Würfel schneiden.

– 1 Esslöffel Öl in einer Pfanne erhitzen und die Brokkoliröschen darin etwa 2 Minuten bei mittlerer Hitze und geschlossenem Deckel dünsten. Brokkoli anschließend aus der Pfanne nehmen und mit Muskatnuss würzen.

– Das restliche Öl in die Pfanne geben und darin die Pilze, Zwiebel und Knoblauch 2 Minuten bei starker Hitze ohne Deckel braten. Mit Pfeffer und Majoran würzen.

– Den gewürzten Brokkoli sowie die Gemüsebrühe und das Kasseler zur Pilzmischung geben und alles verrühren. Das Ganze zum Kochen bringen und mit geschlossenem Deckel etwa 5 Minuten kochen lassen.

– Das Ragout von der Kochstelle nehmen und etwa 1 Minute abkühlen lassen. Kurz vor dem Servieren den Frischkäse unterrühren und anrichten.

– **Tipp:** Vegetarier können alternativ für das Kasseler Räuchertofu oder Bratkäse probieren.

Nährwerte (pro Portion)
365 kcal – 39 g EW – 17 g F – 10 g KH

Gemüsegulasch mit Cashewnusskernen

Zutaten für 2 Portionen

- 800 g TK-Gemüsemischung
- 2 Zwiebeln
- 2 EL Rapsöl
- 1 EL Tomatenmark
- 1 TL edelsüßes Paprikapulver
- 4 EL dunkler Aceto balsamico
- 250 ml Gemüsebrühe
- Salz
- schwarzer Pfeffer
- Majoran
- Basilikum
- 60 g Cashewnusskerne
- 200 g Hüttenkäse

Zubereitungszeit:
ca. 10 Minuten

- Das Tiefkühlgemüse am Abend zuvor zum Auftauen in den Kühlschrank legen oder kurz vor der Zubereitung in der Mikrowelle (Auftaustufe) auftauen.

- Zwiebeln abziehen und in Würfel schneiden. Das Öl in einem Topf erhitzen und darin das aufgetaute Gemüse und die Zwiebeln etwa 2 Minuten bei starker Hitze braten. Tomatenmark und Paprikapulver hinzugeben, 1 Minute unter ständigem Rühren braten. Mit Essig würzen und kurz kochen lassen.

- Die Gemüsebrühe hinzugeben. Das Gemüsegulasch mit Salz, Pfeffer, Majoran und Basilikum würzen, 3 Minuten mit geschlossenem Deckel bei starker Hitze kochen lassen.

- Inzwischen die Cashewnusskerne in einer Pfanne ohne Fett rösten. Gulasch abschmecken und anrichten. Kurz vor dem Servieren Hüttenkäse und Cashewnusskerne darübergeben.

- **Tipp:** Bei Milcheiweißallergie kann alternativ Ziegenkäse statt Hüttenkäse verwendet werden.

Nährwerte (pro Portion)
620 kcal – 58 g EW – 22 g F – 26 g KH

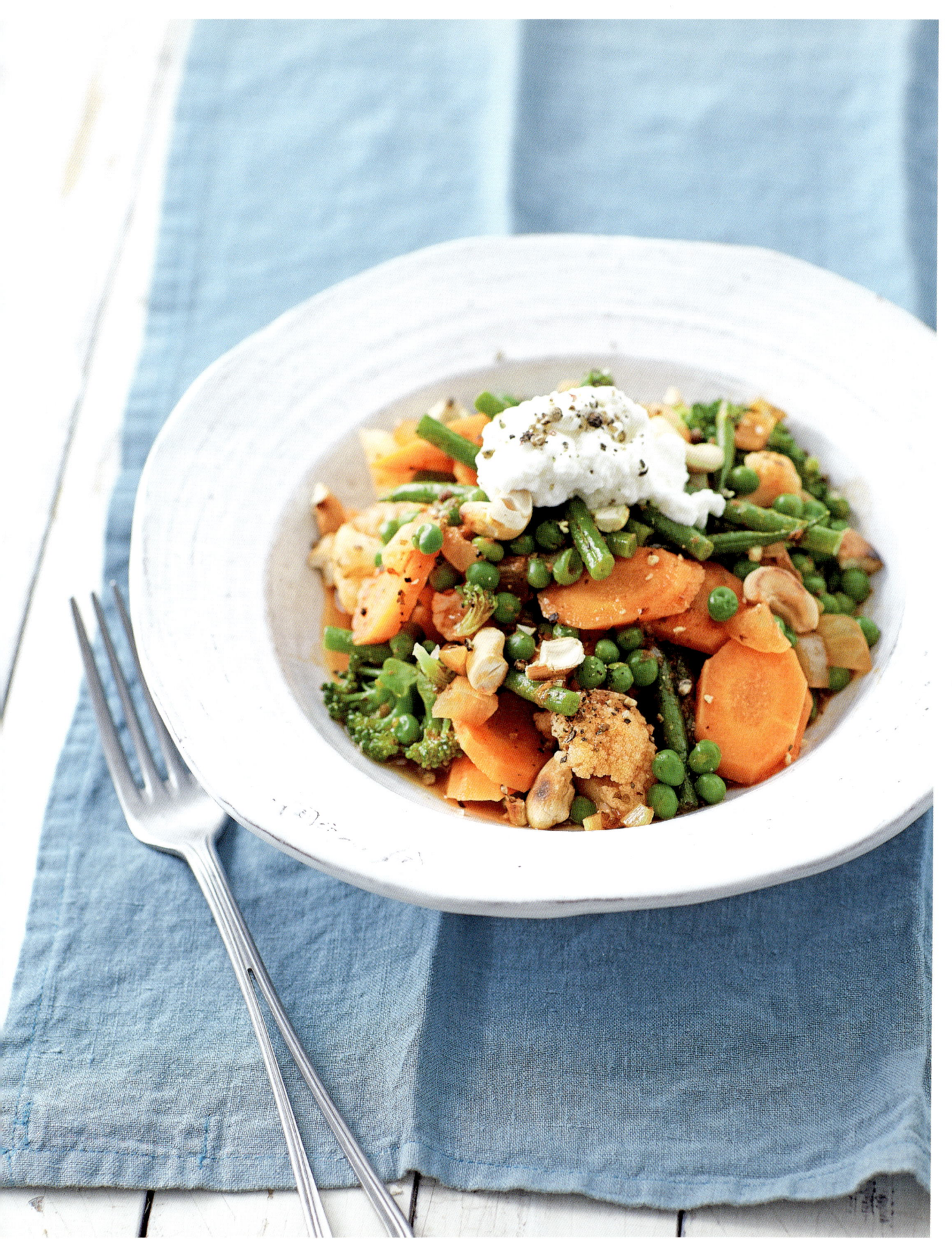

Zucchinigratin

Zutaten für 2 Portionen

- 500 g Zucchini
- Salz
- 2 EL Olivenöl
- 50 g Koch- & Backeiweiß
  (z.B. Hanuko)
- Fett für die Auflaufform
- 250 ml Tomatensauce (Glas)
- 1 TL gehackte Kräuter
  (z. B. Salbei, Basilikum oder
  Rosmarin)
- 150 g Mozzarella

Zubereitungszeit:
20 Minuten +
35 Minuten Backzeit

- Zucchini waschen, putzen, in 1 Zentimeter dicke Scheiben schneiden, auf Küchenkrepp legen, salzen und ca. 15 Minuten Wasser ziehen lassen. Dann Öl in einer Pfanne erhitzen, die Zucchinischeiben in Eiweißpulver wenden und goldbraun braten.

- Backofen auf 200 °C (Umluft 180 °C, Gas Stufe 3–4) vorheizen. Eine Aufflauform fetten. Zucchini und Tomatensauce abwechselnd darin einschichten, dabei mit den Kräutern bestreuen. Die letzte Schicht sollte Tomatensauce sein.

- Käse abtropfen lassen und in Stücken auf dem Gemüse verteilen. Das Gratin im heißen Backofen 35 Minuten backen.

- **Tipp:** Dazu passt ein kleiner Salat mit Balsamico-Vinaigrette.

Nährwerte (pro Portion): 596 kcal – 58 g EW – 33 g F – 14 g KH

Apfelpfannkuchen

Zutaten für 4 Portionen

- 150 g saure Sahne (stichfest)
- 50 g Honig
- 300 ml Milch
- 2 EL Zucker, ½ TL Zimt
- 400 g feste Äpfel
- 50 g Butter
- 25 g Mandelstifte
- 5 Eier (Größe M)
- 100 g Mehl
- 50 g Koch- & Backeiweiß
  (z.B. Hanuko)
- 1 Messerspitze Backpulver
- 1 Prise Salz

Zubereitungszeit: ca. 10 Minuten + 25 Minuten Garzeit

- Sahne, Honig und 2 Esslöffel Milch glatt rühren und kalt stellen. Zucker und Zimt mischen. Backofen auf 200 °C (Umluft 180 °C, Gas Stufe 3–4) vorheizen. Die Äpfel schälen, achteln und entkernen. Die Butter in einer hochwandigen Pfanne (ohne Plastikgriff, 28 cm Ø) im Backofen schmelzen lassen. Apfelspalten kreisförmig in die Pfanne legen, dabei ca. 2 Zentimeter zum Pfannenrand frei lassen. Mit Zimtzucker und Mandelstiften bestreuen. Im Backofen 10 Minuten backen.

- Für den Teig Eier schaumig schlagen. Mit Mehl, Eiweißpulver, Backpulver und 1 Prise Salz glatt rühren. Restliche Milch unterrühren. Die Pfanne aus dem Backofen nehmen und den Teig um die Äpfel gießen. Auf der zweiten Schiene von unten 20 bis 25 Minuten backen. In der Pfanne servieren.

Nährwerte (pro Portion): 641 kcal – 27 g EW – 30 g F – 54 g KH

Mittagessen • glutenfrei

Spargel mit Mozzarella

Zutaten für 2 Portionen

- 8 Stangen grüner Spargel
- 1 kleine rote Zwiebel
- 1 Knoblauchzehe
- 1 EL Olivenöl
- Salz
- weißer Pfeffer
- 1 EL Aceto balsamico
- 150 g Mozzarella light
- 6 Scheiben Parmaschinken

Zubereitungszeit:
ca. 5 Minuten +
6 Minuten Garzeit

– Vom Spargel die holzigen Enden abschneiden, die Stangen längs halbieren und schräg in gleich große Stücke schneiden. Zwiebel und Knoblauch abziehen und in Scheiben schneiden.

– Öl in einer beschichteten Pfanne erhitzen und Spargel, Zwiebel, Knoblauch darin unter Schwenken 6 Minuten dünsten, bis der Spargel bissfest ist. Mlt Salz, Pfeffer und Essig würzen.

– Auf zwei Teller aufteilen, den Mozzarella in Scheiben schneiden und mit dem Parmaschinken auf dem Spargel anrichten.

– **Tipp:** Für eine vegetarische Variante statt Schinken 5 Kirschtomaten die letzten 2 Minuten mitschmoren, das bringt Farbe und Frische auf den Teller.

Nährwerte (pro Portion) :257 kcal – 20 g EW – 15 g F – 8 g KH

Mittagessen • glutenfrei

Gemüse mit Käserührei

Zutaten für 2 Portionen

- 1 große Zucchini
- 2 rote Paprikaschoten
- 2 EL Rapsöl
- schwarzer Pfeffer
- frisch geriebene Muskatnuss
- Kräuter der Provence
- 4 Eier
- 4 EL geriebener Bergkäse
- 50 g magere Schinkenwürfel

Zubereitungszeit:
ca. 5 Minuten +
10 Minuten Garzeit

– Zucchini und Paprikaschoten waschen, putzen und in kleine Würfel schneiden. Öl in einer Pfanne erhitzen und Paprikawürfel darin etwa 1 Minute bei starker Hitze braten. Zucchini dazugeben und weitere 2 Minuten braten, dabei gelegentlich rühren. Mit Pfeffer, Muskatnuss und Kräutern würzen.

– Eier und Bergkäse in einer Schüssel glattrühren. Die Eier-Käse-Masse mit den Schinkenwürfeln über das Gemüse geben und durch leichtes Rühren zum Stocken bringen.

– **Tipp:** Das Rührei schmeckt auch kalt lecker – ideal zum Mitnehmen. Bergkäse kann durch Emmentaler, Parmesan oder Ziegenkäse ersetzt werden, Zucchini durch Lauch, Brokkoli oder Spinat. Statt Schinken Pinien-/Kürbiskerne verwenden.

Nährwerte (pro Portion): 424 kcal – 28 g EW – 29 g F – 10 g KH

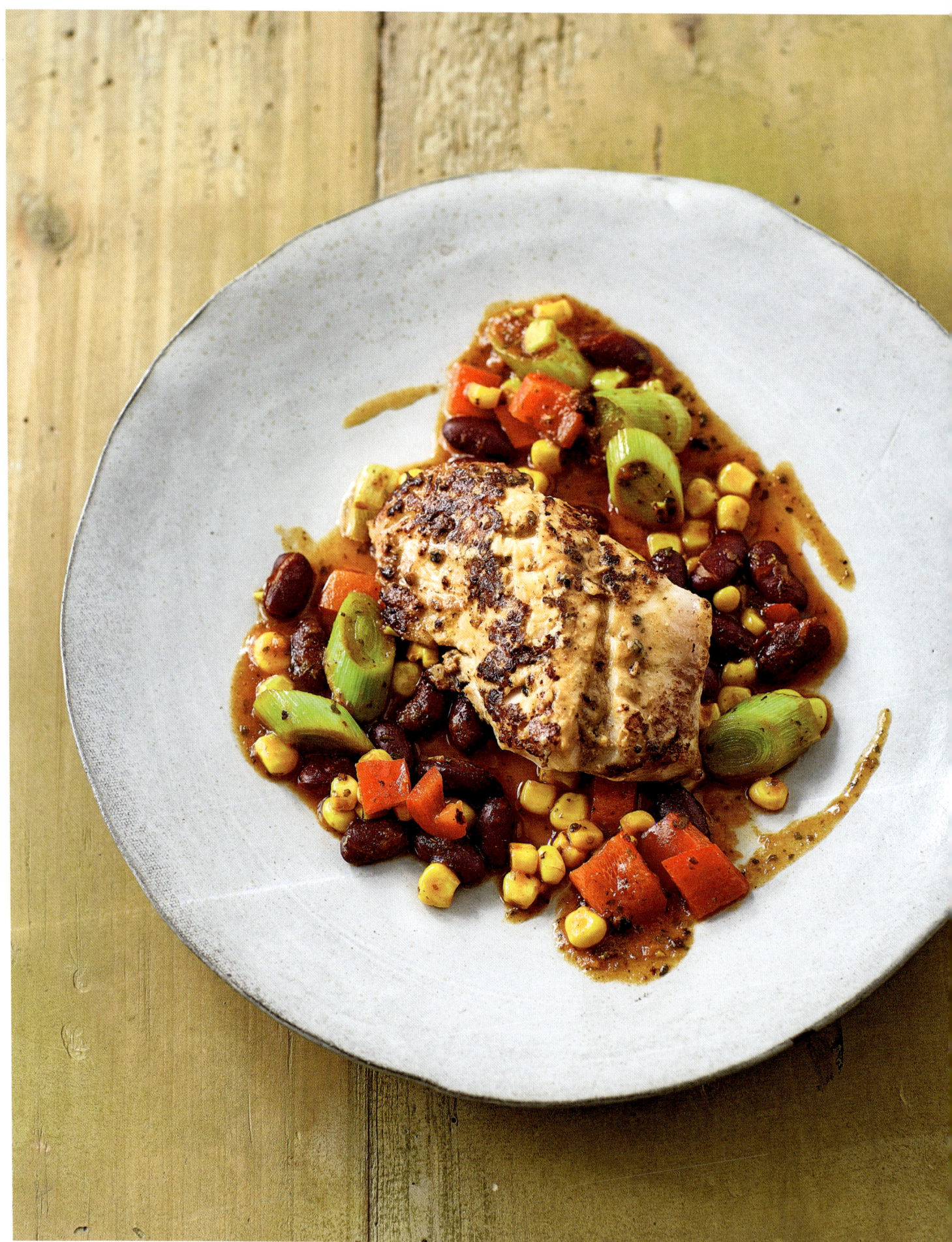

Rotbarsch auf buntem Gemüse

Zutaten für 2 Portionen

– 4 frische Rotbarschfilets
– 1 Zitrone
– 1 EL Sojasauce
– ½ TL Senf
– Salz
– schwarzer Pfeffer
– 1 kleine Dose Kidneybohnen (200 g)
– 100 g Gemüsemais (Dose)
– 1 kleine Stange Lauch
– 1 Knoblauchzehe
– 1 rote Paprikaschote
– 2 EL Rapsöl
– 1 TL Currypulver
– 1 TL Chilipulver
– 200 ml passierte Tomaten
– 1 TL Gemüsebrühepulver (Instant)
– gemahlener Koriander

Zubereitungszeit:
ca. 15 Minuten

– Fisch kalt abspülen, trockentupfen. Zitrone halbieren und entsaften. Zitronensaft mit Sojasauce und Senf verrühren und mit Salz und Pfeffer würzen. Den Fisch mit der Mischung rundum bestreichen und kurz einziehen lassen.

– Bohnen und Mais im Sieb mit Wasser abbrausen. Lauch waschen, putzen und in Ringe schneiden. Knoblauch abziehen und in feine Würfel schneiden. Paprikaschote waschen, putzen und das Fruchtfleisch würfeln.

– 1 Esslöffel Öl in einer Pfanne erhitzen, die marinierten, abgetropften Fischfilets 2 Minuten von jeder Seite darin braten und wieder herausnehmen.

– Paprika, Lauch und Knoblauch mit dem restlichen Öl in derselben Pfanne etwa 2 Minuten braten. Bohnen, Mais, Currypulver und Chilipulver hinzugeben, 1 weitere Minute braten. Mit Tomaten auffüllen, Gemüsebrühe unterrühren, alles zum Kochen bringen, mit Salz, Pfeffer und Koriander würzen.

– Fisch aufs Gemüse legen, mit geschlossenem Deckel noch etwa 2 Minuten dünsten.

Nährwerte (pro Portion)
444 kcal – 59 g EW – 14 g F – 16 g KH

Spaghetti mit Veggie-Bolognese

Zutaten für 2 Portionen

- 100 g Soja-Schnetzel (Reformhaus)
- 2 Tassen warmes Wasser
- 4 Tomaten
- 1 Zucchini
- 1 große Zwiebel
- 2 EL Olivenöl
- 1 EL rosenscharfes Paprikapulver
- 1 EL Oregano
- 1 EL Thymian
- 1 TL Currypulver
- 400 ml passierte Tomaten
- 2 TL Gemüsebrühepulver (Instant)
- Salz
- schwarzer Pfeffer
- 160 g Vollkornspaghetti
- 1 EL geriebener Parmesan

Zubereitungszeit:
ca. 10 Minuten + 15 Minuten
Einweich- und Garzeit

- Soja-Schnetzel in warmem Wasser 8 Minuten quellen lassen. Tomaten und Zucchini waschen und putzen, beides in kleine Würfel schneiden. Zwiebel abziehen und fein würfeln.

- Olivenöl in einem Topf erhitzen und die abgetropften Soja-Schnetzel 1 Minute kräftig anbraten. Gemüse hinzugeben, weitere 3 Minuten braten, gelegentlich rühren. Paprikapulver, Oregano, Thymian und Currypulver hinzugeben, ½ Minute mitbraten. Mit passierten Tomaten auffüllen, Brühenpulver unterrühren, alles etwa 2 Minuten kochen. Mit Salz und Pfeffer würzen.

- Spaghetti nach Packungsanweisung in Salzwasser kochen, abgießen und abtropfen lassen. Die Nudeln mit der Sauce servieren, mit Parmesan garnieren.

- **Tipps:** Wer die Sauce in größeren Mengen vorkochen will, kann diese bis zu 8 Wochen einfrieren. Die Sauce dann vor dem Verzehr 5 Minuten bei starker Hitze kochen lassen. Tomaten und Zucchini können durch frische Paprikaschoten, Brokkoli, Lauch, Möhren oder Aubergine ersetzt werden. Statt der Vollkornspaghetti mal Eiweißnudeln (siehe Rezept Seite 119) ausprobieren.
Wer die Nudeln mitnehmen will, füllt die vorgekochten Spaghetti mit der Bolognese am besten in eine Plastikbox. Im Büro einfach erwärmen und dann erst mit dem Parmesan bestreuen.

Nährwerte (pro Portion)
644 kcal – 35 g EW – 15 g F – 78 g KH

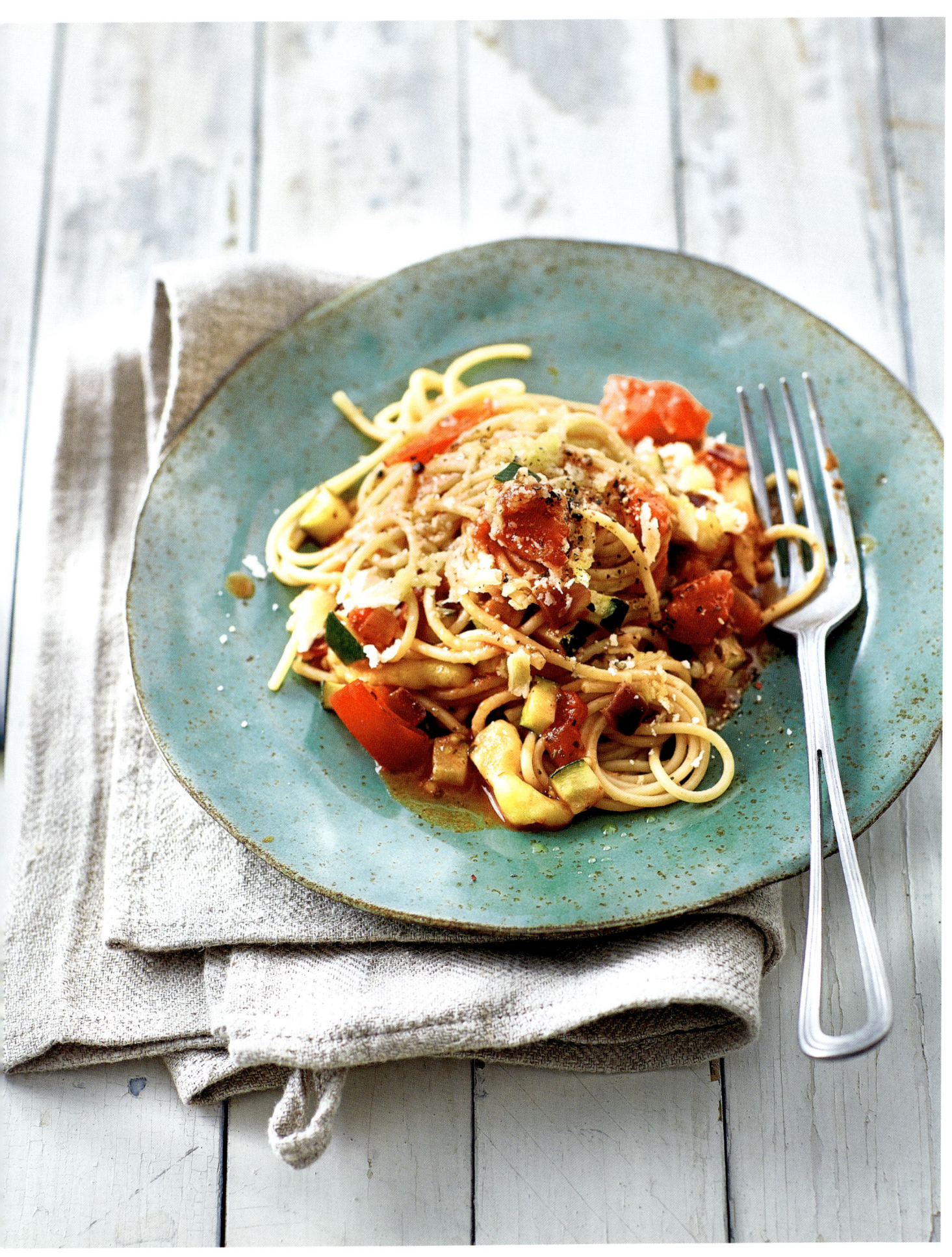

Baked Potato

Zutaten für 2 Portionen

- 2 große Kartoffeln
- 1 TL Olivenöl
- 1 TL Rosmarin
- 200 g Schafskäse
- 4 EL Naturjoghurt
- 6 EL Magerquark
- 4 TL frische Schnittlauch-
  röllchen (oder TK-Ware)
- 8 EL eingemachte Gurkenscheiben (aus dem Glas)
- Salz
- schwarzer Pfeffer
- Kreuzkümmel

Zubereitungszeit:
8 Minuten +
ca. 1 Stunde Backzeit

- Den Backofen auf 240 °C (Umluft 220 °C, Gas Stufe 5–6) vorheizen.

- Die Kartoffeln gründlich unter fließendem kaltem Wasser waschen und trockentupfen. Mit einer Gabel zweimal tief einstechen, um die Garzeit zu verkürzen. Zwei Stück Alufolie auslegen, mit etwas Öl bepinseln und die Kartoffeln darauflegen. Die Kartoffeln mit Rosmarin bestreuen und fest in die Folie einwickeln. Auf der mittlerer Schiene im Backofen etwa 1 Stunde weich garen.

- Den Schafskäse mit den Fingern fein zerbröseln, mit Joghurt, Quark und Schnittlauch mischen. Die Gurkenscheiben in einem Sieb abtropfen lassen, unter die Schafskäsecreme heben und mit Salz, Pfeffer und Kreuzkümmel würzen.

- Die gebackenen Kartoffeln aus dem Backofen nehmen, aus den Folien wickeln, längs aufschneiden und die Käsecreme zu gleichen Teilen in die Spalten füllen.

- **Tipps:** Die Gurken können durch anderes Gemüse aus dem Glas (Sellerie, Mixed Pickles, Oliven) oder frisch geraspeltes Gemüse (z. B. Zucchini, Gurken, Möhren) ersetzt werden. Zum Mitnehmen die Kartoffel in Folie und die Creme in einer separaten Box transportieren. Kühl lagern. Vor dem Verzehr die ausgewickelte Kartoffel erwärmen.

Nährwerte (pro Portion)
563 kcal – 26 g EW – 26 g F – 43 g KH

Zutaten für 2 Portionen

Pasta mit Protein-Plus.

- 12 EL Koch- & Backeiweiß
  (z.B. Hanuko)
- 6 EL Weizenvollkornmehl
  Type 1050
- Salz
- 1 TL frisch geriebene
  Muskatnuss
- 2 Eier
- 200 ml lauwarmes Wasser

Zubereitungszeit:
ca. 10 Minuten

- Eiweißpulver mit Mehl, 1 Teelöffel Salz und Muskatnuss ver-rühren. Eier und Wasser hinzugeben und alles mit den Hän-den zu einem festen Teig verkneten.

- Den Teig auf einer bemehlten Arbeitsfläche mit einem Nu-delholz sehr dünn ausrollen. Mit einem Messer ½ Zentimeter schmale, 5 Zentimeter lange Nudeln schneiden. Salzwasser zum Kochen bringen, die Nudeln darin etwa 3 Minuten weich kochen, dann abgießen und abschrecken.

- **Tipps:** Ist der Teig zu trocken, einfach 4 bis 8 Esslöffel Wasser unter den Teig kneten. Der Teig kann zusätzlich mit Majoran, Oregano und/oder Currypulver gewürzt werden. Wer Nudeln auf Vorrat machen will, bereitet einfach eine größere Menge zu und trocknet diese 3 Tage bei Zimmertemperatur gut. Dann halten sie in Tüten bis zu 4 Wochen.

- **Tipp:** Zu diesen Einweißnudeln die vegetarische Bolognese von Seite 116 servieren.

Nährwerte (pro Portion)
402 kcal – 60 g EW – 7 g F – 22 g KH

Zutaten für 4 Portionen

Abendessen • laktosefrei • glutenfrei

Kräftige Hühnersuppe

— 1 Suppenhuhn
— 3 Lorbeerblätter
— Salz
— ½ Sellerie
— 1 Möhre
— 1 Pastinake
— 1 Stange Lauch
— ½ Bund Petersilie
— Pfeffer

Zubereitungszeit:
15 Minuten +
75 Minuten Garzeit

— Huhn innen und außen unter fließendem Wasser waschen. In einem Topf mit Wasser bedecken und langsam zum Kochen bringen. Den Schaum abschöpfen, die Lorbeerblätter und etwas Salz hinzufügen und dann bei geringer Hitze etwa 1 Stunde weiter köcheln lassen.

— Inzwischen Sellerie, Möhre, Pastinake und Lauch waschen, putzen, nach Bedarf schälen und in gleichgroße Stücke schneiden. Petersilie waschen, trocken schütteln und hacken.

— Gemüse zum Huhn geben und weitere 15 Minuten kochen lassen. Das Huhn herausheben und das Fleisch auslösen. Das Fleisch und die gehackte Petersilie zur Suppe geben, mit Salz und Pfeffer abschmecken. Vor dem Servieren aufkochen.

Nährwerte (pro Portion): 213 kcal – 27 g EW – 7 g F – 7 g KH

Zutaten für 4 Portionen

Abendessen • vegan • glutenfrei • laktosefrei

Kürbis-Sellerie-Suppe

— ½ Hokkaido (Kürbis)
— ½ Sellerie
— 1 Zwiebel
— 1 EL Olivenöl
— 1 TL frisch geriebene Muskatnuss
— Salz
— 1 l Orangensaft
— Pfeffer

Zubereitungszeit:
ca. 10 Minuten +
15 Minuten Garzeit

— Den Kürbis halbieren und von Kernen befreien. Sellerie schälen und Zwiebel abziehen. Alle drei Zutaten in gleich große Stücke schneiden. Olivenöl in einem kleinen Topf erhitzen und das Gemüse darin dünsten, bis die Zwiebel glasig ist.

— Mit Muskatnuss und Salz würzen und mit dem Orangensaft ablöschen. Alles ca. 15 Minuten bei mittlerer Hitze köcheln lassen, bis das Gemüse weich ist. Eventuell noch etwas Wasser dazugeben. Alles fein durchpürieren, mit Pfeffer würzen, abschmecken und anrichten.

— **Tipp:** Klein geschnittener frischer Ingwer, der mit angebraten wird, bringt eine leichte Schärfe in die Suppe.

Nährwerte (pro Portion): 138 kcal – 12 g EW – 6g F – 58 g KH

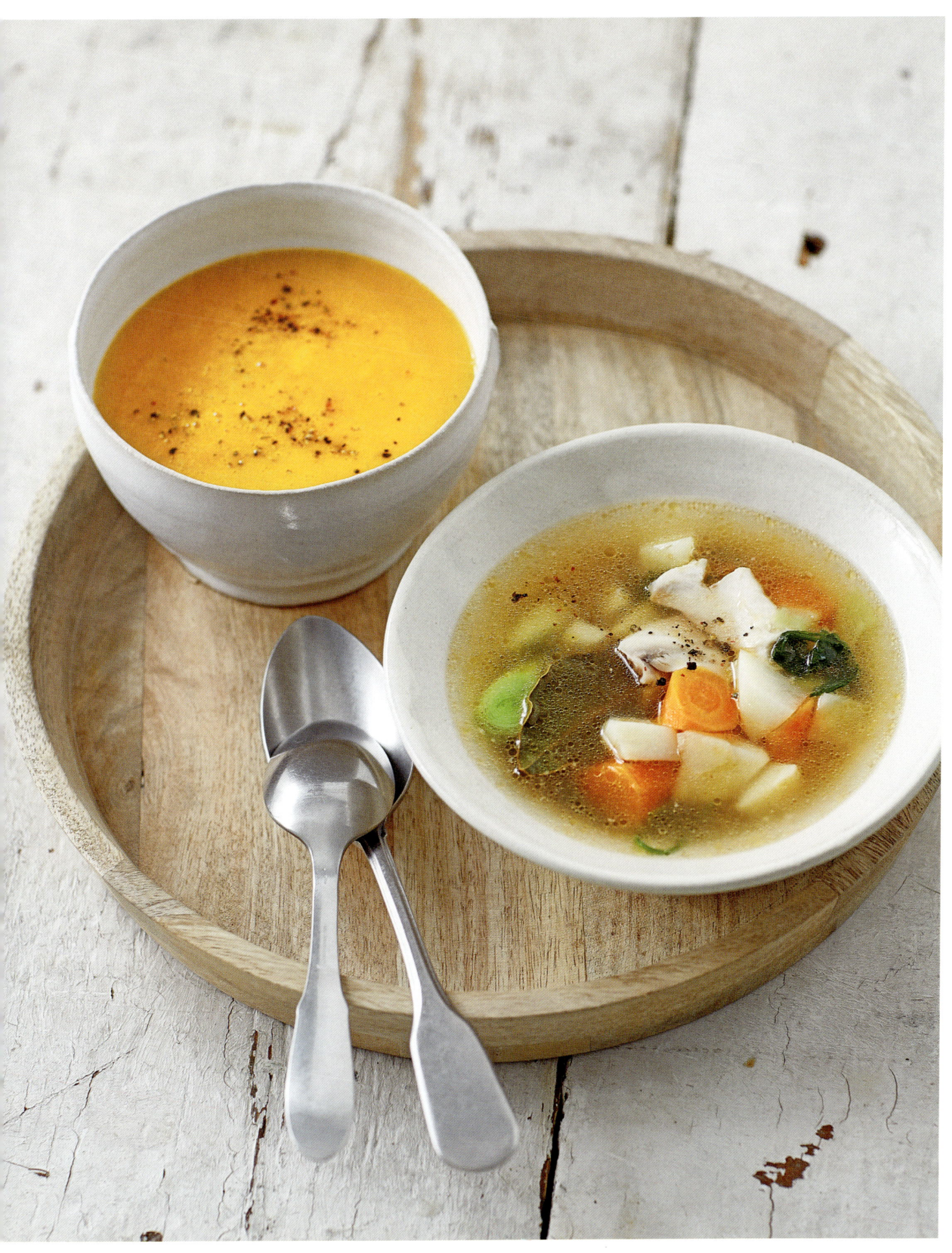

Zutaten für 2 Portionen

Gemüse-Hackfleisch-Topf

- 1 Zwiebel
- ½ kleiner Hokkaido (Kürbis, ca. 200 g)
- 4 Fleischtomaten
- 300 g mageres Hackfleisch (halb Rind, halb Schwein)
- Salz
- schwarzer Pfeffer
- frisch geriebene Muskatnuss
- 2 EL Rapsöl
- 1 EL Tomatenmark
- 1 TL rosenscharfes Paprikapulver
- 1 TL Majoran
- ½ TL Currypulver
- ½ TL gemahlene Kurkuma
- 500 ml Gemüsebrühe

Zubereitungszeit:
ca. 8 Minuten +
10 Minuten Garzeit

– Zwiebel abziehen und würfeln. Kürbis waschen, entkernen und das Kürbisfleisch ebenso in Würfel schneiden. Die Tomaten waschen, Stielansätze entfernen und das Fruchtfleisch in grobe Stücke schneiden. Das Hackfleisch mit Salz, Pfeffer und Muskatnuss würzen.

– Öl in einer Pfanne erhitzen und das Hackfleisch zusammen mit dem Kürbis und der Zwiebel darin etwa 3 Minuten bei starker Hitze braten. Dabei gelegentlich umrühren.

– Tomatenstücke, Tomatenmark, Paprikapulver, Majoran, Currypulver und Kurkuma hinzugeben und weitere 2 Minuten braten. Alles mit der Gemüsebrühe auffüllen und 5 Minuten mit geschlossenem Deckel kochen.

– **Tipps:** Der Kürbis kann durch Steckrübe, Kohlrabi, Sellerie oder Möhren ersetzt werden. Wer will, kann auch Lammhackfleisch verwenden. Mehr Schärfe erzielt man durch getrocknete Chilischoten oder noch mehr rosenscharfes Paprikapulver. Für eine vegetarische Variante gekochte rote Bohnen mit den Tomaten vermengen, kräftig würzen und mit Räuchertofu ergänzen.

Nährwerte (pro Portion)
593 kcal – 34 g EW – 42 g F – 17 g KH

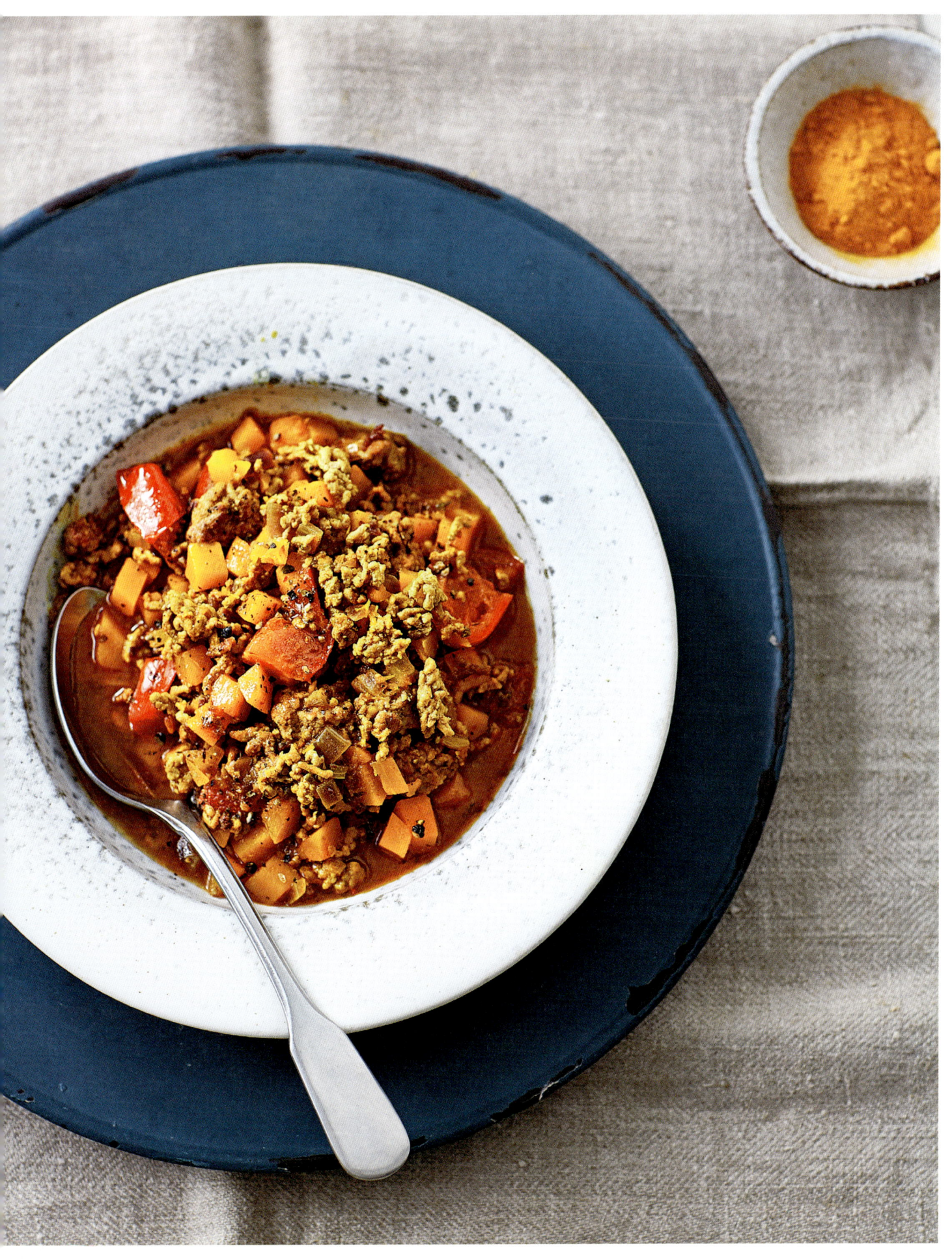

Zutaten für 2 Portionen

- 1 Kohlrabi
- ½ Sellerieknolle
- 1 große Zucchini
- 1 Knoblauchzehe
- 4 Scheiben Kochschinken
- 1 EL Sonnenblumenöl
- Salz
- schwarzer Pfeffer
- frisch geriebene Muskatnuss
- 125 ml Gemüsebrühe
- 100 g geriebener Bergkäse
- 2 EL Schmand
- 4 EL fettarme Milch

Zubereitungszeit:
ca. 10 Minuten +
15 Minuten Backzeit

Abendessen • glutenfrei

Gemüseauflauf

- Den Backofen auf 240 °C (Umluft 220 °C, Gas Stufe 5–6) vorheizen. Eine Auflaufform bereitstellen.

- Kohlrabi und Sellerie schälen, putzen, waschen und grob würfeln. Zucchini waschen, putzen, halbieren und in Scheiben schneiden. Knoblauch abziehen und würfeln. Schinken in Streifen schneiden.

- Das Öl in einer Pfanne erhitzen und das Gemüse und den Knoblauch darin etwa 2 Minuten braten. Mit Salz, Pfeffer und Muskatnuss würzen. Schinkenstreifen und Gemüsebrühe hinzugeben und alles zum Kochen bringen.

- Den Käse mit Schmand und Milch glatt rühren. Das Gemüse in die Auflaufform geben und die Käse-Schmand-Masse darauf verteilen.

- Den Auflauf auf der mittleren Schiene des Backofens in etwa 12 bis 15 Minuten fertig backen.

- **Tipps:** Statt Bergkäse kann man auch Gorgonzola, Mozzarella oder Schafskäse verwenden. Der Schinken kann durch gehackte Nüsse ersetzt werden.

Nährwerte (pro Portion)
483 kcal – 32 g EW – 31 g F – 16 g KH

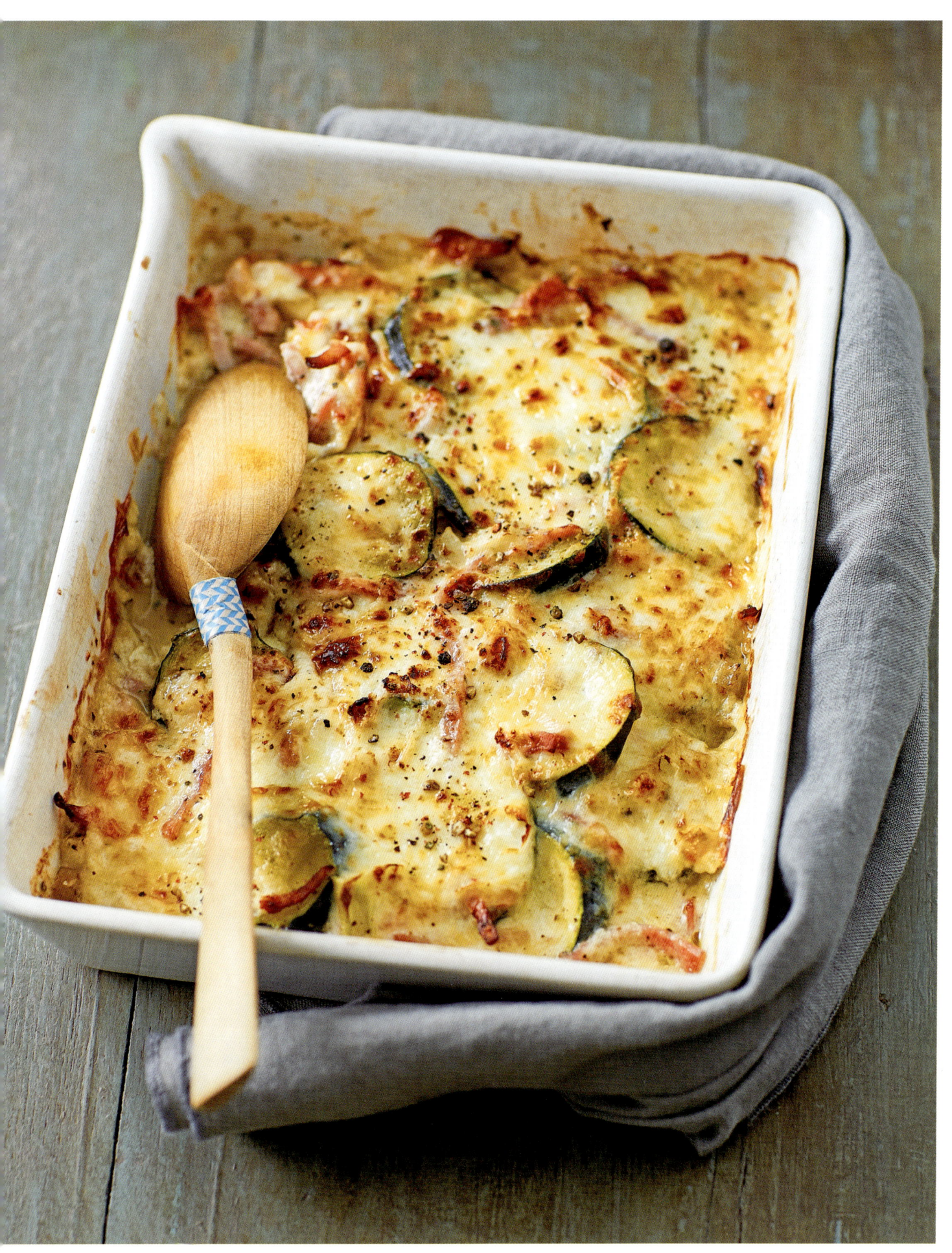

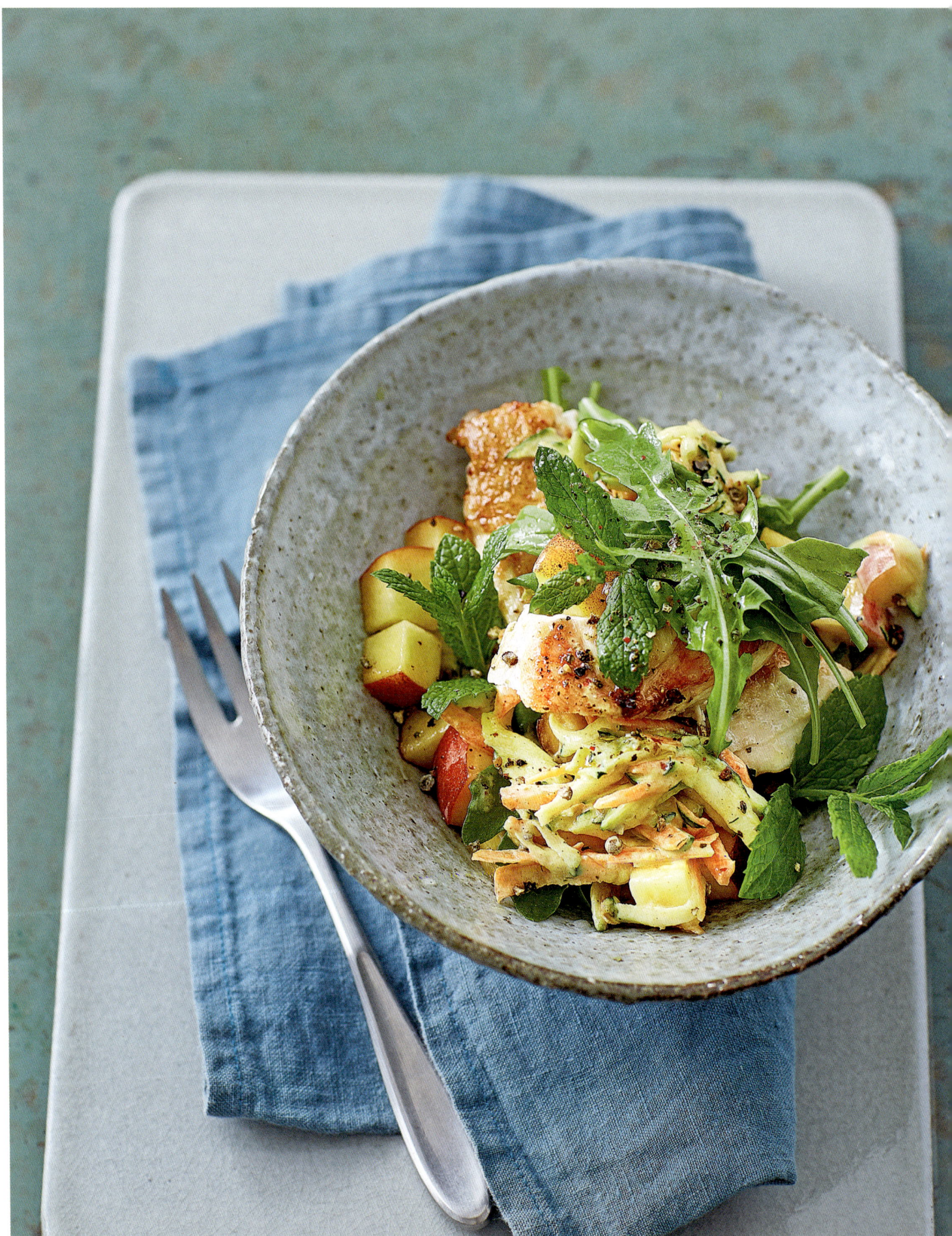

Bunter Geflügelsalat

Zutaten für 2 Portionen

- ½ Hähnchen vom Grill (Bruststücke)
- 2 frische Pfirsiche
- 2 Möhren
- 1 Zucchini
- 2 Bund Rucola
- 4 Zweige frische Zitronenmelisse
- 6 EL Buttermilch
- Salz
- weißer Pfeffer
- Currypulver
- Ingwerpulver

Zubereitungszeit:
ca. 15 Minuten

– Hähnchenfleisch vom Knochen lösen und mit der Haut in mundgerechte Stücke schneiden.

– Die Pfirsiche waschen, halbieren, entsteinen und klein würfeln. Möhren und Zucchini waschen, putzen und auf einer Küchenreibe klein raspeln. Den Rucola waschen und verlesen, die Zweige der Zitronenmelisse waschen. Den Rucola in mundgerechte Stücke schneiden. Die Blätter der Zitronenmelisse abpflücken und klein hacken.

– Rucola und Zitronenmelisse mit Möhren- und Zucchiniraspeln, Pfirsichwürfeln und dem Hähnchenfleisch mischen. Buttermilch unterrühren und mit Salz, Pfeffer, Currypulver und Ingwer pikant abschmecken.

– **Tipps:** Grillhähnchen gibt es beim Imbiss – alternativ können Sie natürlich auch eine Hühnchenbrust anbraten. Den Rucola können Sie durch Frühlingszwiebeln ersetzen. Statt Pfirsich schmecken auch Apfel, Aprikosen, Mango oder Mandarine. Geriebener Knollensellerie oder Staudenselleriestückchen sowie Nüsse verfeinern den Salat. Für eine vegetarische Variante können Bratkäse oder Tofu verwendet werden.

Nährwerte (pro Portion)
352 kcal – 54 g EW – 2 g F – 23 g KH

Abendessen • laktosefrei • glutenfrei

Low-Carb-Hackbraten

Zutaten für 4 Portionen

– 650 g mageres Rinderhack
– 2 Eier
– 2 EL Koch- & Backeiweiß
  (z.B. Hanuko)
– Salz
– Pfeffer
– ½ TL Oregano
– 175 g geröstete rote Paprika
  (Abtropfgewicht; Glas)
– 30 g Cashewkerne
– 1 EL Olivenöl

Zubereitungszeit:
ca. 10 Minuten +
35-40 Minuten Backzeit

– Backofen auf 200 °C (Umluft 180 °C, Gas Stufe 3–4) vorheizen. Hackfleisch, Eier und Eiweißpulver in einer Schüssel mischen und mit Salz, Pfeffer und Oregano würzen. Paprika abtropfen lassen und klein schneiden. Cashewkerne ohne Fett in einer Pfanne rösten und grob hacken. Beides unter die Hackmasse mischen. Alles zu einem glatten Teig verkneten.

– Eine Kastenform (etwa 1,2 Liter Inhalt) mit Öl fetten. Fleischmasse hineingeben, glatt streichen und auf der zweiten Schiene von unten im heißen Backofen in 35 bis 40 Minuten garen. Herausnehmen und einige Minuten ruhen lassen. In Scheiben schneiden und servieren. Dazu passt ein grüner Salat.

Nährwerte (pro Portion): 473 kcal – 43 g EW – 32 g F – 4 g KH

Abendessen • vegetarisch • glutenfrei

Paprikasticks mit Gorgonzolacreme

Zutaten für 2 Portionen

– 200 g Gorgonzola
– 300 g saure Sahne
– ½ Bund Schnittlauch
– ½ Bund Petersilie
– schwarzer Pfeffer
– 3 große Paprikaschoten

Zubereitungszeit:
ca. 6 Minuten

– Gorgonzola mit einer Gabel zerdrücken. Die saure Sahne hinzugeben und den Blauschimmelkäse glatt rühren. Kräuter waschen, trocken schütteln, Schnittlauch in kleine Röllchen schneiden, Petersilie fein hacken. Mit etwas Pfeffer zu der Gorgonzolacreme geben und gut verrühren.

– Paprikaschoten waschen, putzen und in breite Streifen schneiden. Gorgonzolacreme zum Dippen verwenden.

– **Tipps:** Statt Paprikaschoten Gemüsesticks aus Kohlrabi, Möhren, Gurken, Radieschen oder Zucchini essen. Gorgonzola kann durch geriebenen Feta- oder Kuhmilchkäse ersetzt werden. Oder den Dip zu warmem Gemüse wie Brokkoli- oder Blumenkohlröschen essen.

Nährwerte (pro Portion): 650 kcal – 28 g EW – 52 g F – 15 g KH

Abendessen • glutenfrei

Käseomelett

Zutaten für 2 Portionen

- 2 Möhren
- ½ kleine Sellerieknolle
- 2 Frühlingszwiebeln
- 5 EL Hüttenkäse
- 6 EL Obstessig
- Salz
- Pfeffer

Für das Omelett:
- 3 Eier
- 6 EL fettarme Milch
- 2 EL geriebener Emmentaler
- 1 TL TK-8-Kräuter-Mischung
- Salz
- weißer Pfeffer
- rosenscharfes Paprikapulver
- Cayennepfeffer
- 2 TL Rapsöl

Zubereitungszeit:
ca. 10 Minuten

- Die Möhren, den Knollensellerie und die Frühlingszwiebeln waschen bzw. schälen und putzen. Die Frühlingszwiebeln klein schneiden. Die Möhren und den Sellerie mit einer Küchenreibe raspeln. Alles in eine Schüssel geben, mit dem Hüttenkäse und dem Essig vermengen, mit Salz und Pfeffer würzen.

- Für das Omelett die Eier mit der Milch, dem geriebenen Käse und den gefrorenen Kräutern in einer Schüssel schaumig schlagen. Mit Salz, Pfeffer, Paprikapulver und Cayennepfeffer würzen. Die Käse-Omelettmasse in einer heißen Pfanne mit dem Rapsöl von einer Seite goldgelb braten und die andere Seite mit einem Kochlöffel vorsichtig verrühren, bis die Masse fest wird. Die Gemüseraspel noch in der Pfanne auf dem Omelett verteilen, dieses zur Mitte hin zusammenklappen, kurz stocken lassen, dann in 2 Portionen teilen und heiß servieren.

- **Tipp:** Statt Hüttenkäse kann auch Frischkäse verwendet werden.

Nährwerte (pro Portion)
334 kcal – 21 g EW – 19 g F – 14 g KH

Zutaten für 2 Portionen

Abendessen • laktosefrei • glutenfrei

Veggie-Bratlinge

- 1 große Dose Kidneybohnen
- 1 grüne Paprikaschote
- 80 g geriebener Gouda
- 4 EL Koch- & Backeiweiß
  (z.B. Hanuko)
- 4 EL getrocknete
  Röstzwiebeln
- Salz
- schwarzer Pfeffer
- gemahlener Kreuzkümmel
- rosenscharfes Paprikapulver
- 200 ml Olivenöl
- 200 g fettarmer Kräuterquark

Zubereitungszeit:
ca. 15 Minuten

- Bohnen in einem Sieb abtropfen lassen. Paprikaschote waschen, putzen und das Fruchtfleisch fein würfeln. Käse und Eiweißpulver in einer Schüssel mit den Röstzwiebeln vermengen. Die Bohnen mit einer Gabel zerdrücken, mit den Paprikawürfeln verrühren. Das Ganze zur Käsemischung geben und zu einem festen Teig verkneten. Mit Salz, Pfeffer, Kreuzkümmel und Paprika würzen.

- Aus dem Teig vier kleine, flache Bratlinge formen. Öl in einer Pfanne erhitzen und die Bratlinge im heißen Öl bei mittlerer Hitze 4 Minuten von jeder Seite braten. Auf Küchenpapier entfetten. Zu den Bratlingen den Quark genießen.

- **Tipps:** Die Bratlinge schmecken auch kalt sehr gut, eignen sich deshalb besonders gut zum Mitnehmen.

Nährwerte (pro Portion)
647 kcal – 44 g EW – 38 g F – 21 g KH

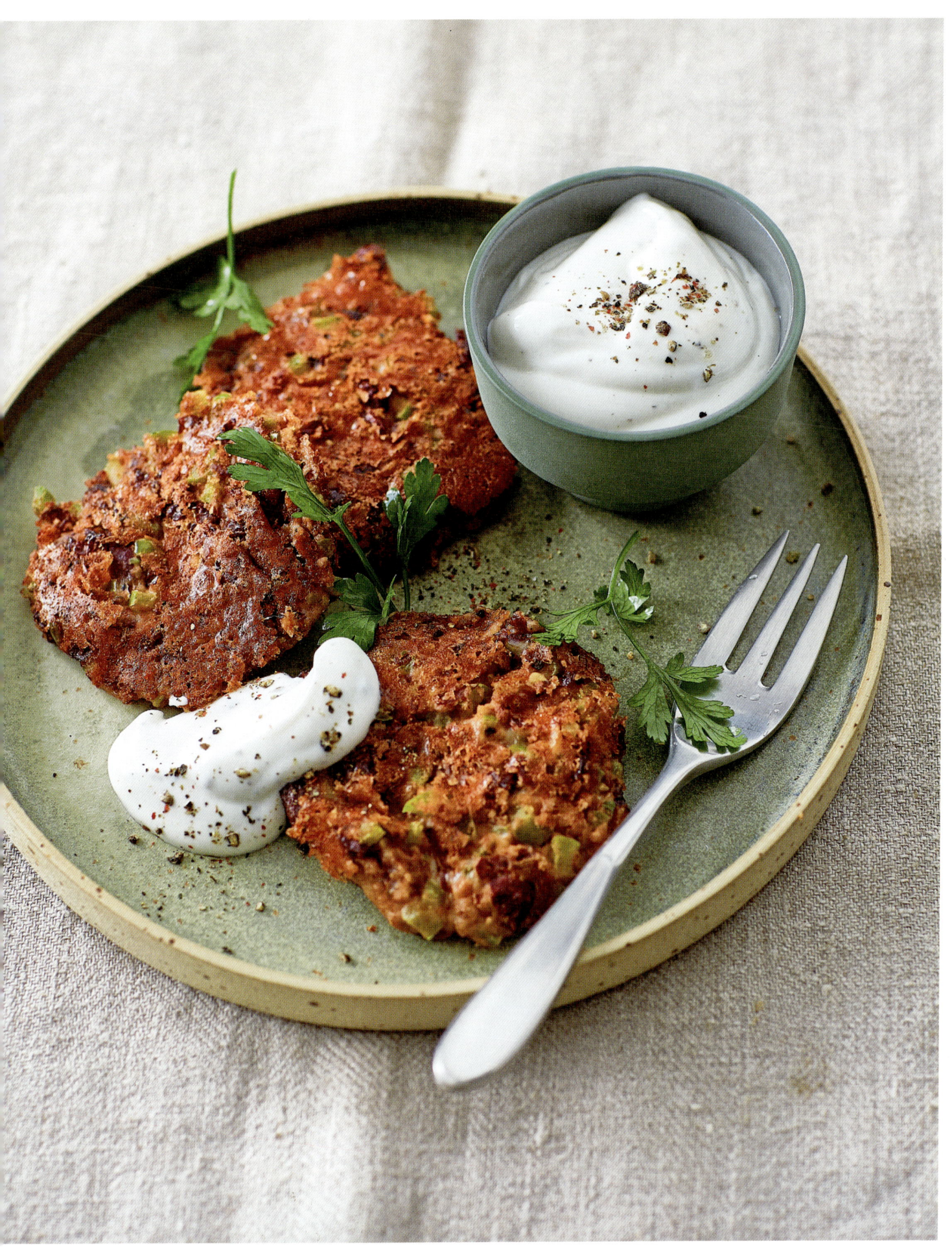

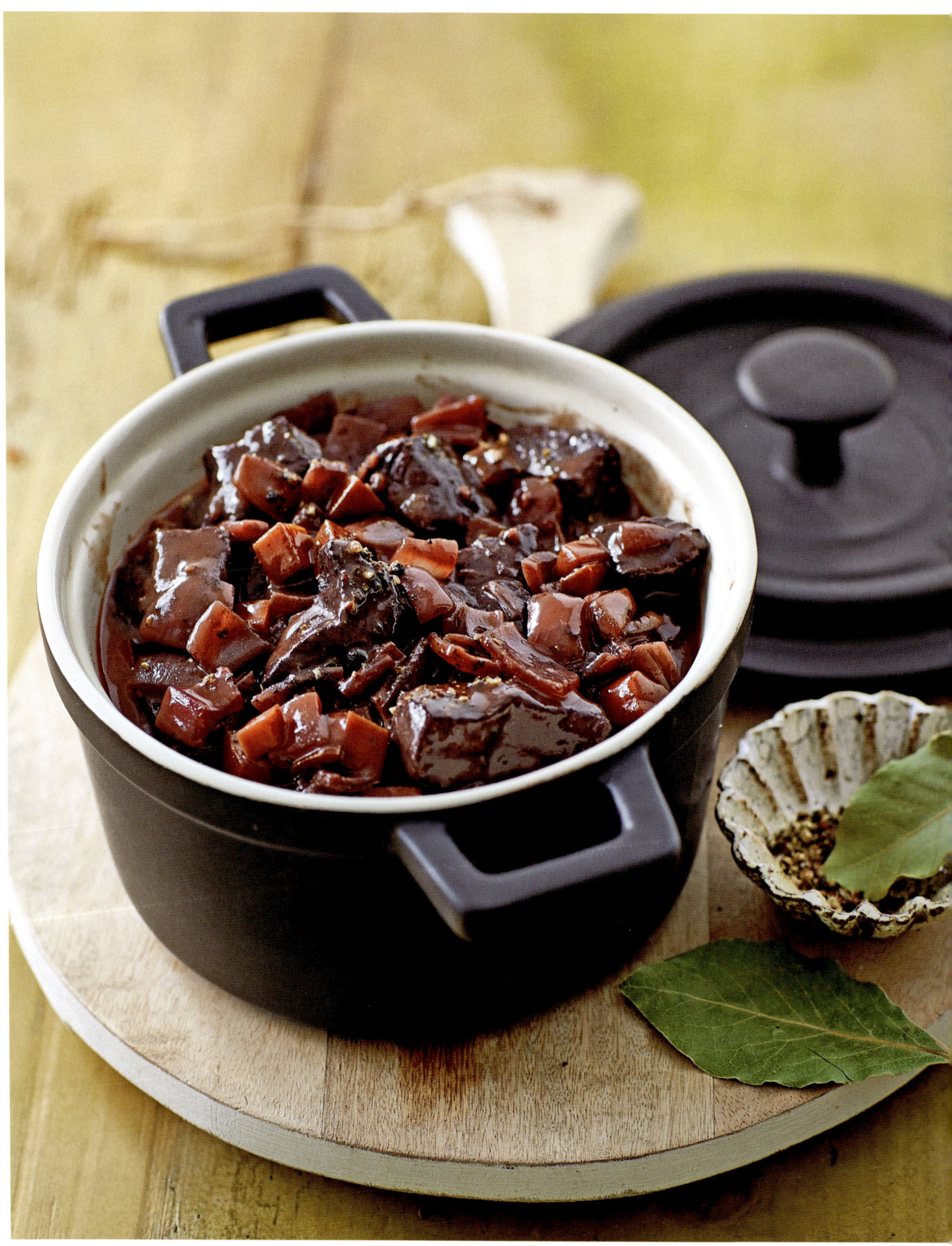

Wildgulasch

Zutaten für 2 Portionen

- 500 g Reh- oder Hirschfleisch für Gulasch
- 1 Zwiebel
- 1 Möhre
- 1 EL Olivenöl
- Salz
- Pfeffer
- 100 ml Rotwein
- 2 Lorbeerblätter
- 1 TL Majoran
- 500 ml Rinderbrühe

Zubereitungszeit:
ca. 15 Minuten +
1 Stunde Kochzeit

- Das Fleisch waschen, trocken tupfen und etwas kleiner würfeln, falls die Stücke zu groß vorgeschnitten sind. Die Zwiebel abziehen und fein würfeln. Die Möhre putzen, schälen und ebenfalls in kleine Würfel schneiden.

- Das Öl in einem nicht zu großen Topf erhitzen, das Fleisch darin scharf anbraten, salzen, pfeffern und wieder herausnehmen, bevor es Wasser zieht.

- In derselben Pfanne die Zwiebel und Möhre scharf anbraten, bis sich Röststoffe gebildet haben.

- Das Fleisch wieder dazugeben, mit Rotwein ablöschen, Lorbeerblätter und den Majoran zugeben. Köcheln lassen, bis die Flüssigkeit stark reduziert ist.

- Mit der Brühe aufgießen und das Fleisch im geschlossenen Topf etwa 1 Stunde schmoren lassen. Den Deckel abnehmen und die Flüssigkeit weiter reduzieren, bis sie schön sämig eingekocht ist.

- Die Lorbeerblätter entfernen, das Wildgulasch mit Salz und Pfeffer abschmecken und in tiefen Tellern servieren.

Nährwerte (pro Portion)
453 kcal – 17 g EW – 19 g F – 42 g KH

Teufelssalat
mit Geflügelwurst

Zutaten für 2 Portionen

– 1 kleine Dose Kidneybohnen (200 g)
– 200 g Geflügelfleischwurst am Stück
– 1 orange Paprikaschote
– 1 Bund Frühlingszwiebeln
– 4 Gewürzgurken

Für die Marinade:
– 3 EL Gurkenfond (Glas)
– 2 EL Tomatenmark
– 2 EL saure Sahne
– ½ TL rosenscharfes Paprikapulver
– Salz
– frisch geriebene Muskatnuss
– Chilipulver
– schwarzer Pfeffer
– Cayennepfeffer

Zubereitungszeit:
ca. 10 Minuten

– Kidneybohnen in einem Sieb abtropfen lassen. Die Pelle der Geflügelfleischwurst entfernen, die Wurst in kleine Würfel schneiden. Die Paprikaschote waschen, putzen und das Fruchtfleisch würfeln. Die Frühlingszwiebeln waschen, putzen und in feine Ringe schneiden. Die Gewürzgurken fein würfeln.

– Für die Marinade den Gurkenfond aus dem Glas mit dem Tomatenmark, der sauren Sahne und dem Paprikapulver in einer Schüssel glatt rühren.

– Die Kidneybohnen, die Geflügelfleischwurst und das klein geschnittene Gemüse in die Marinade geben und alles gründlich miteinander vermischen. Den Salat mit Salz, Muskatnuss, Chilipulver, Pfeffer und Cayennepfeffer scharf abschmecken.

– **Tipps:** Auch bei diesem Rezept kann man variieren: Statt Fleischwurst einfach Bratwurst oder Wiener Würstchen verwenden, anstelle der Frühlingszwiebeln normale Zwiebeln benutzen, und die Kidneybohnen lassen sich durch Kichererbsen ersetzen. Angereichert kann der Salat werden durch frisch gewürfelte Tomaten oder Käsewürfel. Vegetarier lassen die Fleischwurst weg.

Nährwerte (pro Portion)
254 kcal – 28 g EW – 8 g F – 13 g KH

Spinatauflauf mit Kasseler

Zutaten für 2 Portionen

– 250 g TK-Blattspinat (portioniert)
– 1 Zwiebel
– 1 schmale Scheibe Kasseler (ca. 80 g)
– ½ TL Butter
– ½ Tasse Wasser (75 ml)
– 1 TL Gemüsebrühepulver
– 3 EL Magerquark
– 1 Ei
– 3 EL geriebener Emmentaler
– Salz
– Pfeffer
– frisch geriebene Muskatnuss

Zubereitungszeit:
ca. 10 Minuten +
20 Minuten Backzeit

– Spinat aus der Verpackung nehmen und ein paar Stunden vorher im Kühlschrank oder kurz vor der Zubereitung in der Mikrowelle (Auftaustufe) auftauen. Den Backofen auf 180 °C (Umluft 160 °C, Gas Stufe 2–3) vorheizen.

– Zwiebel abziehen und würfeln. Das Kasseler in mundgerechte Stücke schneiden. Die Butter bei mittlerer Hitze schmelzen, Zwiebel etwa ½ Minute darin braten, dann den Spinat zugeben und 1 weitere Minute braten. Mit Wasser auffüllen, Brühe und Kasseler unterheben. Alles zusammen 1 Minute kochen.

– Quark mit Ei und Emmentaler glatt rühren. Spinat und Kasseler mit der Ei-Quark-Masse vermengen und mit Salz, Pfeffer und Muskatnuss würzen. In einer Auflaufform auf mittlerer Schiene 20 Minuten backen.

– **Tipps:** Die Zutaten sind leicht und belasten die Verdauung nicht. So wird man nicht – wie sonst so häufig – nach dem Essen müde.
Den Spinat können Sie mit Basilikum, Liebstöckel, Ingwer und Knoblauch verfeinern. Statt Spinat können Sie ebenso gut TK-Grünkohl nehmen.
Kasseler können Sie durch gebratene Hähnchenbrust oder Rindswurst ersetzen. Sogar Fisch passt. Dann z.B. Pangasius wählen.
Vegetarier können den überbackenen Spinat als Beilage zu Tofu-Frikadellen essen.

Nährwerte (pro Portion)
392 kcal – 41 g EW – 20 g F – 7 g KH

Brötchen mit Käse

Zutaten für 20 kleine Brötchen

– 100 g Gouda (45 % Fett i.Tr.)
– 150 g Magerquark
– 100 ml Wasser
– 4 EL Rapsöl
– ½ TL Salz
– 200 g gemahlene Mandeln
– 50 g Weizenmehl Type 1050
  oder Vollkornmehl
– 90 g zarte Haferflocken
– 1 Päckchen Backpulver
– 2 EL fettarme Milch
– 20 g Sesamsamen oder
  Blaumohn

Zubereitungszeit:
ca. 10 Minuten +
25 Minuten Backzeit +
30 Minuten Abkühlzeit

– Backofen auf 220 °C (Umluft 200 °C, Gas Stufe 4–5) vorheizen. Ein Backblech mit Backpapier auslegen.

– Den Käse reiben. Den Magerquark mit Wasser, Rapsöl, Salz und dem Käse cremig rühren.

– Mandeln, Weizen- bzw. Vollkornmehl, Haferflocken und Backpulver zur Quarkmasse dazugeben. Alles gut miteinander verkneten und anschließend zu kleinen Bällchen formen. Die Bällchen auf das mit Backpapier belegte Backblech legen, mit etwas Milch bestreichen und Sesamsamen oder Blaumohn darüberstreuen.

– Die Brötchen im heißen Backofen 20 bis 25 Minuten backen. Herausnehmen und 30 Minuten abkühlen lassen.

Nährwerte (pro Brötchen bei 20 Stück)
136 kcal – 6 g EW – 10 g F – 6 g KH

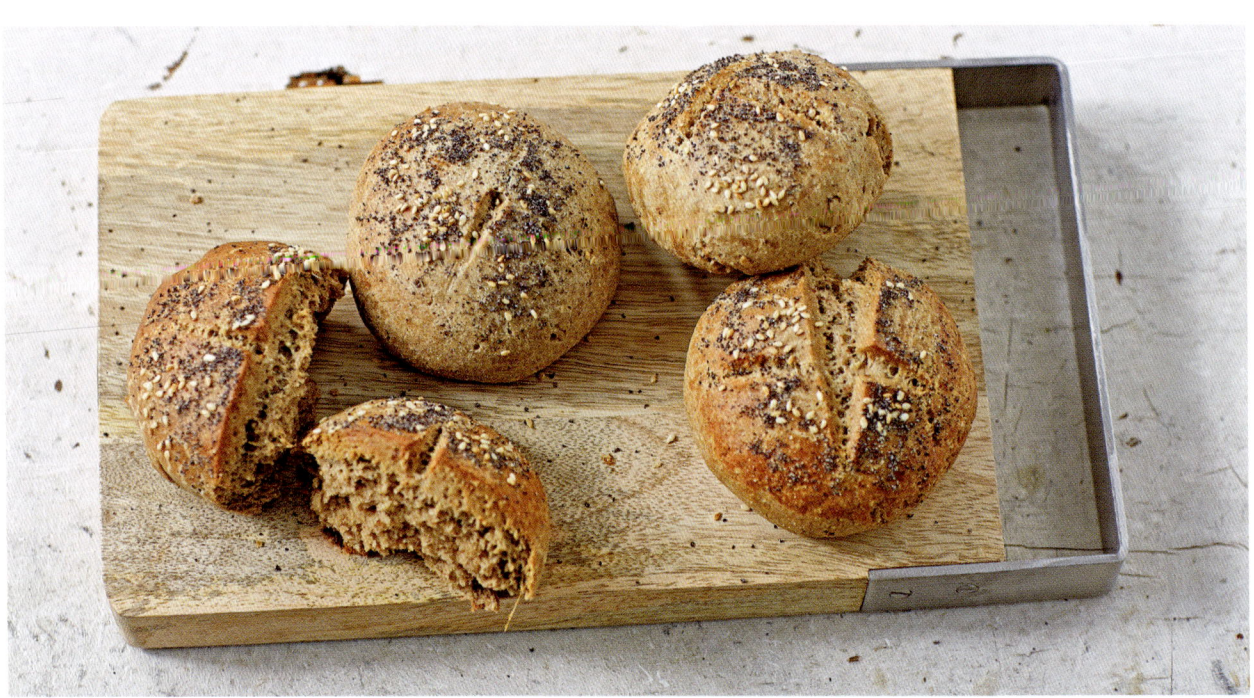

Gefüllte Roastbeef-Röllchen

Zutaten für 2 Portionen

– 2 Kiwis
– 6 Scheiben Roastbeef
– 300 g Zaziki oder Kräuterquark

Zubereitungszeit:
ca. 5 Minuten

– Kiwis schälen und klein würfeln. Jede Scheibe Roastbeef mit 1 Esslöffel Zaziki oder Kräuterquark bestreichen, ein paar Kiwiwürfel daraufgeben und die Roastbeefscheibe aufrollen.

– **Tipp:** Das Roastbeef kann durch magere Aufschnittsorten (z. B. Kochschinken, Kasseler, Lachsschinken, Putenbrust) ersetzt werden.

Nährwerte (pro Portion)
293 kcal – 29 g EW – 13 g F – 13 g KH

Gefüllte Käsescheiben-Röllchen

Zutaten für 2 Portionen

– 1 EL Walnüsse
– 1 EL Tomatenmark
– 2 EL Hüttenkäse
– 4 Scheiben fettarmer Gouda (< 20 % Fett i. Tr.)
– 4 Stiele Basilikum

Zubereitungszeit:
ca. 2 Minuten

– Walnüsse hacken, mit dem Tomatenmark und dem Hüttenkäse verrühren.

– Jede Scheibe Käse mit 1 Teelöffel Tomaten-Walnuss-Creme bestreichen, 1 Stiel Basilikum darauflegen und die Käsescheibe aufrollen.

Nährwerte (pro Portion)
200 kcal – 18 g EW – 14 g F – 1 g KH

Schoko-Cappuccino-Muffins

Zutaten für 6 Stück

- 6 EL Magerquark
- 200 ml Wasser
- 2 Eier
- 2 EL flüssiger Süßstoff
- 100 g gemahlene Mandeln
- 8 EL Koch- & Backeiweiß
  (z.B. Hanuko)
- ½ TL Backpulver
- 1 EL entöltes Kakaopulver
- 2 EL Cappuccinopulver
- 1 TL Butter für die
  Muffinform (6 Mulden)

Zubereitungszeit:
ca. 10 Minuten +
ca. 40 Minuten Backzeit

- Den Backofen auf 170 °C (Umluft 150 °C, Gas Stufe 2) vorheizen. Quark mit Wasser, Eiern und Süßstoff glattrühren. Mandeln, Backeiweiß, Backpulver, Kakao- und Cappuccinopulver unterrühren.

- Den Teig in die gebutterte Muffinform füllen, die Muffins etwa 40 Minuten im heißen Backofen backen.

Nährwerte (pro Muffin)
212 kcal – 20 g EW – 12 g F – 8 g KH

Käsekuchen mit Erdbeeren

Zutaten für ca. 12 kleine Stücke

- 125 g TK-Erdbeeren
- 1 TL Butter zum Fetten der
  Auflaufform
- 500 g Magerquark
- 1 EL Koch- & Backeiweiß
  (z.B. Hanuko)
- 4 EL Steviapulver (ca. 10 g)
- 2 Eier

Zubereitungszeit:
ca. 5 Minuten +
60 Minuten Backzeit

- Erdbeeren ein paar Stunden zuvor oder direkt in der Mikrowelle (Auftaustufe) auftauen. Backofen auf 170 °C (150 °C Umluft, Gas Stufe 2) vorheizen. Eine Auflaufform fetten.

- Quark, Eiweißpulver, Stevia und Eier miteinander glatt rühren. Erdbeeren unterheben. Den Teig in die Form geben und auf der mittleren Schiene des Backofens etwa 1 Stunde backen.

- **Tipps:** Statt der Erdbeeren Mandarinen, Pfirsiche, Ananas, Sauerkirschen, Aprikosen oder Pflaumen verwenden. Stevia kann durch Agaven- oder Birnendicksaft, Ahornsirup oder Honig ersetzt werden (dann reichen jeweils 2 Esslöffel).

Nährwerte (pro Stück)
59 kcal – 7 g EW – 1 g F – 3 g KH

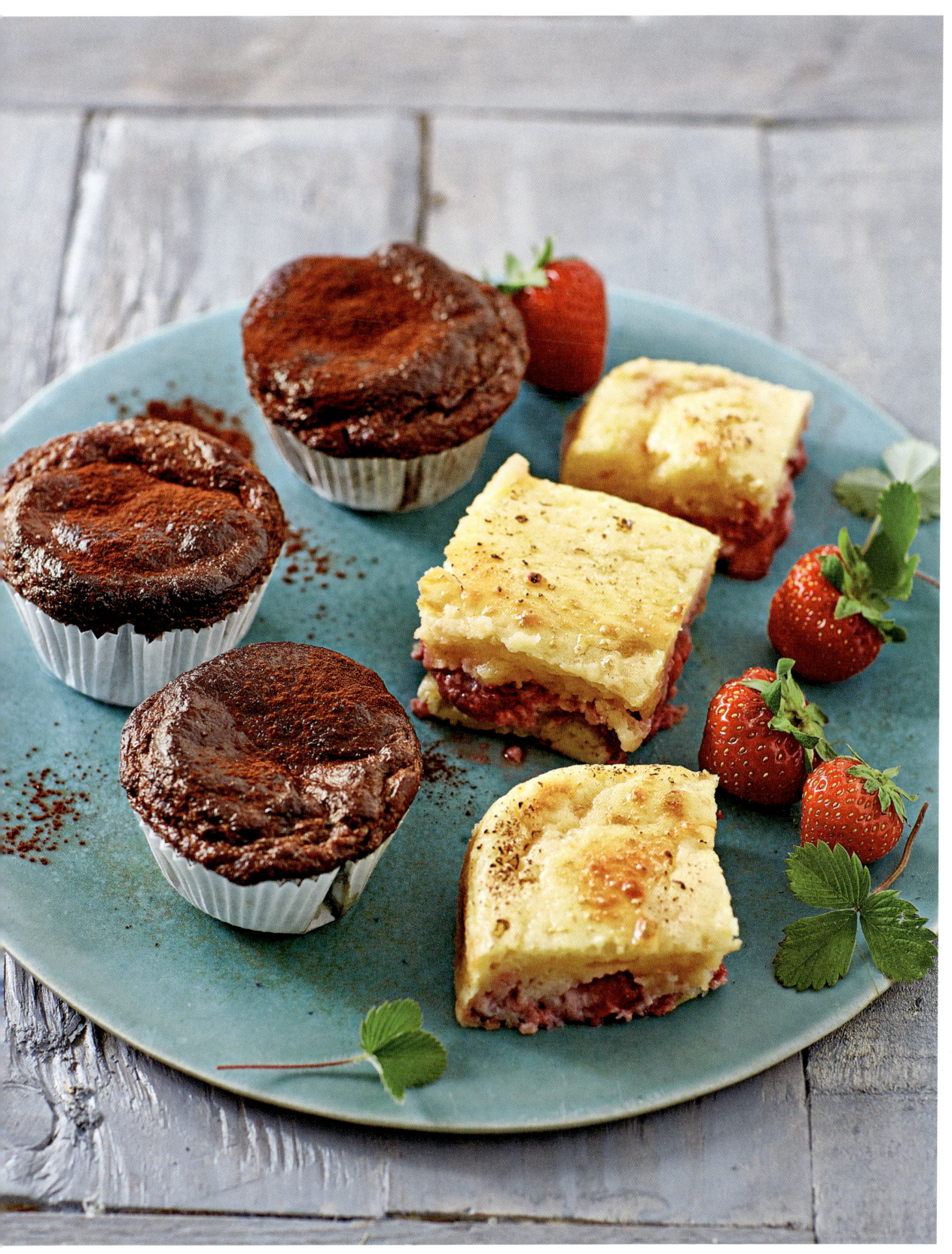

Birnen-Cranberry-Cookies

Zutaten für ca. 45 Stück

– 200 g weiche Butter
– 2 Eier
– 50 g Magerquark
– 1 TL unbehandelte
  Zitronenschale
– ½ Päckchen Bourbon-
  Vanillearoma
– 2 EL Ahornsirup
– 300 g Weizenmehl Type 1050
– 200 g gemahlene Mandeln
– ½ TL Backpulver
– 15 getrocknete Birnenringe
– 15 getrocknete Cranberrys
– 1 große Prise Kardamom
– 1 Eigelb
– 2 EL fettarme Milch

Zubereitungszeit:
ca. 25 Minuten +
15 Minuten Kühlzeit +
10 Minuten Backzeit

– Butter und Eier schaumig quirlen. Quark, Zitronenschale, Vanillearoma und Ahornsirup unterrühren. Weizenmehl, Mandeln und Backpulver separat vermengen, zu der Butter-Eier-Masse geben und alles gut durchkneten.

– Trockenobst fein hacken und mit dem Kardamom unter den Teig kneten. Mürbeteig in Frischhaltefolie wickeln, 15 Minuten im Kühlschrank kalt stellen.

– Backofen auf 180 °C (Umluft 160 °C, Gas Stufe 2–3) vorheizen. Zwei Backbleche mit Backpapier auslegen.

– Aus der Teigmasse mit dem Teelöffel kleine Portionen abstechen, zu Kugeln formen, auf die mit Backpapier belegten Backbleche legen und flach drücken.

– Eigelb mit Milch verquirlen und die Cookies damit bestreichen. Im heißen Backofen 8 bis 10 Minuten backen, danach auskühlen lassen.

– **Tipp:** Der Quark kann durch Schmand oder Buttermilch ersetzt werden.

Nährwerte (pro Cookie bei 45 Stück)
94 kcal – 2 g EW – 7 g F – 6 g KH

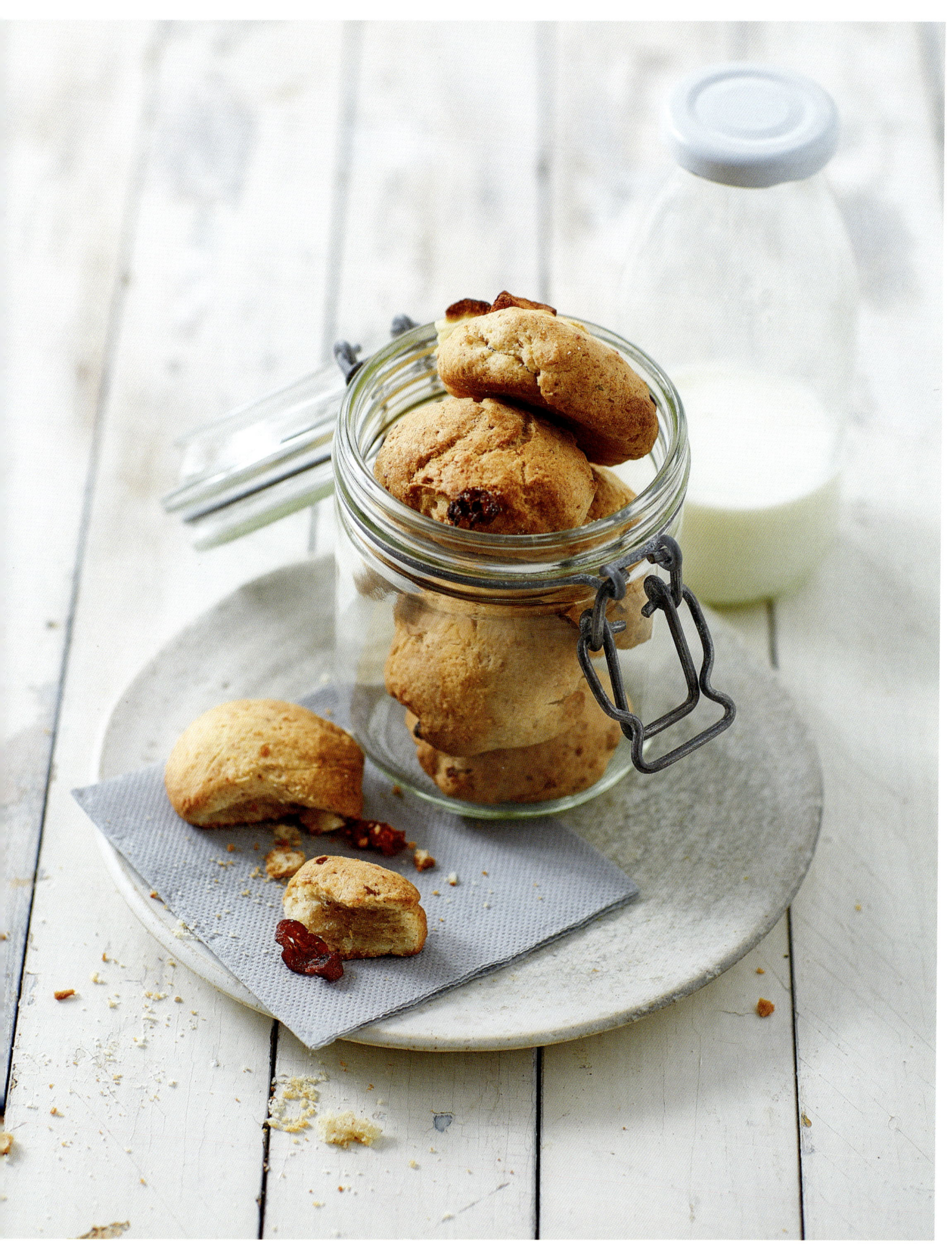

Beerenreis
mit Vanillemilch

Zutaten für 2 Portionen

- 150 g Naturreis
- 8 EL pürierte Waldbeeren
- 400 ml Reisdrink
- 4 EL Koch- und Backeiweiß Vanille

Zubereitungszeit:
ca. 10 Minuten + Kochzeit

– Den Reis nach Packungsanweisung kochen, dann abgießen, abtropfen lassen und im Kühlschrank kalt stellen.

– Den kalten Reis mit dem Beerenmus verrühren. Reisdrink und Eiweißpulver im Shaker mixen, zum Reis geben.

– **Tipps:** Beerenmus kann auch durch frisch pürierte Erdbeeren, Himbeeren oder Apfelmus ausgetauscht werden. Statt Reisdrink auch mal Hafer-, Sojadrink oder Kokosmilch versuchen.

Nährwerte (pro Portion)
475 kcal – 18 g EW – 6 g F – 86 g KH

Ricottacreme
mit Marzipanapfel

Zutaten für 2 Portionen

- 40 g Marzipanrohmasse
- 1 mittelgroßer Apfel
- 4 EL Wasser
- 2 sehr frische Eiweiß
- 150 g Ricotta
- 1 EL Magerquark

Zubereitungszeit:
ca. 10 Minuten

– Eine Pfanne für das Marzipan und den Apfel erhitzen. Marzipan mit einer Gabel zerdrücken. Apfel waschen, halbieren, entkernen, klein würfeln. Beides in die Pfanne geben und mit dem Wasser etwa 1 Minute bei mittlerer Hitze dünsten.

– In der Zwischenzeit das Eiweiß mit einem Handrührgerät steif schlagen. Ricotta mit dem Quark glatt rühren und das Eiweiß nach und nach unterheben. Marzipan- und Apfelstücke unter die Ricottacreme rühren und servieren.

– **Tipps:** Etwas abgeriebene Zitronenschale oder Zimt verleihen der Creme noch mehr Aroma. Statt Ricotta kann auch Dickmilch oder saure Sahne verwendet werden.

Nährwerte (pro Portion)
303 kcal – 15 g EW – 14 g F – 27 g KH

Snacks • vegetarisch

Schoko-Kirsch-Kuchen

Zutaten für ca. 18 Stücke

- 2 TL Butter für die Backform
- 250 g Sauerkirschen (aus dem Glas)
- 40 g Zartbitterschokolade
- 250 g gemahlene Mandeln
- 1 Päckchen Backpulver
- 250 g Weizenmehl Type 1050
- 1 Prise Salz
- 2 EL Sonnenblumenöl
- 3 Eier
- 150 g Joghurt
- ½ Päckchen Bourbon-Vanillearoma

Zubereitungszeit:
ca.15 Minuten +
35–40 Minuten Backzeit +
30 Minuten Kühlzeit

- Den Backofen auf 180 °C (Umluft 160 °C, Gas Stufe 2–3) vorheizen. Eine Springform (26 cm Durchmesser) mit Butter ausstreichen.

- Die Kirschen in einem Sieb abtropfen lassen. Die Schokolade mit einer Küchenreibe raspeln. Mandeln, Backpulver, Mehl und Salz in eine Schüssel geben und gut miteinander verrühren. Danach Kirschen und die geraspelte Schokolade unterheben.

- Das Sonnenblumenöl mit den Eiern, dem Joghurt und dem Vanillearoma in einer separaten Schüssel glatt rühren. Flüssige Eiermasse zur trockenen Mandel-Schoko-Kirsch-Masse hinzugeben und vorsichtig miteinander verkneten.

- Den Teig in der gefetteten Form gleichmäßig verteilen. Die Form auf die untere Schiene des heißen Backofens geben und den Kuchen in 35 bis 40 Minuten backen. Danach aus dem Backofen nehmen und 30 Minuten abkühlen lassen.

- **Tipp:** Stückweise kann dieser Kuchen auch als süßer Snack zwischendurch verputzt werden.

Nährwerte (pro Portion)
190 kcal – 7 g EW – 11 g F – 15 g KH

Joghurtbrot

Zutaten für 2 kleine Laibe

- 150 g Roggenvollkornmehl
- 400 g Weizenmehl Type 550
- 200 g Koch- & Backeiweiß
  (z.B. Hanuko)
- 2 Päckchen (à 14 g)
  Trockenhefe
- 600 g fettarmer Joghurt
- 3 EL Olivenöl
- 1 Ei (Größe M)
- 10 g Salz
- 1 EL Thymian (frisch gehackt)
- 200 ml lauwarmes Wasser
- Mehl zum Bearbeiten des
  Teiges

Zubereitungszeit:
ca. 10 Minuten +
2–2,5 Stunden Ruhezeit +
45–50 Minuten Backzeit

- Roggen- und Weizenmehl mit dem Eiweißpulver in eine Schüssel geben und mit der Hefe mischen. In einer anderen Schüssel Joghurt, Olivenöl, das Ei, Salz, Thymian und das lauwarme Wasser verrühren und Zimmertemperatur erreichen lassen. Zum Mehlgemisch geben und mit den Händen zu einem nicht zu festen Teig verarbeiten.

- Den Teig auf die bemehlte Arbeitsfläche geben und ca. 5 Minuten zu einem glatten Teig kneten, dabei wenn notwendig so viel Mehl zugeben, dass sich der Teig von den Händen löst. Der Teig sollte elastisch und etwas weich sein. Die Teigkugel zurück in eine Schüssel geben und mit Klarsichtfolie bedeckt bei Zimmertemperatur 1 bis 1,5 Stunden gehen lassen, bis sich das Volumen verdoppelt hat.

- Ein Backblech mit Backpapier auslegen. Den gegangenen Teig erneut auf die bemehlte Arbeitsfläche geben, mit einem Messer halbieren, jedes Stück noch einmal kneten und in eine längliche Form bringen. Die Teiglinge auf das mit Backpapier ausgelegte Backblech geben, mit einem bemehlten Küchentuch bedecken und noch einmal 1 Stunde gehen lassen.

- Backofen auf 250 °C Ober-/Unterhitze vorheizen. Eine Schale Wasser auf den Backofenboden stellen. Das Blech in den Backofen geben, die Hitze auf 190 °C reduzieren und die Brote 45 bis 50 Minuten backen. Nach 20 Minuten die Wasserschale entfernen. Die fertigen Brote aus dem Backofen nehmen und auf einem Gitter vollständig auskühlen lassen.

Nährwerte (pro Laib)
1948 kcal – 130 g EW – 63 g F – 214 g KH

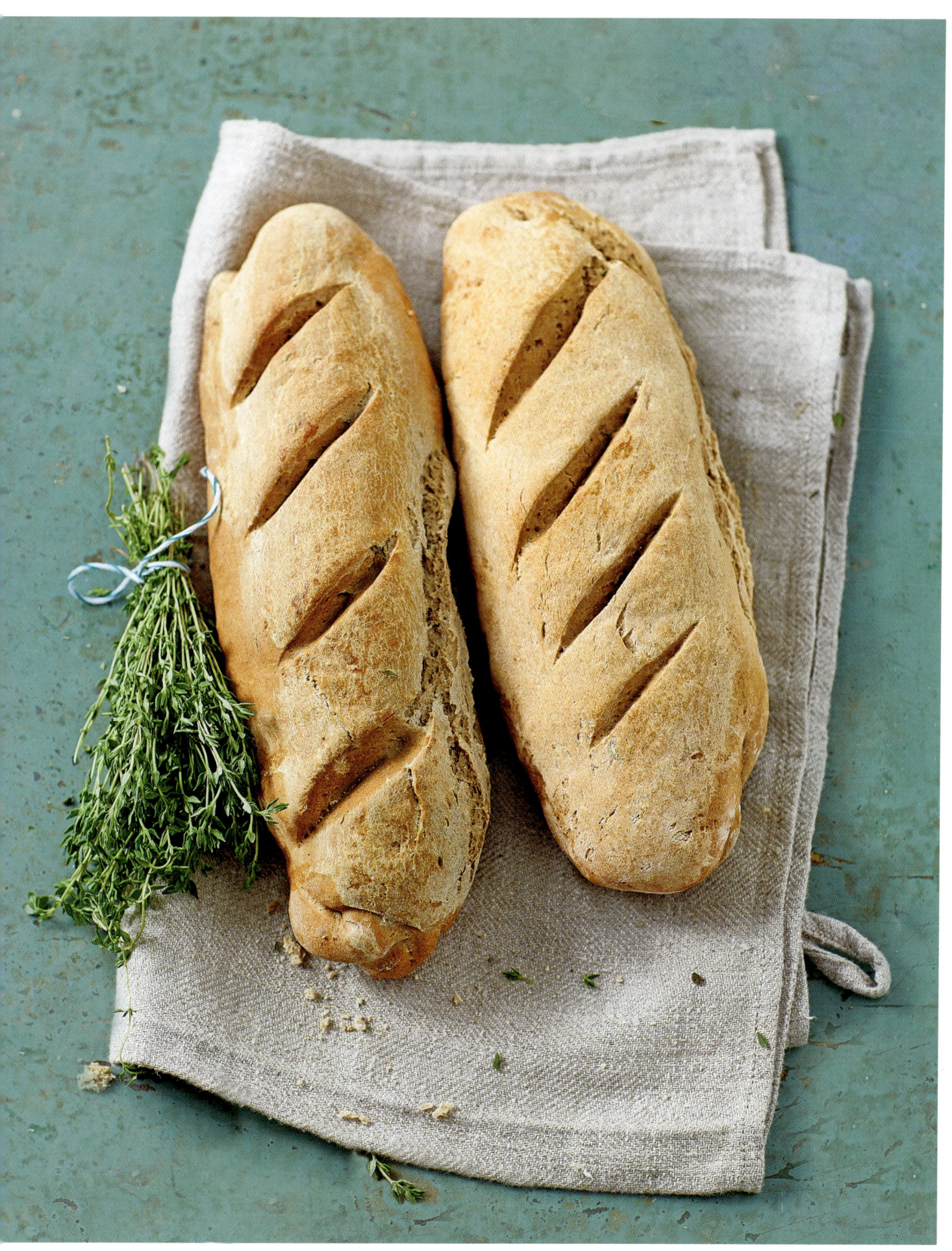

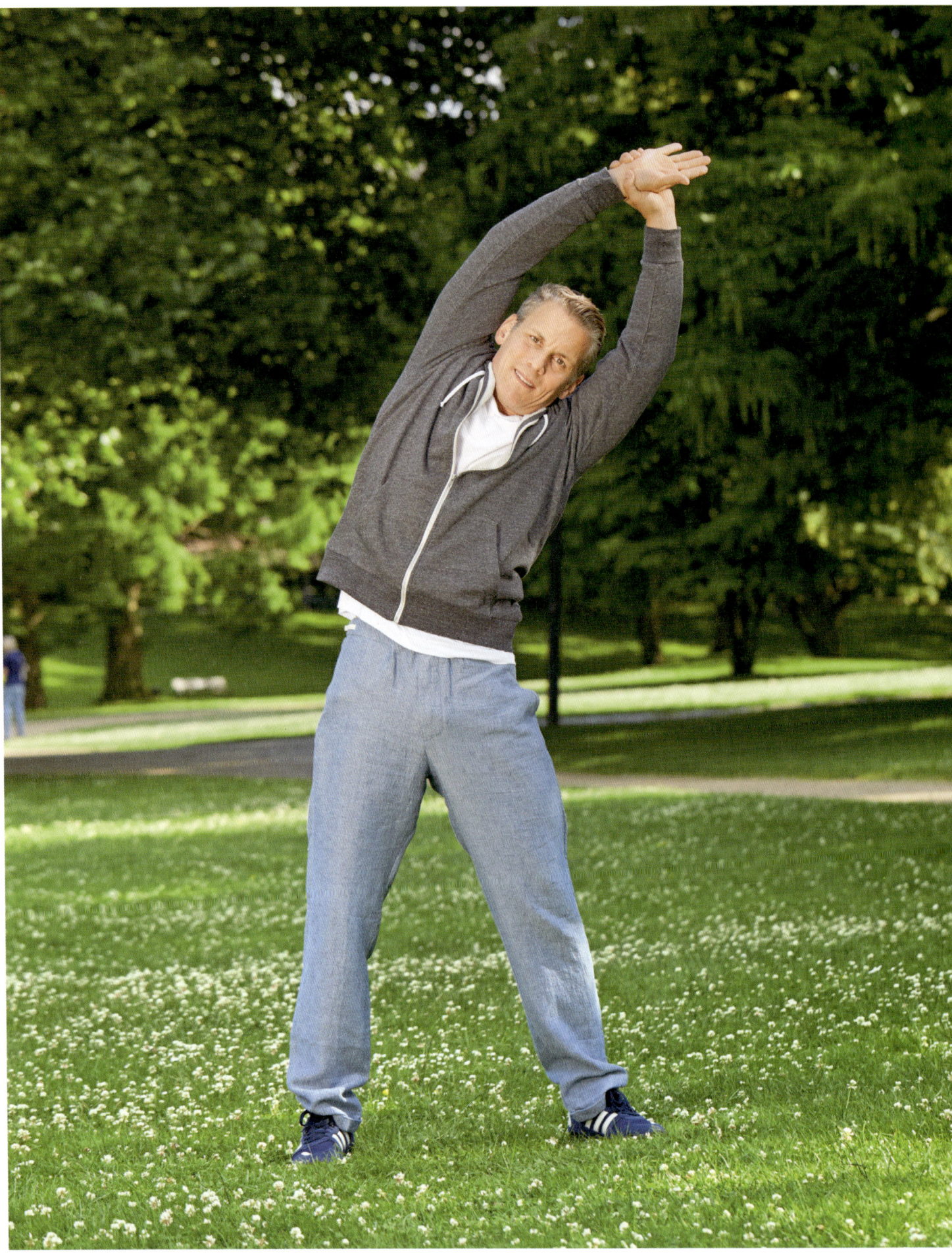

BEWEGUNG

UNSER WORKOUT. INTERVALLTRAINING
MIT WENIG ZEITAUFWAND. AUSDAUER UND
BEWEGUNG IM ALLTAG INBEGRIFFEN.

Unser Workout

Schwitzen lohnt sich: Mit unserem »Schlank-an-einem-Tag«-Intervalltraining erreichen Sie ganz viel mit wenig Zeitaufwand. Wenn Sie zusätzlich etwas für die Ausdauer tun und mehr Bewegung in Ihren Alltag bringen, werden Sie im Nu fitter.

Mehr Wohlgefühle inklusive

Bewegung ist ein Zaubermittel unserer Zeit, das viel zu selten genutzt wird. Sie verhindert Krankheiten, macht schön, fit und schlank, verlängert das Leben, verbessert die Lebensqualität und ist häufig sinnvoller als teure Medizin. Die Natur hat es nicht vorgesehen, dass der Mensch seinen Alltag im Sitzen verbringt. Also gilt es loszulegen – und zwar auch dann, wenn es anfangs schwer ist, wenig Spaß macht und Überwindung kostet. Wie schafft man das?

Wir kennen alle Sportfreaks, die freiwillig ganze Seen durchkraulen, einen Halbmarathon hinlegen oder mit dem Mountainbike Berggipfel erobern und danach strahlend verkünden: »Das macht mir so viel Spaß. Dazu muss ich mich gar nicht überwinden.« Die halten den Spaß dann auch locker zwei, drei Stunden durch. Für Normalsterbliche ist das schwer zu verstehen. Wie soll ich einen Berg schaffen, wenn ich schon den Hintern nicht für eine Runde Bauch-Beine-Po-Gymnastik hochkriege? Von Liegestütz und Klimmzug ganz zu schweigen? Zwei Stunden kann ich mir im Alltag nie abknapsen. Und nur ein Sonntagssportler werden, bringt ja auch nichts. Also lässt man's lieber ganz. Oder sucht sich etwas Schmerzfreies. Zum Beispiel Spazierengehen. Das ist ja auch Bewegung – und sogar nachweislich gesund. Auf jeden Fall gesünder als Fernsehen.

Den ersten Schritt machen

Also los. Das Aufraffen klappt (die Hürde ist ja nicht so hoch). Der Stolz läuft mit – das Projekt Bewegung hat einen erfolgreichen Anfang genommen. Doch die große Enttäuschung ist vorprogrammiert. Da ist jemand zwei Wochen lang jeden zweiten Tag um drei Häuserblocks gegangen und hat nicht ein Gramm abgenommen. Der Frust treibt zurück aufs Sofa (»Bringt ja doch alles nichts«).

Das Prinzip: Intervalltraining

Wer dauerhaft sportlicher und schlanker werden will, braucht nicht nur ein bisschen mehr Bewegung (die ist natürlich auch gut), sondern muss etwas tun, das die Muskeln herausfordert und das Keine-Zeit-Argument gleich im Keim erstickt. Damit sind wir beim »Schlank-an-einem-Tag«-Workout. Es erfüllt genau diese Kriterien. Welches Prinzip steckt dahinter?

Wechsel aus schnellen und langsamen Bewegungen

Zuerst einmal handelt es sich um ein Intervalltraining. Das ist kurz und knackig und führt zu maximalem Erfolg bei minimalem Zeitaufwand. Grundsätzlich ist Intervalltraining nämlich intensiver als ein Dauertraining. Es ist ein Wechselspiel aus schnellen und langsamen Bewegungen in festgelegten Abständen. Starke Belastung (Sie können es auch Herausforderung nennen, klingt freundlicher) wechselt mehrfach nacheinander mit Pausen ab, in denen die Herzfrequenz und Atmung sich beruhigen können. Sie werden jedoch nicht aufs normale Maß absinken. Denn kurz davor geht's wieder an die Arbeit. Der Körper reagiert darauf und wappnet sich, indem er die dafür nötigen körpereigenen Systeme anpasst, also verbessert. Sie steigern sich dabei automatisch. Das Ganze bietet zahlreiche verschiedene Möglichkeiten für Anfänger und Fortgeschrittene. Jeder kann mit so einem Training loslegen und dabei die Intensität selbst bestimmen, indem er an Tempo zulegt oder die Pausen verkürzt. Die immer gleichen Übungen bewirken, dass sich Routine einstellt und die Erfolge sichtbar werden, weil Sie sich messbar steigern.

Wer mehr will, muss auch mehr tun

Im Vergleich zum klassischen Ausdauertraining erreichen Sie mehr in weniger Zeit. Das liegt daran, dass unser Körper im Prinzip faul ist. Von alleine tut er nichts, was nicht dem Überleben dient. Er gewöhnt sich zwar an Herausforderungen und passt sich entsprechend an, macht aber nie mehr als nötig. Also führen regelmäßige Wiederholungen auf dem gleichen Level nicht zu Steigerungen. Wer mehr will, muss auch mehr tun. Und zwar selbst dann, wenn sich die Vorfreude in Grenzen hält. Brechen Sie nicht gleich ab, wenn sich kein Hochgenuss einstellt. Denken Sie an das gute Gefühl danach, und machen Sie weiter, möglichst ohne allzu viel über die notwendige Anstrengung zu grübeln. Danach werden Sie sich gut fühlen.

Früher galt Intervalltraining als ungeeignet für Anfänger oder Leute mit Herz-Kreislauf-Problemen. Inzwischen kamen Untersuchungen zu dem Ergebnis, dass gemäßigtes Intervalltraining allen guttut. Denn es wirkt auf vielfältige Weise, verbessert zu hohen oder zu niedrigen Blutdruck, stärkt die Muskeln, optimiert die Sauerstoffaufnahme und die Fettverbrennung.

Achtung: Das soll nicht heißen, dass Sie die Ausdauer und Bewegung im Alltag einfach vernachlässigen dürfen. Sie gehört dazu, sollte den Muskelaufbau aber nicht ersetzen.

Kleiner Check – wo stehen Sie?

Einsteiger sollten sich immer vom Arzt durchchecken lassen, bevor sie mit Intervalltraining beginnen. Gute Voraussetzungen haben Sie, wenn Sie folgende Punkte schaffen:

- eine halbe Stunde Radfahren, ohne völlig fertig zu sein

- zehn Minuten am Stück langsam joggen

- eine volle Getränkekiste in den Keller tragen

- einen Sit-up hinkriegen – also ohne Armunterstützung aus der Rücklage in den Sitz kommen

- Schuhe zubinden, ohne sich hinzusetzen

- 15 Sekunden auf einem Bein stehen ohne Festhalten oder 10 Sekunden mit geschlossenen Augen

- Im Sitzen mit ausgestreckten Beinen mit den Fingerspitzen die Füße berühren

Vom Muskeltraining kann jeder profitieren

Kaum ein Sport wirkt auf so vielfältige Weise wie Krafttraining. Ob jung oder alt, Mann oder Frau, ob Sportass, absoluter Anfänger oder Wiedereinsteiger – jeder kann davon profitieren. Selbst im hohen Alter sind noch unglaubliche Leistungssteigerungen möglich. Ausgestattet mit einem muskulösen Körper können Sie sich um viele Jahre »zurückbeamen«. Anti-Aging auf ganz natürliche Weise.

Wer Muskeln aufbauen will, sollte langfristig zwei- bis dreimal pro Woche trainieren. Wenn es erst einmal nur um den Einstieg oder um das Erhalten der Muskulatur geht, reicht einmal pro Woche.

Zwei Trainingsarten mit Varianten

Zum »Schlank-an-einem-Tag«-Workout gehören zwei verschiedene Trainings, die jeweils unterschiedliche Anforderungen an Sie stellen. In der ersten Woche machen Anfänger und Fortgeschrittene Training 1 nur am perfekten Tag, in der zweiten Woche kommt dann Training 2 dazu. Gleichgültig ob Anfänger oder Fortgeschrittener – beide machen an einem Tag Training 1 mit Hampelmann, Kniebeuge und Liegestütz und am nächsten Trainingstag Training 2 mit Bergsteiger, Liegestütz-Strecksprung (Burpee) und Ausfallschritten. Die Dauer (zwei Intervalle mit jeweils 30 Sekunden Länge und 30 Sekunden Pause) ist immer gleich. Für jede Übung benötigen Sie am Anfang nur zwei Minuten. Die Intensität und das Tempo bestimmen Sie selbst. Schreiben Sie nach jedem Intervall auf, wie viele Wiederholungen Sie geschafft haben.

Es gibt zu allen Übungen eine Variante für Anfänger und eine für Fortgeschrittene.

Wer mehr als einen perfekten Tag oder zwei perfekte Tage in der Woche schafft, trainiert als Anfänger dann zweimal wöchentlich, als Fortgeschrittener dreimal – auch dabei gilt: Training 1 wird immer im Wechsel mit Training 2 gemacht. Legen Sie Ihre Einheiten möglichst nicht an aufeinanderfolgende Tage, sondern lassen Sie einen trainingsfreien Tag dazwischen.

Trainingsplan

Wenn Sie gerne genau nach Plan arbeiten, finden Sie ab Seite 176 einen Musterplan für 20 Wochen zum Ausfüllen. Darin können Sie die Anzahl der Wiederholungen pro Intervall für jedes Training notieren. Sie können sich aber auch selbst eine entsprechende Liste anlegen, wenn Sie Ihren persönlichen Plan nach Ihren individuellen Bedürfnissen ausrichten möchten oder lieber die Daten direkt im Computer sammeln.

Die richtige Ausführung: Technik geht vor Tempo

Achten Sie bei allen Übungen auf die richtige Technik. Vor allem Anfänger wollen oft lieber schnell viele Wiederholungen schaffen und vernachlässigen die Ausführung, weil sie denken, die Anzahl wäre wichtiger.

Denken Sie daran: Technik geht vor Tempo. Sie schreiben die Anzahl Ihrer Wiederholungen nicht auf, um Geschwindigkeitsrekorde zu brechen oder sich mit anderen zu vergleichen. Sie machen es nur, damit Sie Ihre Erfolge sehen können.

Wenn Sie das einen Monat durchgehalten haben, steigern Sie sich: In der fünften bis achten Woche werden aus zwei Intervallen drei. Sie trainieren also neun Minuten. Schreiben Sie weiterhin auf, wie viele Wiederholungen Sie in 00 Sekunden schaffen

Danach steigern Sie sich regelmäßig.
Das heißt:
- Woche 9 bis 12 = Jede Übung mit vier Intervallen
- Woche 13 bis 16 = Jede Übung mit fünf Intervallen
- Woche 17 bis 20 = Jede Übung mit sechs Intervallen

Wer noch mehr machen möchte, hat folgende Möglichkeiten:
- Verkürzen Sie die Pausen auf 20 oder 10 Sekunden.
- Steigern Sie die Anzahl der Intervalle.
- Trainieren Sie häufiger pro Woche.
- Machen Sie mehr Ausdauertraining.

Übungen zum Aufwärmen

Machen Sie keinen Kaltstart. Wenn Sie nicht gerade vom Ausdauertraining kommen und bereits aufgewärmt sind, bringen Sie sich zunächst in Schwung.

1 – Laufen oder springen Sie sich erst einmal auf der Stelle warm.

2 – Das gilt für Training 1 genauso wie für Training 2. Je schneller es gehen soll und je fitter Sie schon sind, desto eher machen Sie den Übergang vom Laufen ins Springen.

3 – Ziehen Sie abwechselnd das rechte und das linke Bein hoch. Bewegen Sie den Arm an der jeweils anderen Seite dazu, also den linken Arm heben, wenn das rechte Beine vorne ist.

Tipp: Machen Sie die Übungen so lange, bis Sie gut warm sind.

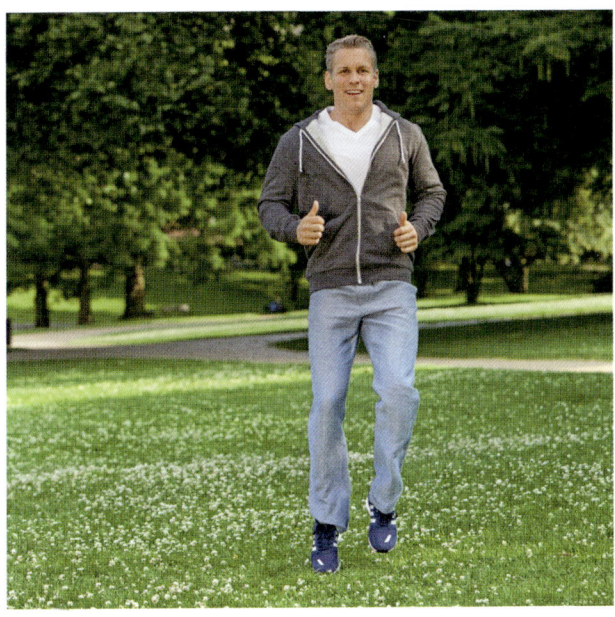 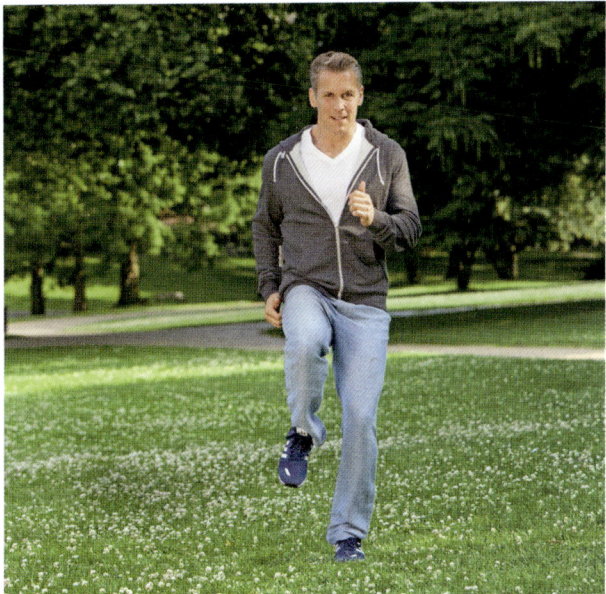

TRAINING 1

TRAINING 1 BEGINNT MIT AUFWÄRMEN.
ES FOLGEN HAMPELMANN, KNIEBEUGE,
LIEGESTÜTZ UND DEHNÜBUNGEN.

Übung 1: Hampelmann (Jumping Jack)

Nach dem Aufwärmen (Seite 151) folgt Jumping Jack, der gute alte Hampelmann. Er ist ein Fitnessklassiker für den ganzen Körper. Er macht Spaß, ist aber auch anstrengend, wenn Sie ihn richtig ausführen.

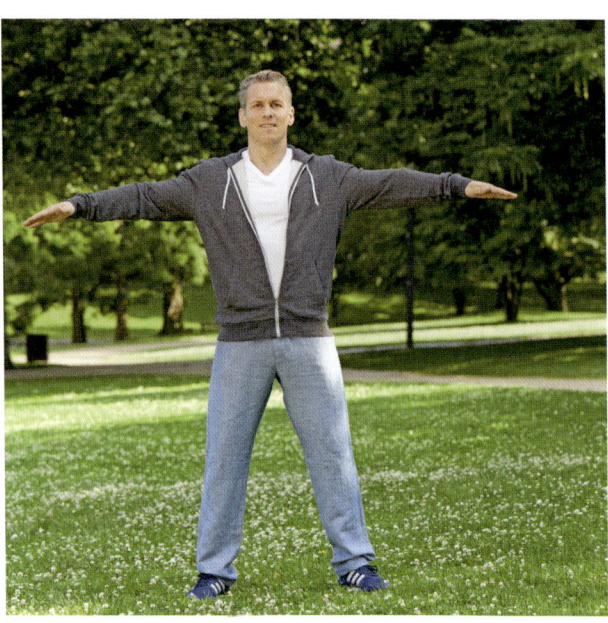

1 – Stellen Sie sich mit geschlossenen Beinen und locker herunterhängenden Armen aufrecht hin. Dann springen Sie in die Grätschstellung (etwas mehr als schulterbreit) und heben gleichzeitig die Arme seitlich hoch. Anfänger müssen nicht höher kommen als maximale Schulterhöhe.

2 – Fortgeschrittene bringen die Arme bis über den Kopf. Wichtig: Lassen Sie sich nicht hängen, halten Sie den ganzen Körper angespannt, wenn Sie abheben und landen.

Tipp: Machen Sie eine Abfolge von Jumping Jacks zweimal (also in zwei Intervallen) hintereinander jeweils 30 Sekunden lang. Danach notieren Sie, wie viele Sie pro Intervall geschafft haben.

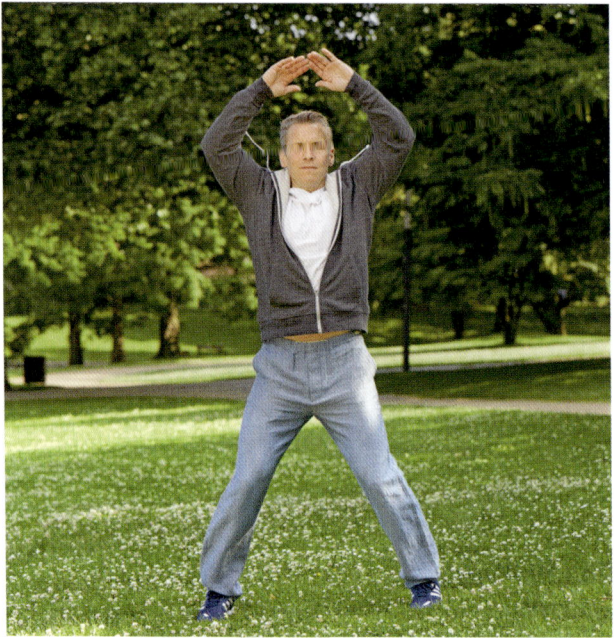

Übung 2: Kniebeuge

Jetzt sind die Beine dran. Die Kniebeuge kennen Sie wahrscheinlich. Die Königin aller Übungen fordert die Muskulatur heraus – und zwar die Oberschenkel-, Gesäß-, Hüft-, Bauch- und Wadenmuskeln und die des unteren Rückens.

1 – Beginnen Sie im schulterbreiten Stand. Der Blick ist nach vorne gerichtet. Während Sie in die Hocke gehen, schieben Sie den Po nach hinten. Der Rücken bleibt leicht im Hohlkreuz. Wichtig: Das Gewicht liegt während der ganzen Übung auf den Fersen (testen Sie, ob Sie richtig stehen, indem Sie die Zehen bewegen).

2 – Anfänger gehen nur bis auf die halbe Höhe herunter.

3 – Fortgeschrittene gehen so weit herunter, bis der Po nur noch ein paar Zentimeter über dem Boden ist.

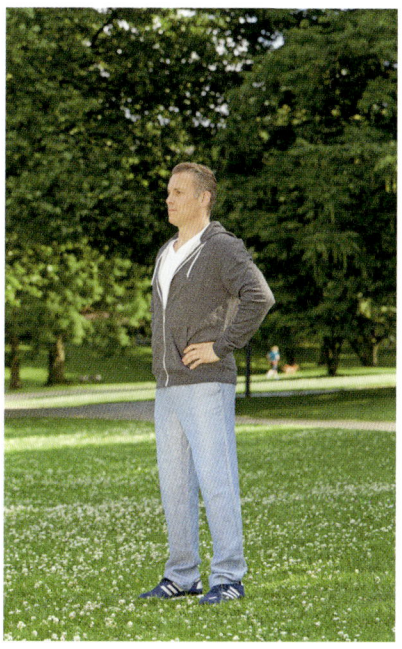 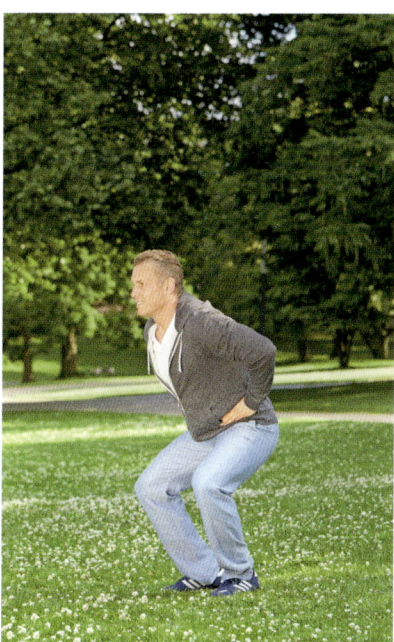 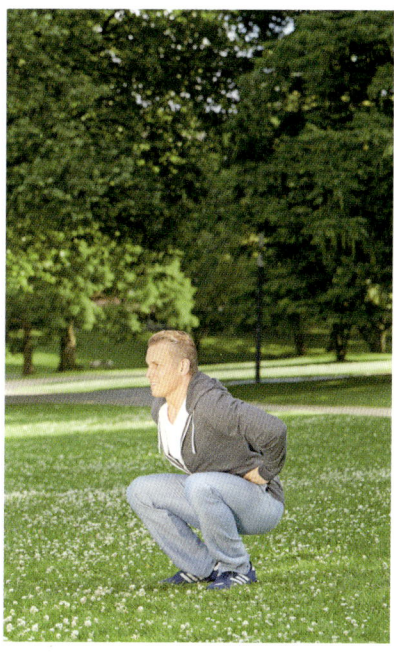

Übung 3: Liegestütz

Auch der Liegestütz gehört zu den populären Fitnessübungen. Er wird aber oft falsch gemacht. Deshalb gilt auch hier: Achten Sie auf die Details. Die Hände werden auf Brusthöhe etwas weiter als schulterbreit vor dem Körper abgestützt. Die Ellenbogen zeigen nach außen.

1 – Anfänger setzen die Knie auf den Boden.

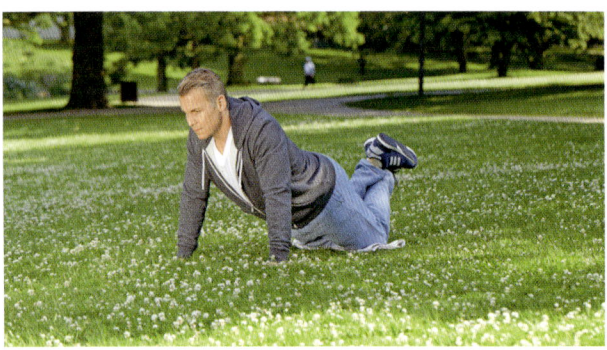

2 – Fortgeschrittene strecken die Beine nach hinten und stellen die Füße auf die Zehenspitzen, so als würden sie gegen eine Wand drücken. Beine, Oberkörper und Kopf bilden eine möglichst gerade Linie. Also nicht den Po hochschieben, aber auch nicht das Becken hängen lassen. Die Arme werden nie ganz durchgestreckt.

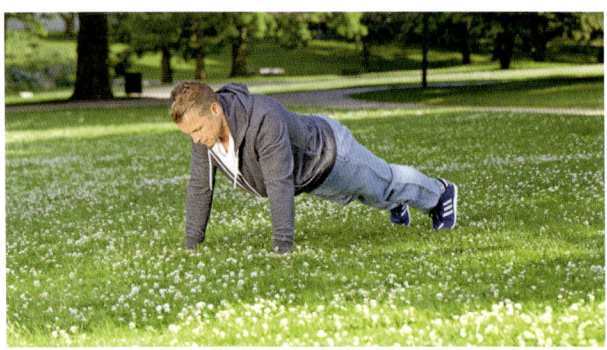

3 – Während Sie sich absenken, bis Sie mit der Nase fast den Boden berühren und sich wieder hochdrücken, bleibt der Körper fest angespannt. Das Heruntergehen sollte genauso lange dauern (am besten eine Sekunde) wie das Nach-oben-Drücken.

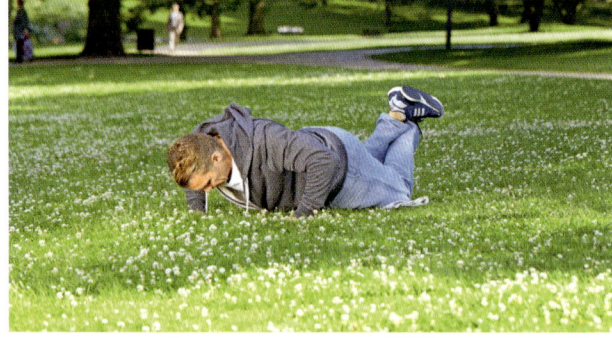

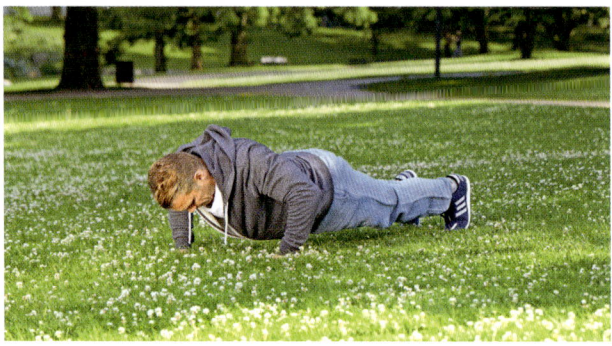

Dehnübungen zum Ausklang

Beenden Sie Ihr Training mit kurzem Dehnen. Das hilft zwar nicht, wie es früher oft behauptet wurde, gegen Muskelkater, verbessert aber die Beweglichkeit der Gelenke und des Bindegewebes drumherum. Außerdem hilft's beim Lockerwerden und Entspannen.

Dehnübung 1
Beginnen Sie in der Schrittstellung. Ein Fuß steht vorne, einer hinten. Jetzt drücken Sie das hintere Bein durch. Die Ferse bleibt dabei auf dem Boden.

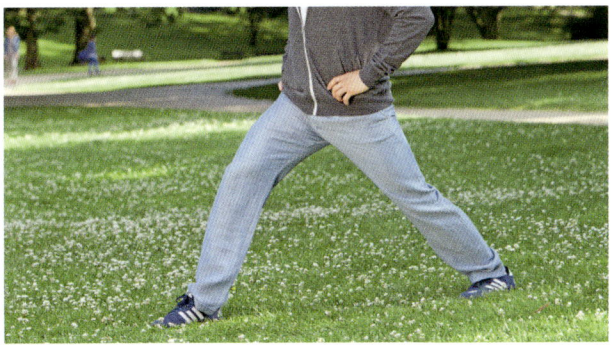

Dehnübung 3
Stellen Sie die Beine hüftbreit auf und strecken Sie die Arme hoch. Ziehen Sie die Arme zur einen und die Hüfte zur anderen Seite. Wechseln Sie die Seite.

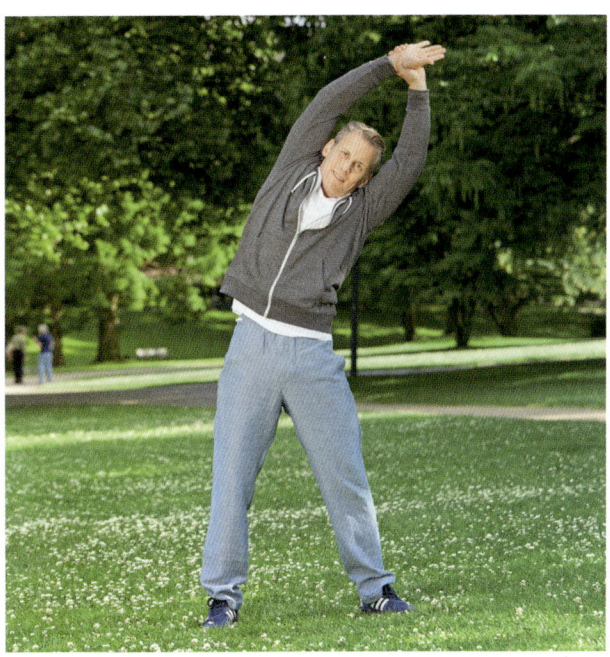

Dehnübung 2
Aus dem Stand mit geschlossenen Beinen heben Sie ein Bein nach hinten, greifen es mit der Hand und ziehen die Ferse Richtung Po. Danach wechseln Sie das Bein.

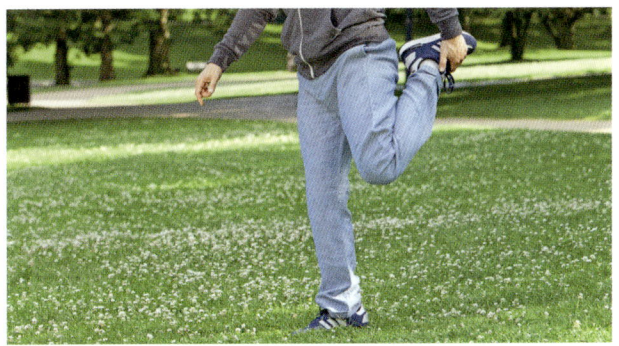

Wichtig: Ziehen Sie nicht über die Schmerzgrenze. Halten Sie jede Dehnübung etwa 30 Sekunden; bei Übungen mit Seitenwechsel kommt jede Seite 15 Sekunden dran.

TRAINING 2

UNSER ZWEITES TRAINING BEGINNT GENAUSO WIE
TRAINING 1 MIT AUFWÄRMEN UND ENDET MIT DEHNEN.
DAZWISCHEN MACHEN SIE ABER ANDERE ÜBUNGEN.

Übung 1: Bergsteiger

Der Bergsteiger bringt den ganzen Körper in Form. Beginnen Sie im Liegestütz. Die Arme stehen schulterbreit und die Füße hüftbreit auf dem Boden. Die Schultern sollten direkt über den Händen sein (auch während der Übung). Der Rücken bleibt gerade.

1 – Nun ziehen Anfänger ein Knie Richtung Brustkorb und bringen es wieder in die Ausgangsstellung zurück – abwechselnd rechts und links. Das hintere Bein bleibt lang.

2 – Fortgeschrittene machen sprunghafte Bewegungen vor und und zurück. Das lange und das angezogene Bein wechseln sich ab; dabei sind beide Beine kurzzeitig in der Luft.

»Warum soll ich so eine anstrengende Übung machen? Die schaffe ich gar nicht. Gibt es nicht etwas Leichteres?«, fragen Sie sich vielleicht. Natürlich gibt es das. Ich habe aber genau diese schwierigen Übungen ausgesucht, weil sie sehr effektiv sind. Also in kurzer Zeit viel bringen. Raffen Sie sich auf, wenn Sie schnelle Erfolge sehen wollen. Es lohnt sich. Sie können ruhig mit wenigen Wiederholungen pro Intervall beginnen. Hauptsache, Sie wagen sich überhaupt dran.

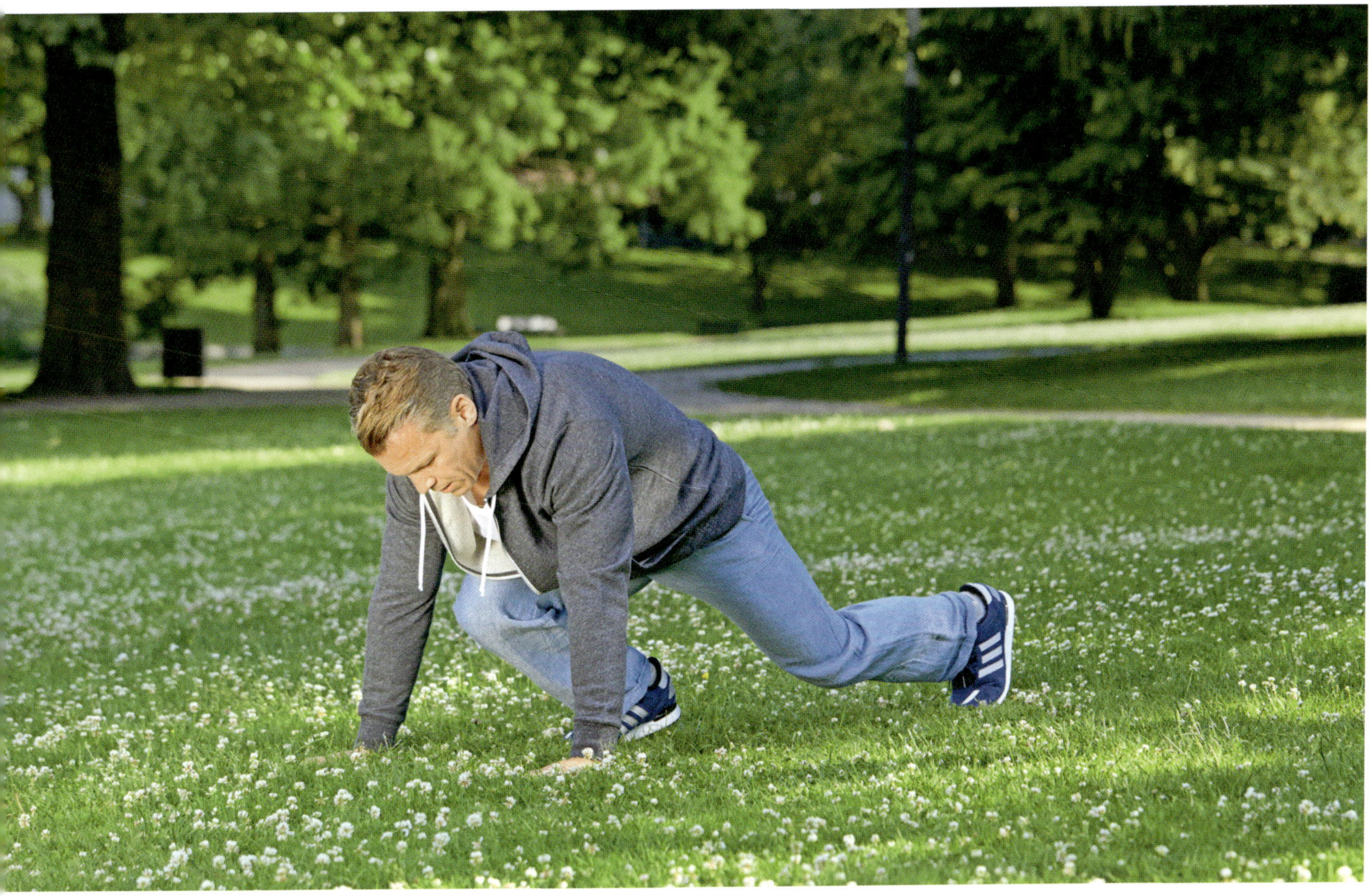

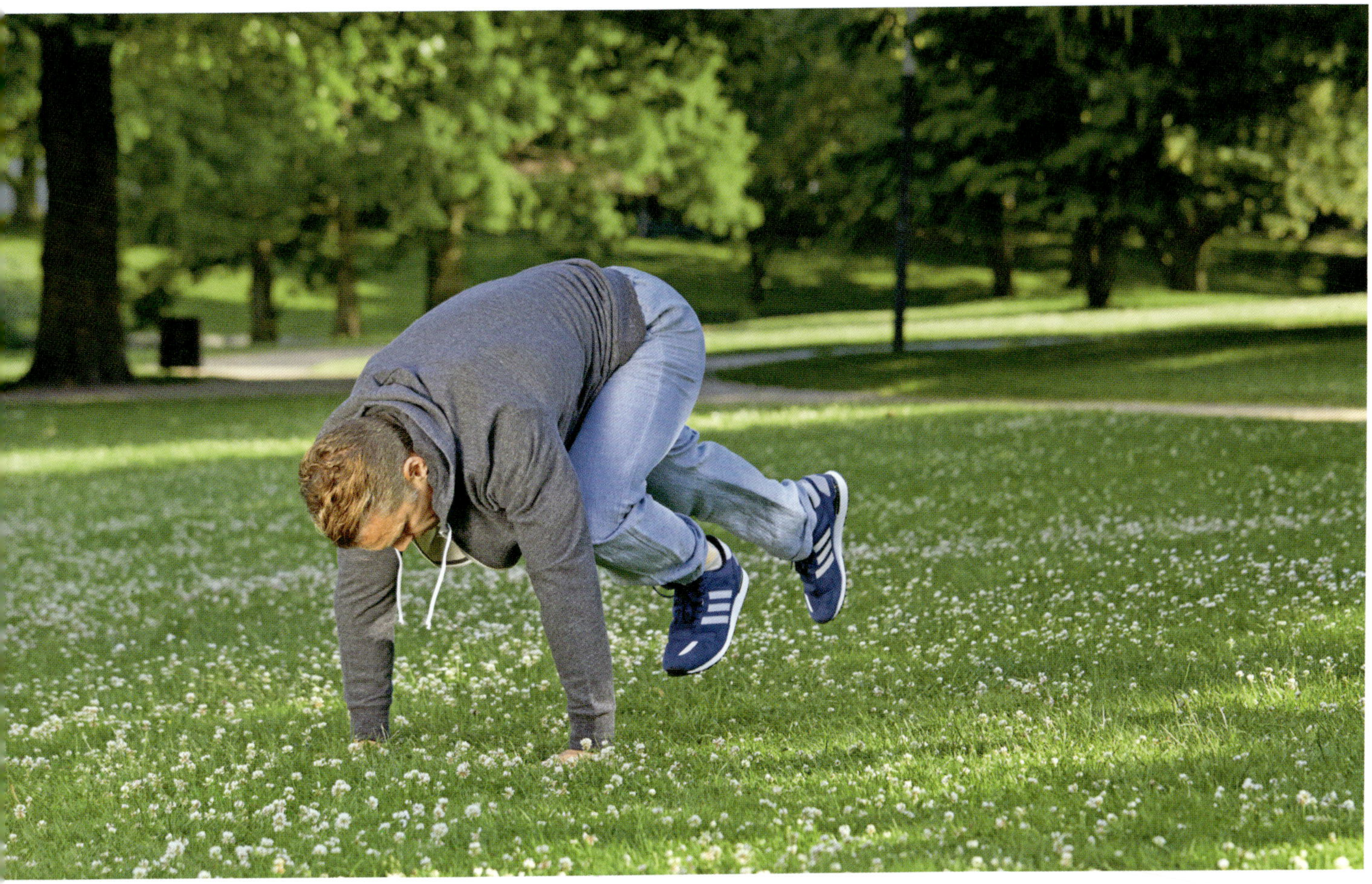

Übung 2: Liegestütz-Strecksprung (Burpee)

Der Burpee (gesprochen Börpie) ist benannt nach seinem Erfinder, dem US-amerikanischen Physiologen Royal Huddleston Burpee. Der Mix aus Kniebeuge, Liegestütz und Strecksprung hat's in sich. Die Übung ist äußerst effektiv für die Fitness, die Ausdauer und für die Dauerfettverbrennung. Richtig gemacht, strengt sie richtig an. Aber keine Sorge, Sie können sanft starten. Denn die einstige Drill-Übung aus der US Army gibt's auch in leichten Varianten.

1 – Als Anfänger gehen Sie in den Liegestütz und ziehen erst ein und dann das zweite Bein nach vorne.

2 – Aus der Hocke heben Sie die Arme und strecken den ganzen Körper lang nach oben, bevor Sie – ein Bein nach dem anderen nach hinten schiebend – in den Liegestütz zurück gehen (das ist dann eine Wiederholung).

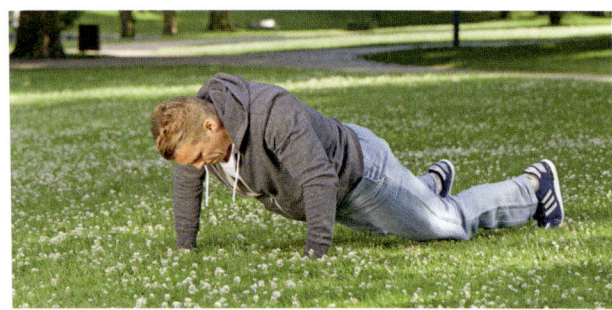

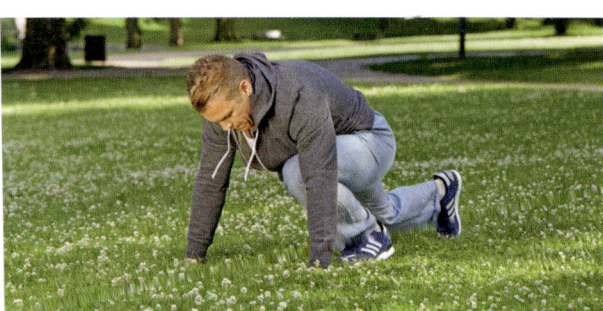

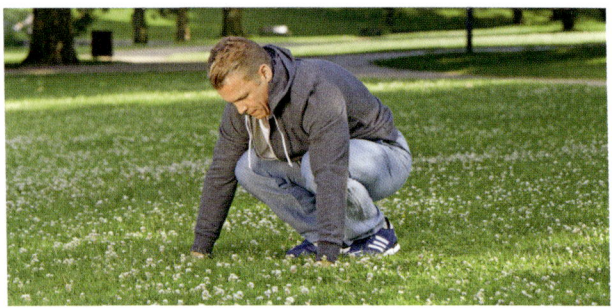

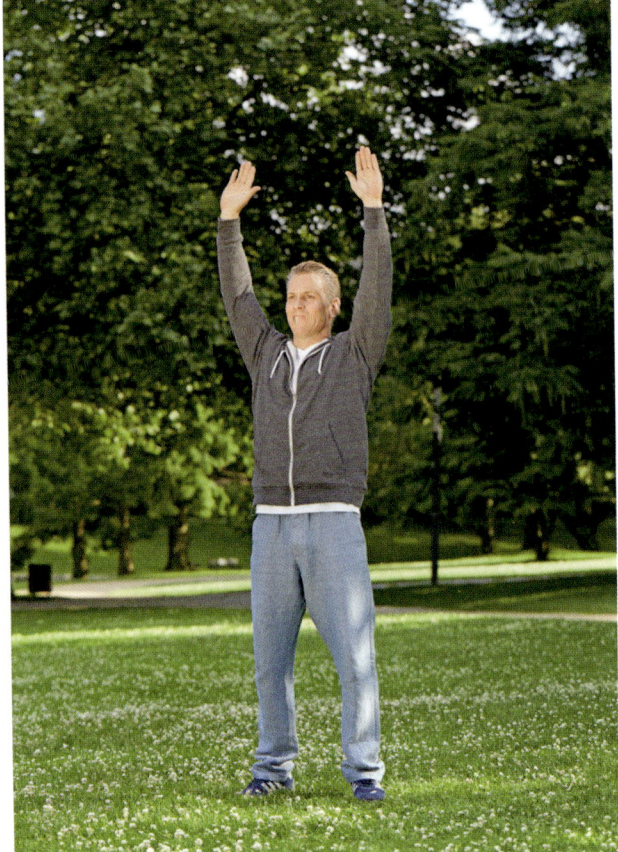

3 – Fortgeschrittene drücken sich aus der Bauchlage hoch in den Liegestütz, springen aus dem Liegestütz mit beiden Beinen zwischen die Hände und dann direkt mit einem Strecksprung weit nach oben in die Luft. Nach der Landung geht's mit beiden Beinen wieder nach hinten. Der Körper wird auf den Boden abgesenkt (eine Wiederholung).

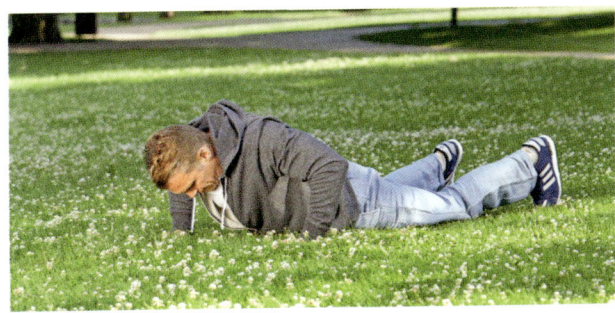

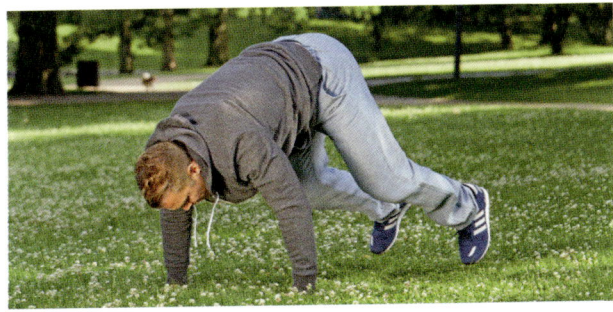

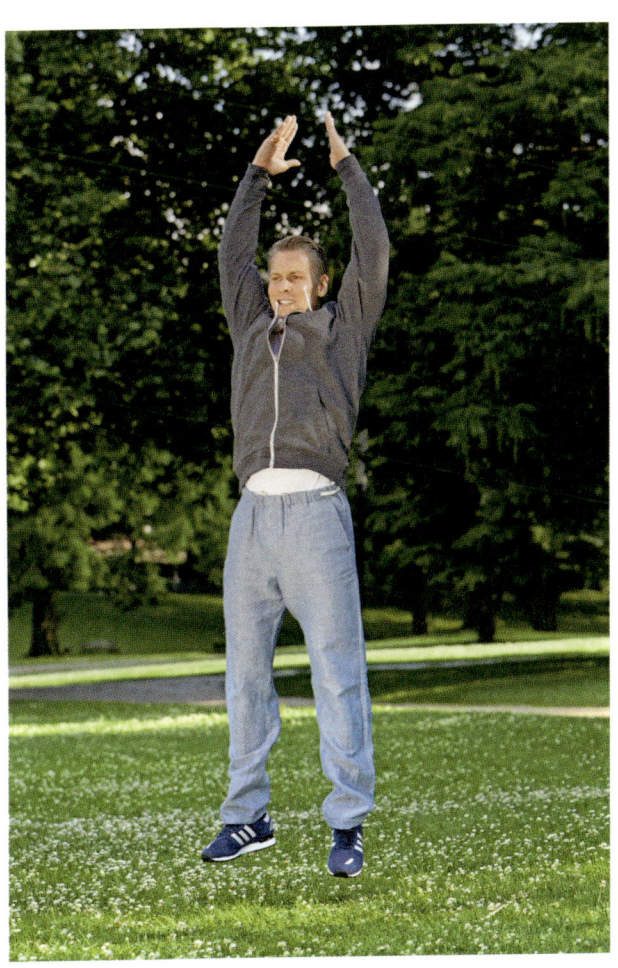

»Wo soll ich am besten meine Übungen absolvieren?« Bei gutem Wetter gibt's nichts Schöneres, als in der Natur zu trainieren. Doch legen Sie sich nicht darauf fest. Bei Regen können (und sollten) Sie Ihre Einheiten auch zu Hause absolvieren. Sie brauchen nicht viel Platz dafür.

Übung 3: Ausfallschritte

Dies ist die Übung für einen knackigen Po und schöne Beine. Sie ist zum Glück nicht besonders schwierig, hat es aber in sich, wenn sie richtig ausgeführt wird. In erster Linie ist der große Gesäßmuskel gefordert. Doch auch die Beinmuskulatur wird gestärkt. Außerdem ist Balance gefragt. Achten Sie darauf, dass der Körper nicht seitlich wegknickt.

1 – Stellen Sie sich aufrecht hin. Die Hände werden auf die Hüften gestützt. Machen Sie nun mit einem Fuß einen Schritt nach vorne. Der andere Fuß bleibt stehen.

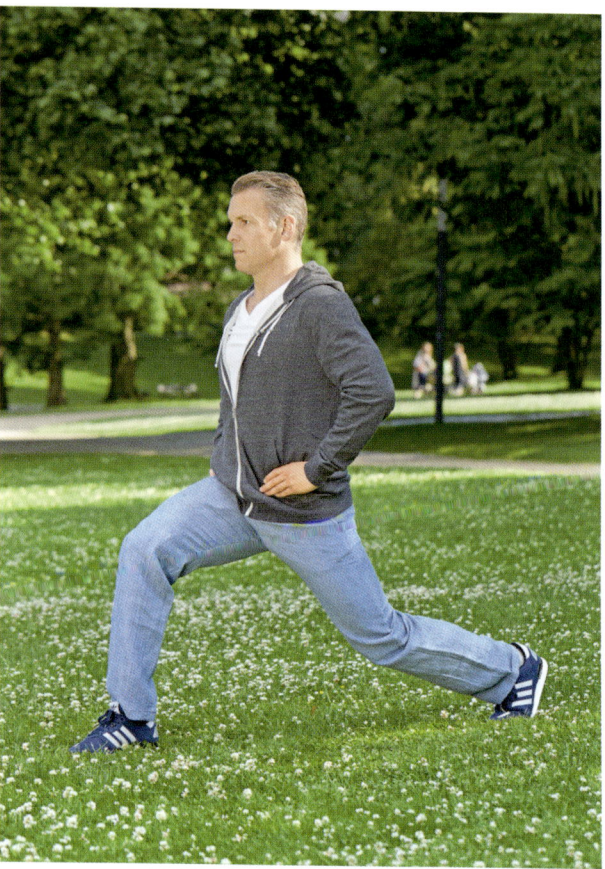

2 – Als Anfänger senken Sie das hintere Knie ab, bis es auf halber Höhe über dem Boden ist (etwa 20 Zentimeter). Dann heben Sie das Knie wieder hoch. Das ist eine Wiederholung. Nach 15 Sekunden wechseln Sie das Bein.

3 – Fortgeschrittene müssen tiefer herunter: Das hintere Knie darf nur wenige Zentimeter überm Boden sein.

Wichtig: Das vordere Bein muss so stehen, dass Ober- und Unterschenkel im rechten Winkel sind. Das Knie darf während der ganzen Übung nicht über die Fußspitze hinausragen. Halten Sie den Oberkörper gerade.

Dehnübungen zum Schluss

Auch Training 2 endet mit Dehnübungen (siehe Training 1, Seite 157).

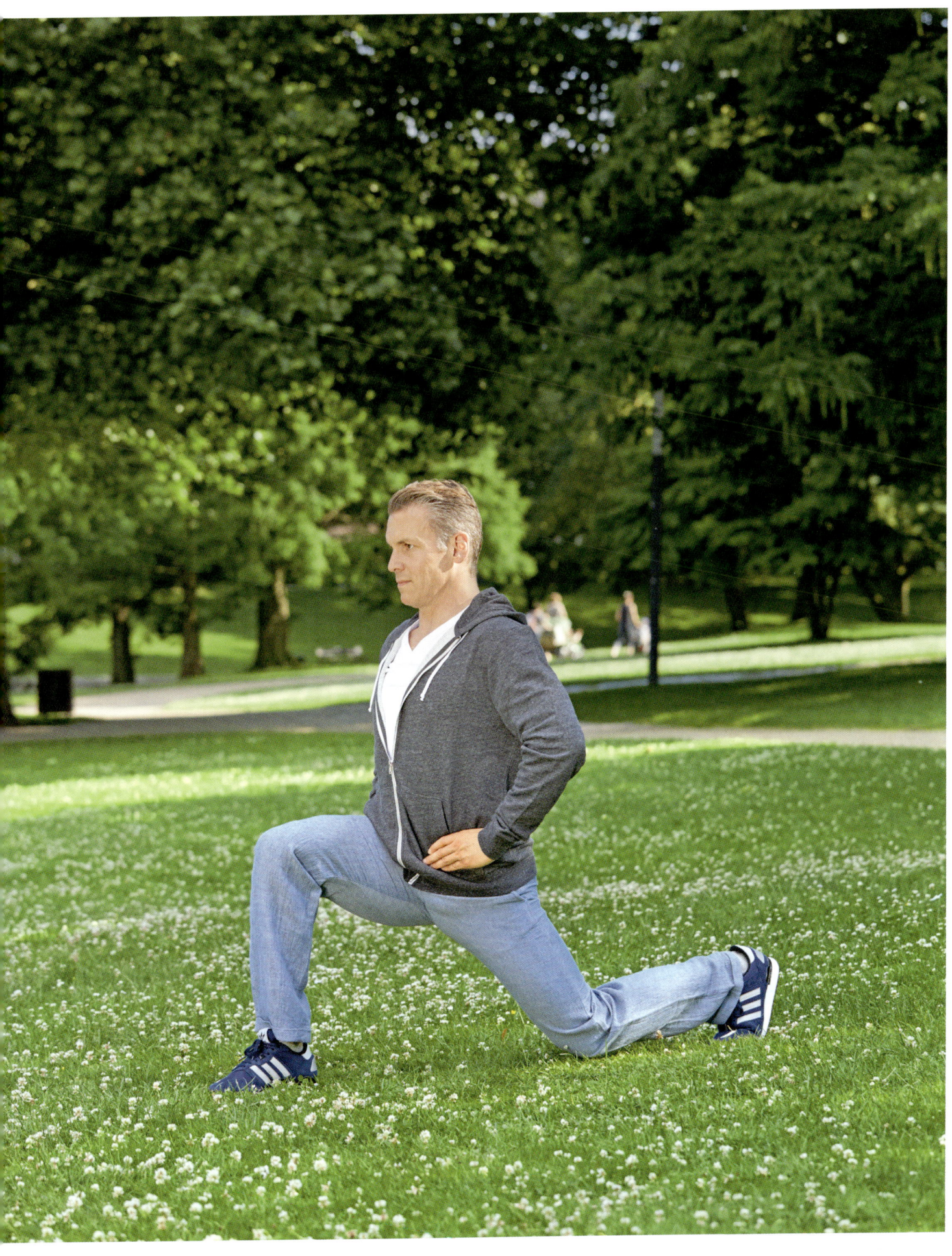

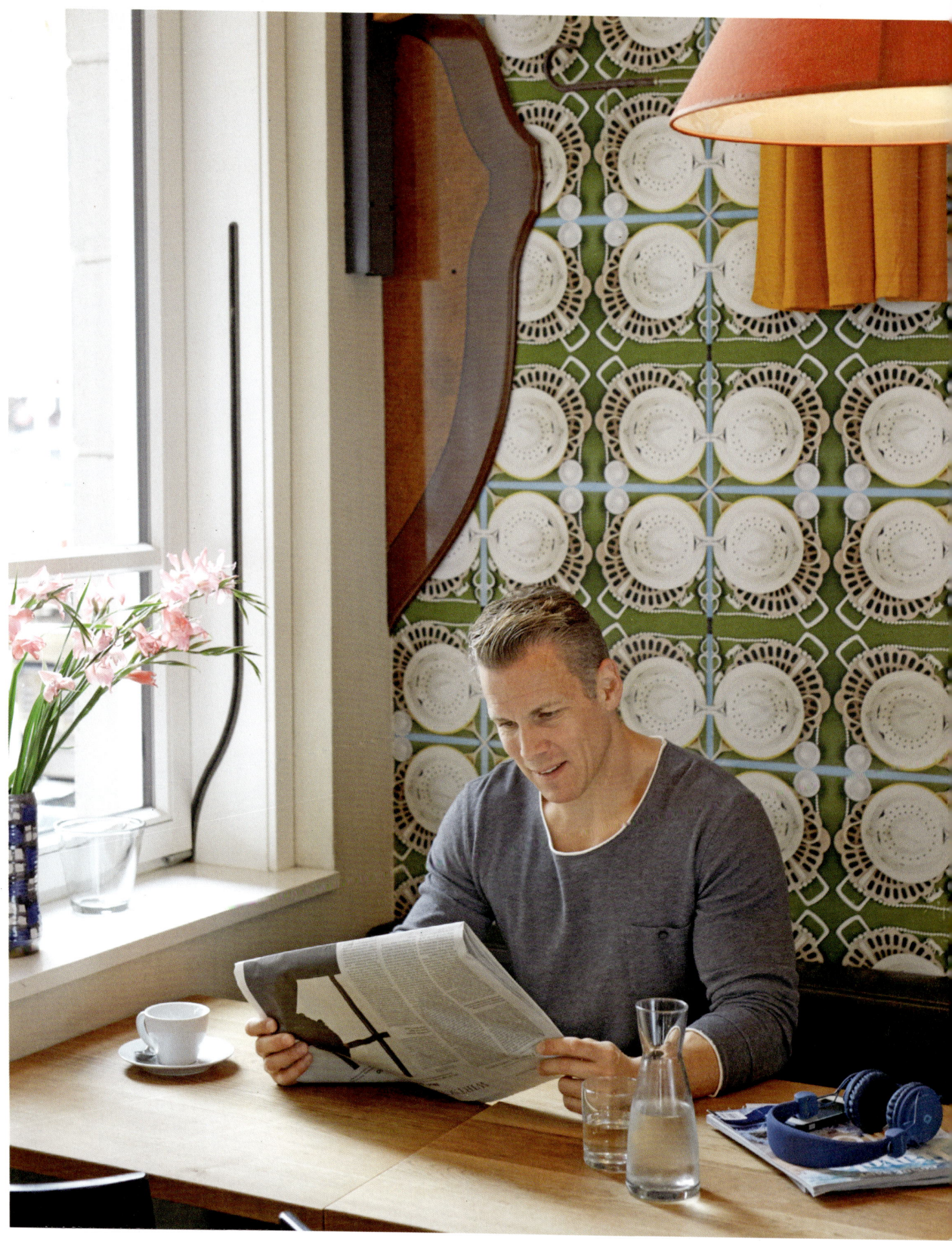

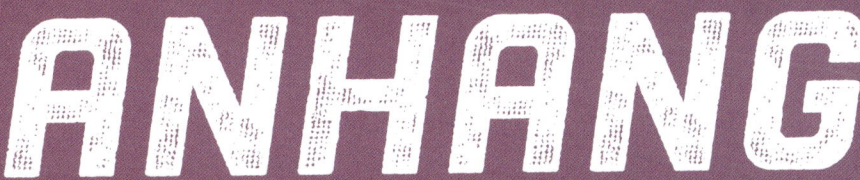

ANHANG

CHECKLISTE FÜR DEN PERFEKTEN TAG,
ALLTAGSTIPPS, ABNEHMIRRTÜMER, TRAININGSPLAN,
LINKS, REGISTER, IMPRESSUM

Checkliste

Damit ein rundum gesunder Tag gelingt, können Sie einiges tun. Hier finden Sie die Pflicht (sieben Punkte, mit denen Sie an Ihren perfekten Tagen auf der sicheren Seite sind) und die Kür. Dazu gehören 50 Tipps und Maßnahmen, die Sie nicht nur an den perfekten, sondern auch an Ihren normalen Tagen einzeln möglichst oft umsetzen sollten. Je mehr Sie machen, desto schneller kommen Sie ans Ziel.

Sieben Punkte für einen perfekten Tag

1. Frühstück nach der Ernährungsuhr (siehe Seite 20ff.)

2. Mittagessen nach der Ernährungsuhr (siehe Seite 20ff.)

3. Abendessen nach der Ernährungsuhr (siehe Seite 20ff.)

4. Trinken Sie kalorienfrei: Wasser, Kaffee, Tee

5. Absolvieren Sie das »Schlank-an-einem-Tag«-Workout

6. Bewegen Sie sich zwischendurch

7. Sorgen Sie für Entspannung

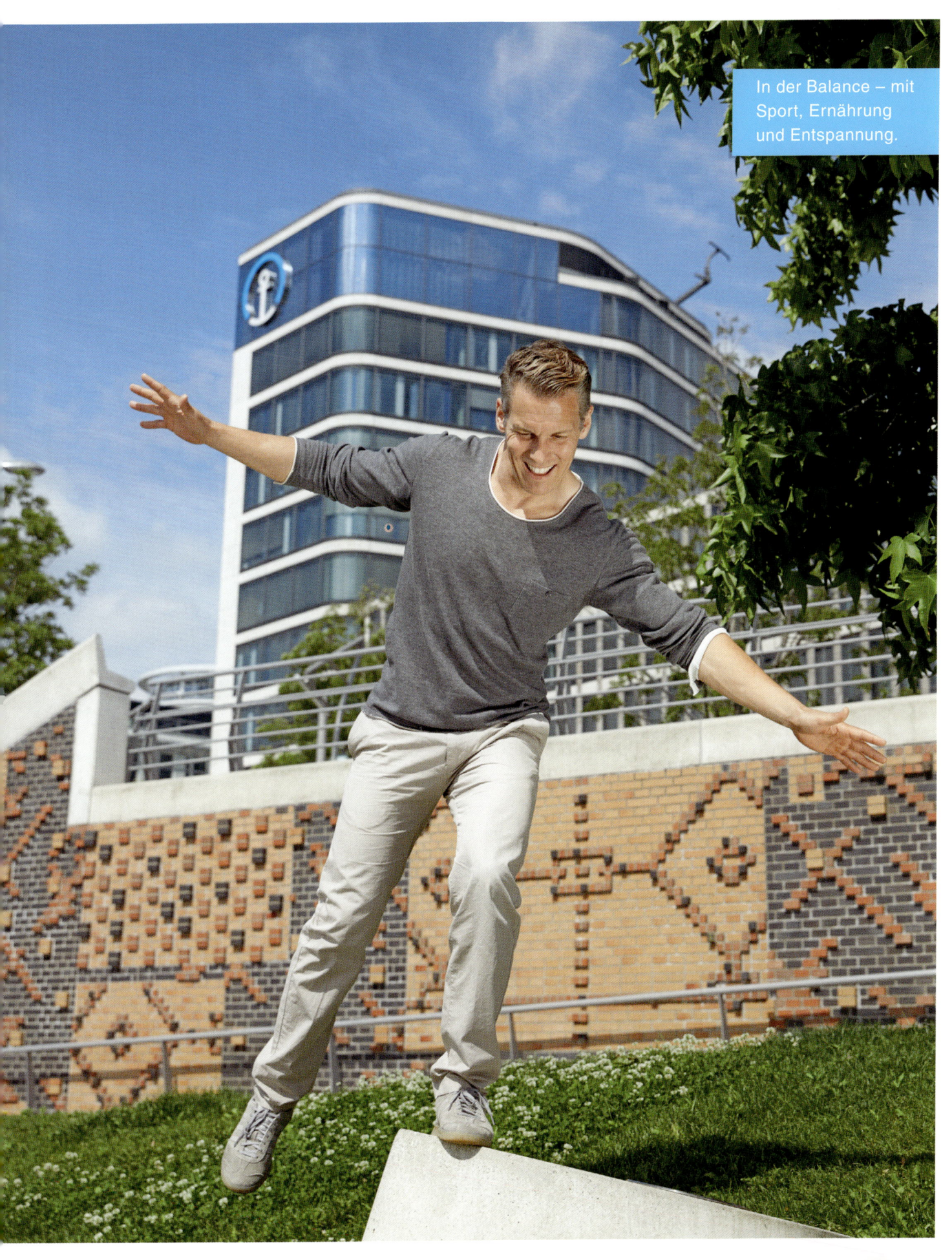

In der Balance – mit Sport, Ernährung und Entspannung.

50 Tipps für den Alltag

Ernährung

1. Verzichten Sie abends auf Kohlenhydrate

2. Lassen Sie Beilagen wie Reis oder Nudeln weg

3. Meiden Sie Fertiggerichte

4. Halten Sie zwischen den Hauptmahlzeiten Esspausen ein

5. Legen Sie zuckerfreie Tage ein

6. Trinken Sie kalorienfrei – vor allem Wasser

7. Kochen Sie selbst

8. Schließen Sie den Kühlschrank nach dem Abendessen

9. Verbringen Sie einen Abend ohne Alkohol

10. Verbringen Sie eine Woche ohne Alkohol

11. Essen Sie viel Gemüse

12. Essen Sie morgens und mittags viel Obst

13. Decken Sie den Tisch mit kleinen Tellern

14. Hören Sie auf zu essen, wenn Sie satt sind

15. Lassen Sie sich im Restaurant Ihre Reste mitgeben anstatt zwanghaft aufzuessen

16. Gleichen Sie Fehltritte mit einem Salat oder einer Suppe aus

17. Essen Sie ohne Ablenkung

18. Kochen Sie ein Gericht mit frischen Zutaten nach Saison

19. Essen Sie viel Eiweiß (Fisch, Fleisch, Milchprodukte, Soja, Hülsenfrüchte)

20. Snacken Sie mit Nüssen

21. Essen Sie nur am Tisch sitzend

Bewegung

22. Absolvieren Sie das »Schlank-an-einem-Tag«-Workout

23. Trainieren Sie Ihre Ausdauer

24. Gehen Sie zu Fuß wann immer möglich

25. Fahren Sie Fahrrad wann immer möglich

26. Nehmen Sie die Treppe wann immer möglich

27. Steigern Sie die Anzahl Ihrer täglichen Schritte

28. Bewegen Sie sich zwischendurch

29. Suchen Sie sich Sportkumpels fürs Ausdauertraining

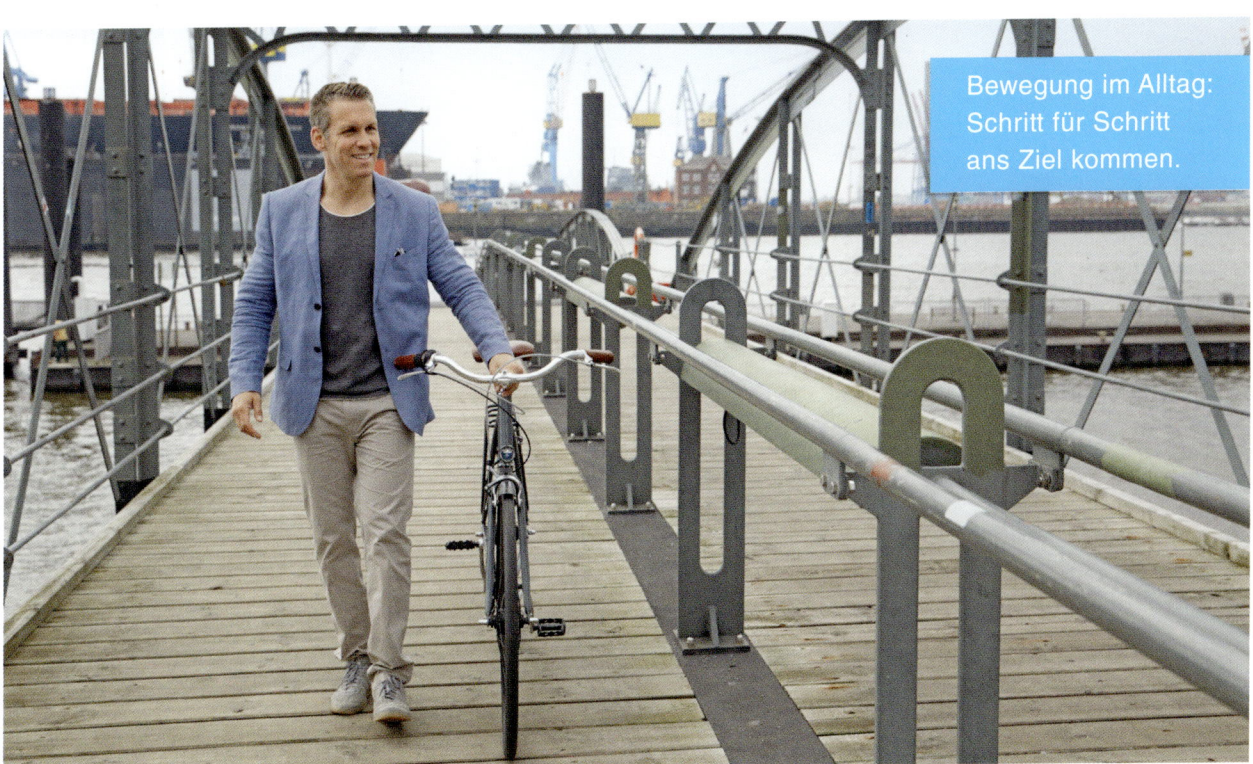

Bewegung im Alltag: Schritt für Schritt ans Ziel kommen.

Entspannung

30. Entspannen Sie mithilfe einer Atemübung

31. Tun Sie mal zehn Minuten nichts

32. Lassen Sie sich weniger digital ablenken

33. Sehen Sie sich einen Kinofilm an, ohne dabei zu essen

34. Schlafen Sie genug

35. Naschen Sie kleine Mengen mit Genuss

36. Führen Sie ein freundliches Selbstgespräch

37. Lenken Sie sich ab, wenn Frustessen droht

38. Machen Sie eine Ess-Bewusstseins-Übung

39. Essen Sie langsam und genießen Sie jeden Bissen

40. Nutzen Sie Ihr Kopfkino mit positiven Bildern Ihrer Ziele

41. Lassen Sie sich von Ihrem Partner oder Ihrer Partnerin oder Ihrem Umfeld unterstützen

Einkaufen

42. Kaufen Sie mit Liste ein

43. Kaufen Sie nach der 80-Prozent-Regel ein (siehe Seite 80)

44. Tragen Sie Ihre Einkäufe zu Fuß nach Hause oder bringen Sie sie mit dem Fahrrad heim

45. Kaufen Sie Biofleisch statt Billigware

46. Reduzieren Sie Ihre ungesunden Vorräte

47. Machen Sie keine Hamsterkäufe »für alle Fälle«

48. Gehen Sie nur satt in den Supermarkt

49. Kaufen Sie regionale Produkte nach Saison

50. Lassen Sie sich eine Biogemüsekiste ins Haus liefern

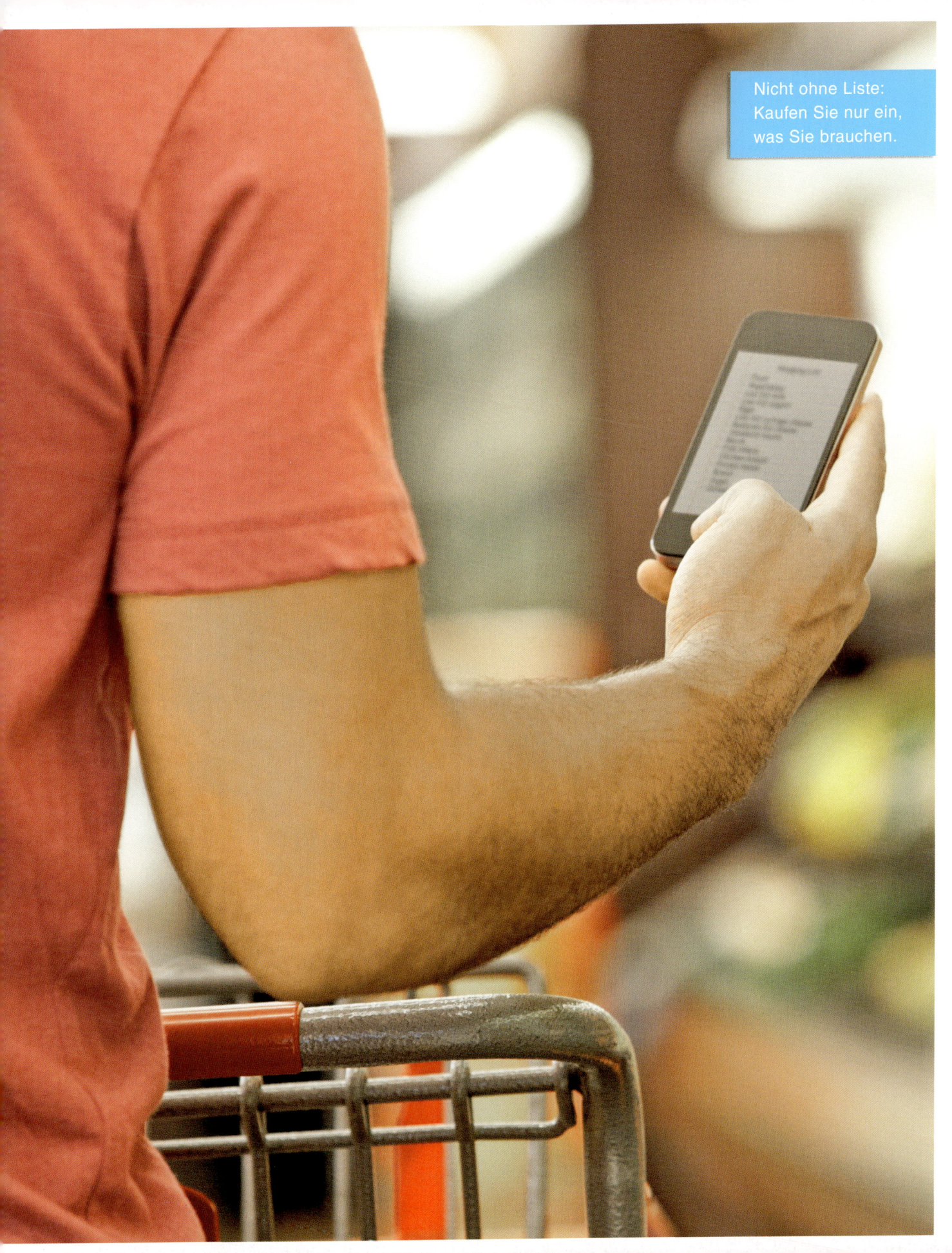

Nicht ohne Liste:
Kaufen Sie nur ein,
was Sie brauchen.

Sieben Abnehmirrtümer

Wenn es um das Thema Abnehmen geht, wird viel erzählt. Längst nicht alles stimmt tatsächlich. Manches ist schlicht falsch, anderes nur missverständlich. Lesen Sie hier, was Sie besser nicht glauben sollten und warum.

Irrtum 1

Fett lässt sich gezielt wegtrainieren

»Der Bauch stört mich. Also mache ich nur Bauchmuskelübungen. Dann wird er schon verschwinden.« Falsch gedacht. Es gibt keine sogenannte punktuelle Fettverbrennung. Sie können bestimmte Stellen also nicht verschlanken, indem Sie die Muskulatur dort besonders intensiv kräftigen. Genauso wie Sie keinen Einfluss drauf haben, wo der Körper Fett speichert, können Sie auch nicht beeinflussen, wo es abgebaut werden soll. Nur wenn Sie insgesamt schlanker werden, reduziert sich auch der Bauch. Als Teil eines ganzheitlichen Trainings spricht natürlich nichts gegen eine Stärkung der Bauchmuskulatur, sie darf aber nicht überbewertet werden. Die Ernährung spielt hier eine sehr viel wichtigere Rolle.

Irrtum 2

Kurzes Training hilft nicht beim Fettverbrennen

»Wenn du nicht mindestens eine halbe Stunde dranbleibst, nützt das Training gar nichts. Denn die Fettverbrennung beginnt erst nach 30 Minuten.« Lassen Sie sich von einer solchen Aussage nicht irritieren. Der Körper gewinnt Energie, indem er Fett verbrennt. Und das tut er ständig. Schließlich brauchen wir rund um die Uhr Energie. Da dieser Vorgang keine Pause macht, kann er auch nicht zu einem bestimmten Zeitpunkt wieder einsetzen. Selbst beim langsamen Laufen verbrennt man vom ersten Schritt an Fett. Fixieren Sie sich also beim Sport nicht zu sehr auf die Zeit. Wichtig ist, dass Sie überhaupt etwas tun, um die Fettreserven anzuzapfen.

Irrtum 3

Baden macht schlank

Klar, ein Stündchen im Schwimmbad, und man kommt heißhungrig nach Hause. Da fühlt es sich doch glatt so an, als ob Schwimmen schlank macht. Zugegeben: Wassersportler sind in der Regel gut in Form, doch für die meisten anderen bringt ein bisschen Wasserkontakt in Sachen Figur nicht viel, wenn sie im Becken Treibholz spielen. Auch als Ausdauertraining taugt Schwimmen nur für diejenigen, die intensiv Bahnen ziehen. Zusätzlich droht Gefahr von einer anderen Seite. Nach dem Motto »Ich habe ja Sport getrieben« werden zu Hause nach dem Schwimmen gerne viel mehr Kalorien eingeschoben, als vorher verbraucht wurden.

Irrtum 4

Mit Lightprodukten werde ich leichter

Genau das versprechen die Hersteller von Light-, Low-fat-, Leicht- oder Zero-Produkten. Meist zu Unrecht. Denn das Gefühl, mit fett- und zuckerreduzierten Keksen, Fertiggerichten, Süßgetränken oder Puddings eine Light-Diät konsequent einzuhalten, ist verführerisch. »Wenn ich die zuckerfreien Gummibärchen nehme, macht es ja nichts, wenn es ein paar mehr werden. Sind ja Leichtgewichte auf dem Kalorienkonto«, heißt es dann. Und mit gutem Gewissen wandern mehr statt weniger Kalorien in den Magen. Ein weiterer Kritikpunkt: Die speziellen Leicht-Sortimente sind nicht gerade gesund. Wer sich zum Beispiel eine Schicht Fleischsalat light aufs Brot schmiert, wäre mit einer Scheibe mageren Schinken besser bedient. Außerdem kann der Verzicht auf Fett die natürliche Sättigungsregulation außer Kraft setzen. In Tierversuchen vertilgten Ratten, die Lightprodukte futtern mussten, viel mehr Kalorien und waren nach 16 Wochen deutlich dicker als ihre normal ernährten Artgenossen.

Irrtum 5

Abendessen macht dick

Das stimmt so meistens nicht. Denn verteilt auf den ganzen Tag ist es nicht die Uhrzeit, die das Gewicht beeinflusst, sondern die Menge. Wer die Gesamtkalorien unter Kontrolle hält, darf sich auch abends satt essen. Der Mythos ist wahrscheinlich entstanden, weil nicht das Abendessen das Problem ist, sondern die Zeit danach. Feierabend, Lust auf Entspannung, im Kühlschrank wartet noch ein Bier (vielleicht auch zwei), leckerer Knabberkram macht das Fernsehgucken schöner – es sind die kleinen und schnell größer werdenden Genüsse zwischen Abendessen und Schlafengehen, die die Kalorienbilanz des Tages verschlechtern.

Irrtum 6

Je härter ich hungere, desto besser

Ein Irrglauben, dem viele erliegen. Denn so mancher erlebt sogar einen kurzfristigen Beweis für diese These. Wer hungert, nimmt tatsächlich ab. Logisch. Aber die Gene sorgen dafür, dass das nicht lange anhält. Die Natur hat unseren Körper so ausgestattet, dass er sich selbst vorm Hungertod schützt. Bekommt er zu wenig, kann er das eine Zeit lang aushalten und auf Reserven zurückgreifen. Er schaltet den Sparmodus an, verlangsamt den Stoffwechsel, baut Muskeln ab, verliert an Gewicht. Gibt's dann doch wieder genug zu essen, traut der Körper dem Frieden nicht, saugt alles in sich auf, was erreichbar ist, und stopft es in die entleerten Fettzellen. Er bunkert also die Kalorien erst recht. Der Jo-Jo-Effekt lässt grüßen. Langfristig hat das Hungern dann ein paar Pfunde mehr statt weniger gebracht.

Irrtum 7

Ich habe so schwere Knochen

»Ich habe schwere Knochen – Bei mir liegt das an den Genen.« Solche Sätze hört man immer wieder. Schließlich sind sie eine nette Ausrede für Übergewicht. Wissenschaftlich haltbar ist das leider nicht, oder nur minimal. Denn unser Gewicht ist nicht vom Skelett abhängig, das im Durchschnitt acht bis zehn Prozent des Körpergewichtes ausmacht. Bei Schlanken sind es eher acht, bei kräftigeren Menschen eher zehn Prozent. Auch der Hinweis auf die Gene ist keine glaubhafte Erklärung. Die bestimmen höchstens, ob jemand zwei Kilo mehr oder weniger wiegt. Alles andere hängt vom Lebensstil ab.

Trainingsplan

Wenn Sie nach Plan vorgehen möchten, tragen Sie an jedem Trainingstag ein, wie viele Wiederholungen Sie in einem Intervall geschafft haben. Trainieren Sie mehr als ein- bis zweimal pro Woche, betrachten Sie diesen Plan als Anregung für Ihren eigenen persönlichen Trainingsplan oder ergänzen Sie ihn individuell. Einzelheiten dazu finden Sie auf Seite 150. Vergessen Sie vor jedem Training das Aufwärmen nicht, nachher sollte noch gedehnt werden.

Woche 1 bis 4 (2 Intervalle)

Erster Trainingstag
TRAINING 1

Jumping Jack Intervall 1 ____
Jumping Jack Intervall 2 ____

Kniebeugen Intervall 1 ____
Kniebeugen Intervall 2 ____

Liegestütz Intervall 1 ____
Liegestütz Intervall 2 ____

Zweiter Trainingstag
TRAINING 2

Bergsteiger Intervall 1 ____
Bergsteiger Intervall 2 ____

Burpee Intervall 1 ____
Burpee Intervall 2 ____

Ausfallschritt Intervall 1 ____
Ausfallschritt Intervall 2 ____

Dritter Trainingstag
TRAINING 1

Jumping Jack Intervall 1 ____
Jumping Jack Intervall 2 ____

Kniebeugen Intervall 1 ____
Kniebeugen Intervall 2 ____

Liegestütz Intervall 1 ____
Liegestütz Intervall 2 ____

Vierter Trainingstag
TRAINING 2

Bergsteiger Intervall 1 ____
Bergsteiger Intervall 2 ____

Burpee Intervall 1 ____
Burpee Intervall 2 ____

Ausfallschritt Intervall 1 ____
Ausfallschritt Intervall 2 ____

Fünfter Trainingstag
TRAINING 1

Jumping Jack Intervall 1 ____
Jumping Jack Intervall 2 ____

Kniebeugen Intervall 1 ____
Kniebeugen Intervall 2 ____

Liegestütz Intervall 1 ____
Liegestütz Intervall 2 ____

Sechster Trainingstag
TRAINING 2

Bergsteiger Intervall 1 ____
Bergsteiger Intervall 2 ____

Burpee Intervall 1 ____
Burpee Intervall 2 ____

Ausfallschritt Intervall 1 ____
Ausfallschritt Intervall 2 ____

Siebter Trainingstag
TRAINING 1

Jumping Jack Intervall 1 ____
Jumping Jack Intervall 2 ____

Kniebeugen Intervall 1 ____
Kniebeugen Intervall 2 ____

Liegestütz Intervall 1 ____
Liegestütz Intervall 2 ____

Achter Trainingstag
TRAINING 2

Bergsteiger Intervall 1 ____
Bergsteiger Intervall 2 ____

Burpee Intervall 1 ____
Burpee Intervall 2 ____

Ausfallschritt Intervall 1____
Ausfallschritt Intervall 2 ____

Woche 5 bis 8 (3 Intervalle)

Erster Trainingstag
TRAINING 1

Jumping Jack Intervall 1 ____
Jumping Jack Intervall 2 ____
Jumping Jack Intervall 3 ____

Kniebeugen Intervall 1 ____
Kniebeugen Intervall 2 ____
Kniebeugen Intervall 3 ____

Liegestütz Intervall 1 ____
Liegestütz Intervall 2 ____
Liegestütz Intervall 3 ____

Zweiter Trainingstag
TRAINING 2

Bergsteiger Intervall 1 ____
Bergsteiger Intervall 2 ____
Bergsteiger Intervall 3 ____

Burpee Intervall 1 ____
Burpee Intervall 2 ____
Burpee Intervall 3 ____

Ausfallschritt Intervall 1 ____
Ausfallschritt Intervall 2 ____
Ausfallschritt Intervall 3 ____

Dritter Trainingstag
TRAINING 1

Jumping Jack Intervall 1 ____
Jumping Jack Intervall 2 ____
Jumping Jack Intervall 3 ____

Kniebeugen Intervall 1 ____
Kniebeugen Intervall 2 ____
Kniebeugen Intervall 3 ____

Liegestütz Intervall 1 ____
Liegestütz Intervall 2 ____
Liegestütz Intervall 3 ____

Vierter Trainingstag
TRAINING 2

Bergsteiger Intervall 1 ____
Bergsteiger Intervall 2 ____
Bergsteiger Intervall 3 ____

Burpee Intervall 1 ____
Burpee Intervall 2 ____
Burpee Intervall 3 ____

Ausfallschritt Intervall 1 ____
Ausfallschritt Intervall 2 ____
Ausfallschritt Intervall 3 ____

Fünfter Trainingstag
TRAINING 1

Jumping Jack Intervall 1 ____
Jumping Jack Intervall 2 ____
Jumping Jack Intervall 3 ____

Kniebeugen Intervall 1 ____
Kniebeugen Intervall 2 ____
Kniebeugen Intervall 3 ____

Liegestütz Intervall 1 ____
Liegestütz Intervall 2 ____
Liegestütz Intervall 3 ____

Sechster Trainingstag
TRAINING 2

Bergsteiger Intervall 1 ____
Bergsteiger Intervall 2 ____
Bergsteiger Intervall 3 ____

Burpee Intervall 1 ____
Burpee Intervall 2 ____
Burpee Intervall 3 ____

Ausfallschritt Intervall 1 ____
Ausfallschritt Intervall 2 ____
Ausfallschritt Intervall 3 ____

Siebter Trainingstag
TRAINING 1

Jumping Jack Intervall 1 ____
Jumping Jack Intervall 2 ____
Jumping Jack Intervall 3 ____

Kniebeugen Intervall 1 ____
Kniebeugen Intervall 2 ____
Kniebeugen Intervall 3 ____

Liegestütz Intervall 1 ____
Liegestütz Intervall 2 ____
Liegestütz Intervall 3 ____

Achter Trainingstag
TRAINING 2

Bergsteiger Intervall 1 ____
Bergsteiger Intervall 2 ____
Bergsteiger Intervall 3 ____

Burpee Intervall 1 ____
Burpee Intervall 2 ____
Burpee Intervall 3 ____

Ausfallschritt Intervall 1 ____
Ausfallschritt Intervall 2 ____
Ausfallschritt Intervall 3 ____

Woche 9 bis 12 (4 Intervalle)

Erster Trainingstag
TRAINING 1

Jumping Jack Intervall 1 _____
Jumping Jack Intervall 2 _____
Jumping Jack Intervall 3 _____
Jumping Jack Intervall 4 _____

Kniebeugen Intervall 1 _____
Kniebeugen Intervall 2 _____
Kniebeugen Intervall 3 _____
Kniebeugen Intervall 4 _____

Liegestütz Intervall 1 _____
Liegestütz Intervall 2 _____
Liegestütz Intervall 3 _____
Liegestütz Intervall 4 _____

Zweiter Trainingstag
TRAINING 2

Bergsteiger Intervall 1 _____
Bergsteiger Intervall 2 _____
Bergsteiger Intervall 3 _____
Bergsteiger Intervall 4 _____

Burpee Intervall 1 _____
Burpee Intervall 2 _____
Burpee Intervall 3 _____
Burpee Intervall 4 _____

Ausfallschritt Intervall 1 _____
Ausfallschritt Intervall 2 _____
Ausfallschritt Intervall 3 _____
Ausfallschritt Intervall 4 _____

Dritter Trainingstag
TRAINING 1

Jumping Jack Intervall 1 _____
Jumping Jack Intervall 2 _____
Jumping Jack Intervall 3 _____
Jumping Jack Intervall 4 _____

Kniebeugen Intervall 1 _____
Kniebeugen Intervall 2 _____
Kniebeugen Intervall 3 _____
Kniebeugen Intervall 4 _____

Liegestütz Intervall 1 _____
Liegestütz Intervall 2 _____
Liegestütz Intervall 3 _____
Liegestütz Intervall 4 _____

Vierter Trainingstag
TRAINING 2

Bergsteiger Intervall 1 _____
Bergsteiger Intervall 2 _____
Bergsteiger Intervall 3 _____
Bergsteiger Intervall 4 _____

Burpee Intervall 1 _____
Burpee Intervall 2 _____
Burpee Intervall 3 _____
Burpee Intervall 4 _____

Ausfallschritt Intervall 1 _____
Ausfallschritt Intervall 2 _____
Ausfallschritt Intervall 3 _____
Ausfallschritt Intervall 4 _____

Fünfter Trainingstag
TRAINING 1

Jumping Jack Intervall 1 _____
Jumping Jack Intervall 2 _____
Jumping Jack Intervall 3 _____
Jumping Jack Intervall 4 _____

Kniebeugen Intervall 1 _____
Kniebeugen Intervall 2 _____
Kniebeugen Intervall 3 _____
Kniebeugen Intervall 4 _____

Liegestütz Intervall 1 _____
Liegestütz Intervall 2 _____
Liegestütz Intervall 3 _____
Liegestütz Intervall 4 _____

Sechster Trainingstag
TRAINING 2

Bergsteiger Intervall 1 _____
Bergsteiger Intervall 2 _____
Bergsteiger Intervall 3 _____
Bergsteiger Intervall 4 _____

Burpee Intervall 1 _____
Burpee Intervall 2 _____
Burpee Intervall 3 _____
Burpee Intervall 4 _____

Ausfallschritt Intervall 1 _____
Ausfallschritt Intervall 2 _____
Ausfallschritt Intervall 3 _____
Ausfallschritt Intervall 4 _____

Siebter Trainingstag
TRAINING 1

Jumping Jack Intervall 1 _____
Jumping Jack Intervall 2 _____
Jumping Jack Intervall 3 _____
Jumping Jack Intervall 4 _____

Kniebeugen Intervall 1 _____
Kniebeugen Intervall 2 _____
Kniebeugen Intervall 3 _____
Kniebeugen Intervall 4 _____

Liegestütz Intervall 1 _____
Liegestütz Intervall 2 _____
Liegestütz Intervall 3 _____
Liegestütz Intervall 4 _____

Achter Trainingstag
TRAINING 2

Bergsteiger Intervall 1 _____
Bergsteiger Intervall 2 _____
Bergsteiger Intervall 3 _____
Bergsteiger Intervall 4 _____

Burpee Intervall 1 _____
Burpee Intervall 2 _____
Burpee Intervall 3 _____
Burpee Intervall 4 _____

Ausfallschritt Intervall 1 _____
Ausfallschritt Intervall 2 _____
Ausfallschritt Intervall 3 _____
Ausfallschritt Intervall 4 _____

Woche 13 bis 16 (5 Intervalle)

Erster Trainingstag
TRAINING 1

Jumping Jack Intervall 1 ____
Jumping Jack Intervall 2 ____
Jumping Jack Intervall 3 ____
Jumping Jack Intervall 4 ____
Jumping Jack Intervall 5 ____

Kniebeugen Intervall 1 ____
Kniebeugen Intervall 2 ____
Kniebeugen Intervall 3 ____
Kniebeugen Intervall 4 ____
Kniebeugen Intervall 5 ____

Liegestütz Intervall 1 ____
Liegestütz Intervall 2 ____
Liegestütz Intervall 3 ____
Liegestütz Intervall 4 ____
Liegestütz Intervall 5 ____

Zweiter Trainingstag
TRAINING 2

Bergsteiger Intervall 1 ____
Bergsteiger Intervall 2 ____
Bergsteiger Intervall 3 ____
Bergsteiger Intervall 4 ____
Bergsteiger Intervall 5 ____

Burpee Intervall 1 ____
Burpee Intervall 2 ____
Burpee Intervall 3 ____
Burpee Intervall 4 ____
Burpee Intervall 5 ____

Ausfallschritt Intervall 1 ____
Ausfallschritt Intervall 2 ____
Ausfallschritt Intervall 3 ____
Ausfallschritt Intervall 4 ____
Ausfallschritt Intervall 5 ____

Dritter Trainingstag
TRAINING 1

Jumping Jack Intervall 1 ____
Jumping Jack Intervall 2 ____
Jumping Jack Intervall 3 ____
Jumping Jack Intervall 4 ____
Jumping Jack Intervall 5 ____

Kniebeugen Intervall 1 ____
Kniebeugen Intervall 2 ____
Kniebeugen Intervall 3 ____
Kniebeugen Intervall 4 ____
Kniebeugen Intervall 5 ____

Liegestütz Intervall 1 ____
Liegestütz Intervall 2 ____
Liegestütz Intervall 3 ____
Liegestütz Intervall 4 ____
Liegestütz Intervall 5 ____

Vierter Trainingstag
TRAINING 2

Bergsteiger Intervall 1 ____
Bergsteiger Intervall 2 ____
Bergsteiger Intervall 3 ____
Bergsteiger Intervall 4 ____
Bergsteiger Intervall 5 ____

Burpee Intervall 1 ____
Burpee Intervall 2 ____
Burpee Intervall 3 ____
Burpee Intervall 4 ____
Burpee Intervall 5 ____

Ausfallschritt Intervall 1 ____
Ausfallschritt Intervall 2 ____
Ausfallschritt Intervall 3 ____
Ausfallschritt Intervall 4 ____
Ausfallschritt Intervall 5 ____

Fünfter Trainingstag
TRAINING 1

Jumping Jack Intervall 1 _____
Jumping Jack Intervall 2 _____
Jumping Jack Intervall 3 _____
Jumping Jack Intervall 4 _____
Jumping Jack Intervall 5 _____

Kniebeugen Intervall 1 _____
Kniebeugen Intervall 2 _____
Kniebeugen Intervall 3 _____
Kniebeugen Intervall 4 _____
Kniebeugen Intervall 5 _____

Liegestütz Intervall 1 _____
Liegestütz Intervall 2 _____
Liegestütz Intervall 3 _____
Liegestütz Intervall 4 _____
Liegestütz Intervall 5 _____

Sechster Trainingstag
TRAINING 2

Bergsteiger Intervall 1 _____
Bergsteiger Intervall 2 _____
Bergsteiger Intervall 3 _____
Bergsteiger Intervall 4 _____
Bergsteiger Intervall 5 _____

Burpee Intervall 1 _____
Burpee Intervall 2 _____
Burpee Intervall 3 _____
Burpee Intervall 4 _____
Burpee Intervall 5 _____

Ausfallschritt Intervall 1 _____
Ausfallschritt Intervall 2 _____
Ausfallschritt Intervall 3 _____
Ausfallschritt Intervall 4 _____
Ausfallschritt Intervall 5 _____

Siebter Trainingstag
TRAINING 1

Jumping Jack Intervall 1 _____
Jumping Jack Intervall 2 _____
Jumping Jack Intervall 3 _____
Jumping Jack Intervall 4 _____
Jumping Jack Intervall 5 _____

Kniebeugen Intervall 1 _____
Kniebeugen Intervall 2 _____
Kniebeugen Intervall 3 _____
Kniebeugen Intervall 4 _____
Kniebeugen Intervall 5 _____

Liegestütz Intervall 1 _____
Liegestütz Intervall 2 _____
Liegestütz Intervall 3 _____
Liegestütz Intervall 4 _____
Liegestütz Intervall 5 _____

Achter Trainingstag
TRAINING 2

Bergsteiger Intervall 1 _____
Bergsteiger Intervall 2 _____
Bergsteiger Intervall 3 _____
Bergsteiger Intervall 4 _____
Bergsteiger Intervall 5 _____

Burpee Intervall 1 _____
Burpee Intervall 2 _____
Burpee Intervall 3 _____
Burpee Intervall 4 _____
Burpee Intervall 5 _____

Ausfallschritt Intervall 1 _____
Ausfallschritt Intervall 2 _____
Ausfallschritt Intervall 3 _____
Ausfallschritt Intervall 4 _____
Ausfallschritt Intervall 5 _____

Woche 17 bis 20 (6 Intervalle)

Erster Trainingstag
TRAINING 1

Jumping Jack Intervall 1 ____
Jumping Jack Intervall 2 ____
Jumping Jack Intervall 3 ____
Jumping Jack Intervall 4 ____
Jumping Jack Intervall 5 ____   6 ____

Kniebeugen Intervall 1 ____
Kniebeugen Intervall 2 ____
Kniebeugen Intervall 3 ____
Kniebeugen Intervall 4 ____
Kniebeugen Intervall 5 ____   6 ____

Liegestütz Intervall 1 ____
Liegestütz Intervall 2 ____
Liegestütz Intervall 3 ____
Liegestütz Intervall 4 ____
Liegestütz Intervall 5 ____   6 ____

Zweiter Trainingstag
TRAINING 2

Bergsteiger Intervall 1 ____
Bergsteiger Intervall 2 ____
Bergsteiger Intervall 3 ____
Bergsteiger Intervall 4 ____
Bergsteiger Intervall 5 ____   6 ____

Burpee Intervall 1 ____
Burpee Intervall 2 ____
Burpee Intervall 3 ____
Burpee Intervall 4 ____
Burpee Intervall 5 ____   6 ____

Ausfallschritt Intervall 1 ____
Ausfallschritt Intervall 2 ____
Ausfallschritt Intervall 3 ____
Ausfallschritt Intervall 4 ____
Ausfallschritt Intervall 5 ____   6 ____

Dritter Trainingstag
TRAINING 1

Jumping Jack Intervall 1 ____
Jumping Jack Intervall 2 ____
Jumping Jack Intervall 3 ____
Jumping Jack Intervall 4 ____
Jumping Jack Intervall 5 ____   6 ____

Kniebeugen Intervall 1 ____
Kniebeugen Intervall 2 ____
Kniebeugen Intervall 3 ____
Kniebeugen Intervall 4 ____
Kniebeugen Intervall 5 ____   6 ____

Liegestütz Intervall 1 ____
Liegestütz Intervall 2 ____
Liegestütz Intervall 3 ____
Liegestütz Intervall 4 ____
Liegestütz Intervall 5 ____   6 ____

Vierter Trainingstag
TRAINING 2

Bergsteiger Intervall 1 ____
Bergsteiger Intervall 2 ____
Bergsteiger Intervall 3 ____
Bergsteiger Intervall 4 ____
Bergsteiger Intervall 5 ____   6 ____

Burpee Intervall 1 ____
Burpee Intervall 2 ____
Burpee Intervall 3 ____
Burpee Intervall 4 ____
Burpee Intervall 5 ____   6 ____

Ausfallschritt Intervall 1 ____
Ausfallschritt Intervall 2 ____
Ausfallschritt Intervall 3 ____
Ausfallschritt Intervall 4 ____
Ausfallschritt Intervall 5 ____   6 ____

Fünfter Trainingstag
TRAINING 1

Jumping Jack Intervall 1 ____
Jumping Jack Intervall 2 ____
Jumping Jack Intervall 3 ____
Jumping Jack Intervall 4 ____
Jumping Jack Intervall 5 ____   6 ____

Kniebeugen Intervall 1 ____
Kniebeugen Intervall 2 ____
Kniebeugen Intervall 3 ____
Kniebeugen Intervall 4 ____
Kniebeugen Intervall 5 ____   6 ____

Liegestütz Intervall 1 ____
Liegestütz Intervall 2 ____
Liegestütz Intervall 3 ____
Liegestütz Intervall 4 ____
Liegestütz Intervall 5 ____   6 ____

Sechster Trainingstag
TRAINING 2

Bergsteiger Intervall 1 ____
Bergsteiger Intervall 2 ____
Bergsteiger Intervall 3 ____
Bergsteiger Intervall 4 ____
Bergsteiger Intervall 5 ____   6 ____

Burpee Intervall 1 ____
Burpee Intervall 2 ____
Burpee Intervall 3 ____
Burpee Intervall 4 ____
Burpee Intervall 5 ____   6 ____

Ausfallschritt Intervall 1 ____
Ausfallschritt Intervall 2 ____
Ausfallschritt Intervall 3 ____
Ausfallschritt Intervall 4 ____
Ausfallschritt Intervall 5 ____   6 ____

Siebter Trainingstag
TRAINING 1

Jumping Jack Intervall 1 ____
Jumping Jack Intervall 2 ____
Jumping Jack Intervall 3 ____
Jumping Jack Intervall 4 ____
Jumping Jack Intervall 5 ____   6 ____

Kniebeugen Intervall 1 ____
Kniebeugen Intervall 2 ____
Kniebeugen Intervall 3 ____
Kniebeugen Intervall 4 ____
Kniebeugen Intervall 5 ____   6 ____

Liegestütz Intervall 1 ____
Liegestütz Intervall 2 ____
Liegestütz Intervall 3 ____
Liegestütz Intervall 4 ____
Liegestütz Intervall 5 ____   6 ____

Achter Trainingstag
TRAINING 2

Bergsteiger Intervall 1 ____
Bergsteiger Intervall 2 ____
Bergsteiger Intervall 3 ____
Bergsteiger Intervall 4 ____
Bergsteiger Intervall 5 ____   6 ____

Burpee Intervall 1 ____
Burpee Intervall 2 ____
Burpee Intervall 3 ____
Burpee Intervall 4 ____
Burpee Intervall 5 ____   6 ____

Ausfallschritt Intervall 1 ____
Ausfallschritt Intervall 2 ____
Ausfallschritt Intervall 3 ____
Ausfallschritt Intervall 4 ____
Ausfallschritt Intervall 5 ____   6 ____

Patric Heizmann

Die Welt von Patric Heizmann ist unser aller Welt. Zurück zur Natur, Essen achten und genießen, qualitativ hochwertige, naturbelassene Lebensmittel, regelmäßige Bewegung – das sind seine Themen.

Mehr Informationen finden Sie unter:

www.schlank-an-einem-tag.de

www.patric-heizmann.de

www.eat-akademie.de

www.ich-bin-dann-mal-schlank.de

www.facebook.com/patricheizmann

Patric Heizmann – persönlich

Spannung, Unterhaltung, Wissensvermittlung – was Patric Heizmann schon als Kind begeisterte, setzt er bis heute in seinen Büchern, Kolumnen, Blogs, Bühnenshows und TV-Auftritten um. Sonst trockene Themen wie Diät und gesunde Ernährung bringt er mit Humor und Charme einzigartig auf den Punkt. Mit seinem ersten Buch »Ich bin dann mal schlank – die Erfolgsmethode« gelangte Patric Heizmann auf die Bestsellerlisten von »Stern« und »Focus«. Der Erfolg beflügelte seine Arbeit als Autor. In den letzten Jahren erschienen weitere Titel aus der gleichnamigen Reihe. Mit »Ich mach mich mal dünn« und »Essen erlaubt« schaffte Patric es auf die »Spiegel«-Bestsellerliste. Seinen Aktivitäten in den sozialen Netzwerken folgen bis heute über 150 000 Fans. Mehr als 350 000 Menschen haben ihn live auf der Bühne gesehen. Auch im Fernsehen ist Patric ein gern gesehener Gast. Über sieben Millionen Zuschauer sahen ihn bei Live-Auftritten (unter anderem in der »NDR-Talkshow«, bei »Markus Lanz«, in »Volle Kanne« und bei der Übertragung seines Tourneeprogramms). Seine wissenschaftlich fundierten Ratgeber sind die fachliche Basis dafür, dass Patric Heizmann sich auch in gesellschaftliche Debatten über Ernährung und Gesundheit einmischt.

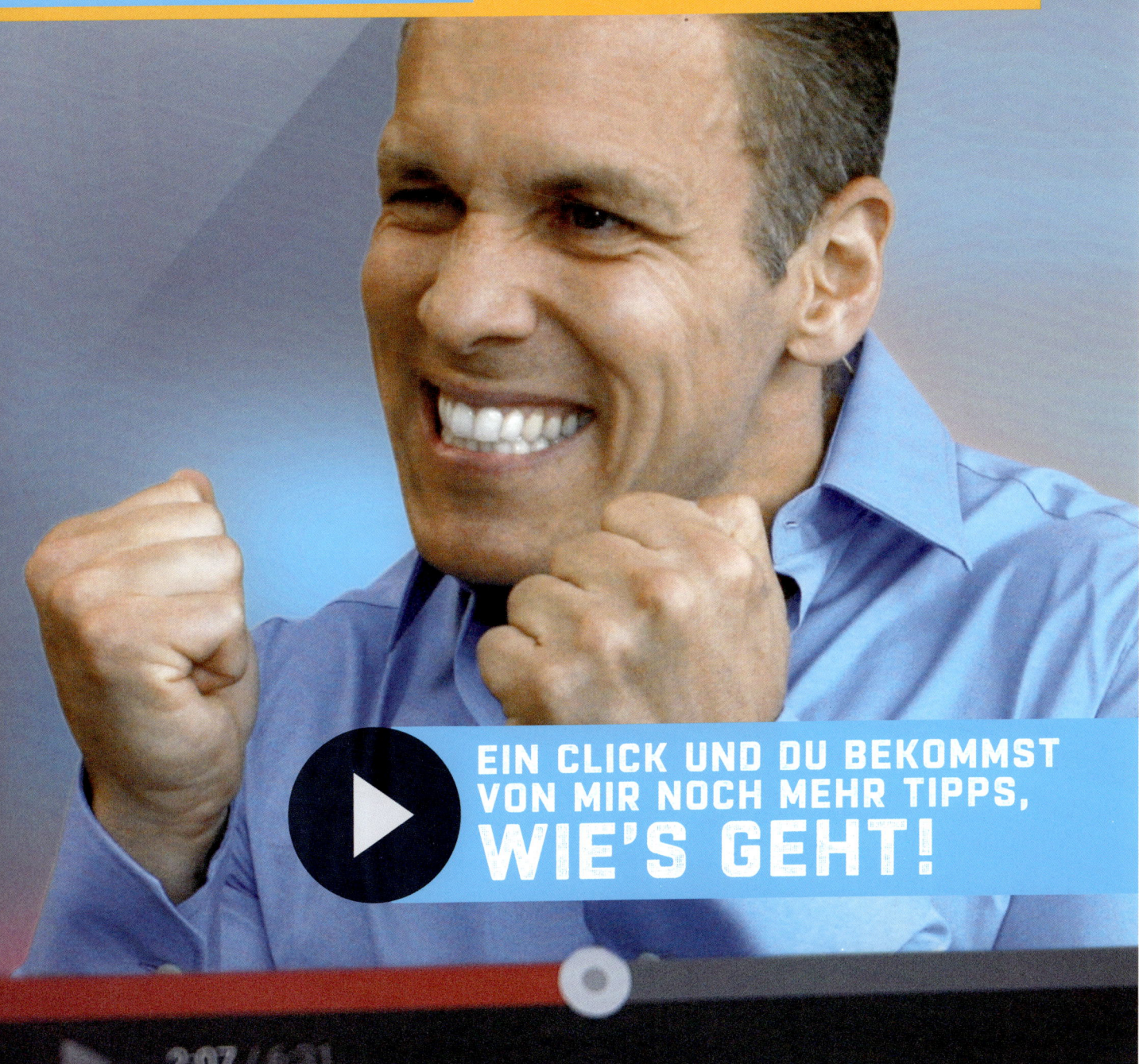

Rezeptregister

Rezeptregister nach Mahlzeiten

Frühstück

Mittagessen

Abendessen

Snacks

Stichwortregister

IMPRESSUM

1. Auflage

© 2017 by Südwest Verlag, einem Unternehmen der Verlagsgruppe Random House GmbH, Neumarkter Straße 28, 81673 München

Bildnachweis:

Bildredaktion: Bele Engels
Leitung Fotoproduktion: Bele Engels
Fotograf: Christian Kerber
Fotoassistent: Robert Schlossnickel
Styling: Nadira Nasser & Bele Engels
Alle Fotos Peopleshooting und Cover:
Christian Kerber
Alle Fotos Foodshooting: Maria Grossmann & Monika Schürle, Torsten Schmidt (Foodstyling)

Fotolia: Africa Studio (S. 46); **istockphoto:**
istockphoto/Rrrainbow (S. 25), istockphoto/Olga-Miltcova (S. 32), istockphoto/Moncherie (S. 49), istockphoto/ola_p (S. 56), istockphoto/Alija (S.73);
Shutterstock: shutterstock/dymax (S.10), shutterstock/Africa Studio (S. 13), shutterstock/JoannaTkaczuk (S. 23), shutterstock/Gayvoronskaya_Yana (S.31), shutterstock/Bernabea Amalia Mendez (S.36), shutterstock/Efired (S.53), shutterstock/Malwina Barela (S.75)

Fotocredit „Ernährungsuhr" (Seite 21):
Fotolia (7); Gettyimages (1); Imagesource (1); iStockphoto (7); Photodisc (2); Shutterstock (16); Thinkstock (1)

Für die freundliche Unterstützung der Fotoproduktion danken wir:
Isemarkt Hamburg: Kräuterstand Malte (Malte John), Die Glücksstädter (Henry Ochs), Caffe Pazzo (Sven Kuhn), Obsthof Eckhoff (Claus-Harry Eckhoff) Frischeparadies, Hamburg
Gorilla Grill, Hamburg
Entenwerder, Hamburg

Redaktionsleitung: Silke Kirsch
Projektleitung: Eva Wagner
Redaktion: Dr. Ute Paul-Prößler
Korrektorat: Barbara Kohl
Umschlaggestaltung, Layout & Satz: OH, JA! (www.oh-ja.com)
Reproduktion: Mohn Media Mohndruck GmbH, Gütersloh
Druck & Verarbeitung: DZS Grafik, Ljubljana
Printed in Slovenia

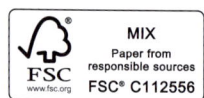

MIX
Paper from responsible sources
FSC® C112556
www.fsc.org

Verlagsgruppe Random House FSC® N001967

ISBN 978-3-579-09540-0